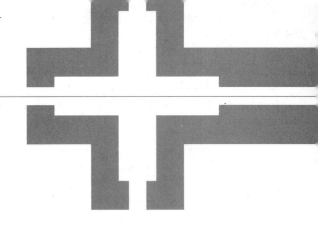

ZHIYE WEISHENG JIANCE JIANYANXUE

职业卫生检测检验学

主　编　刘移民

副主编　吴邦华　陈青松　肖勇梅　缪荣明

U0353804

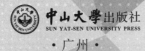

中山大学出版社
SUN YAT-SEN UNIVERSITY PRESS
·广州·

图书在版编目（CIP）数据

职业卫生检测检验学/刘移民主编；吴邦华，陈青松，肖勇梅，缪荣明副主编 . —广州：中山大学出版社，2017.12

ISBN 978 - 7 - 306 - 06253 - 6

Ⅰ.①职… Ⅱ.①刘… ②吴… ③陈… ④肖… ⑤缪… Ⅲ.①劳动卫生—卫生检验—医学院校—教材 Ⅳ.①R13

中国版本图书馆 CIP 数据核字（2017）第 303398 号

出 版 人：徐　劲
策划编辑：鲁佳慧
责任编辑：鲁佳慧
封面设计：曾　斌
责任校对：谢贞静
责任技编：何雅涛
出版发行：中山大学出版社
电　　话：编辑部 020 - 84114366，84111996，84111997，84113349
　　　　　发行部 020 - 84111998，84111981，84111160
地　　址：广州市新港西路 135 号
邮　　编：510275　　传　　真：020 - 84036565
网　　址：http://www.zsup.com.cn
　　　　　E - mail：zdcbs@ mail. sysu. edu. cn
印 刷 者：佛山市浩文彩色印刷有限公司
规　　格：787mm × 1092mm　1/16　17.5 印张　420 千字
版次印次：2017 年 12 月第 1 版　2017 年 12 月第 1 次印刷
定　　价：55.00 元

本书编委会

主　编　刘移民

副主编　吴邦华　陈青松　肖勇梅　缪荣明

编　者　（按姓氏笔画排序）

王　致　王建宇　刘移民　苏艺伟

杜伟佳　李旭东　李勇勤　肖勇梅

吴邦华　吴诗华　陈　纠　陈青松

周丽屏　周海林　郭晓婧　郭嘉明

梁嘉斌　曾文锋　缪荣明

前　言

　　职业卫生技术服务是职业病防治工作的重要组成部分，而职业卫生检测检验技术又是做好职业卫生技术服务的关键。无论是政府的职业病防治机构，还是社会的职业卫生技术服务机构的技术人员，都应掌握职业卫生检测检验技术方法。职业卫生检测检验技术主要以理化检验为主，其中包括光谱、色谱、常规化学等检验技术及实验室质量管理等。对于一个职业卫生技术服务机构，不仅要有对劳动者的高度责任心，也需要精湛的职业卫生检测检验技术，特别是从事实际工作的基层职业卫生技术人员，更需要这方面的理论和实践经验的指导。鉴于此想法，在广州市医学重点学科建设项目（编号：穗卫科教〔2016〕27 号）的资助下，我们组织了在职业卫生检测检验方面有丰富经验的专家及技术人员编写了此书，目的是把一些常规的职业卫生检测检验技术的理论和具体方法编著成册，以便从事职业卫生检测检验工作的技术人员身边能有一本较系统的职业卫生检测检验参考书。

　　本书共分 10 章，40 余万字，从职业卫生检测检验的基本理论到国家法定的职业卫生系列标准，内容涵盖职业卫生检测检验绪论、工作场所职业病危害因素监测、生物监测、工作场所粉尘危害因素监测、常见职业性金属化学毒物检验、常见职业性有机溶剂化学毒物检验、常见职业性无机有毒化学物检验、工作场所物理因素的检测、职业卫生检测检验实验室质量管理体系及职业卫生法律法规和标准目录等。全书内容基本涵盖了目前我国职业病防治工作中，开展职业卫生技术服务所需要的职业卫生检测检验方法的基本理论和实际应用技术，对从事职业卫生检测检验的技术人员具有一定的参考价值，特别是对那些刚走出校门立志从事职业病防治和职业卫生工作的年轻人来说，是一本难得的参考读本。由于本书具有较好的系统性和实践性，因此，也可以作为各级职业病防治机构、职业卫生技术服务机构及高等院校职业卫生与职业医学教学的参考用书。

　　由于编写人员水平有限，加上时间仓促，书中难免存在谬误之处，希望读者批评指正，以便我们能及时修正错误。

编　者

2017 年 9 月

CONTENTS 目录

第一章　绪论

第一节　职业卫生检测与检验的发展简史

　　我国职业病防治工作起步于中华人民共和国成立初期，至"文化大革命"前这一时期，我国在职业卫生检测与检验、职业卫生监督管理和职业病防控方面处于探索阶段。1956年，中共"八大"文件指出："应该切实加强劳动保护、工矿卫生和技术安全的设施，保障工人生产的安全，积极采取措施，减少和消除几种危害比较严重的职业病"。1958年，党的八届六中全会文件中指出："必须着重注意安全生产，尽可能改善劳动条件，力求减少和避免工伤事故。"同年，国务院发布《关于防止厂矿企业中矽尘危害的决定》。改革开放后，我国职业病防治工作进入快速发展阶段，在职业卫生法律法规和标准体系建设，以及职业病危害控制方面开展了大量工作，取得了显著成绩。2002年颁布实施的《职业病防治法》，对于职业病防治工作具有里程碑意义。《职业病防治法》实施以来，在党中央、国务院的领导下，各地、各部门不断加大职业病防治工作力度，针对重点职业病危害，集中开展专项治理活动，严肃查处危害劳动者身体健康和生命安全的违法行为。全社会的职业病防治意识得到提高，大中型企业的职业卫生条件得到较大改善，有效地保护了劳动者健康及其相关权益，促进了经济社会的可持续发展。

　　职业卫生检测与检验在最初设立职业卫生（劳动卫生）专业时，就已经与职业卫生事业的发展密切相关，而且随着职业卫生的不断发展，职业卫生检测与检验的作用日益突出。我国职业卫生检测与检验从最初检测工具和方法的一无所有发展到现在处于世界先进水平，经历了一段辉煌而又艰辛的历程。以下简要介绍职业卫生检测与检验技术的发展史。

一、职业卫生检测与检验技术的探索阶段

（一）工作场所空气中职业病危害因素采样技术

　　自1951年至20世纪60年代中期，对采样装备主要是仿制、引进和改进，毒物采

样的空气收集器以玻璃吸收管为主，流量计为玻制孔口式，即以玻璃装置孔径的大小控制流量，抽气动力则以清扫地毯的吸尘机作为代用品，同时也成功仿制定量手动抽气筒。60年代初，粉尘采样已使用滤膜计重法，并开始应用转子流量计控制流量。当时现场空气采样监测系统已初具规模，已开始被卫生部门在工厂中实际应用。70年代，由于气相色谱的应用，开始采用玻璃注射器采集空气中的有机气体，而空气采集器已采样转子流量计，大大提高了采样精度。其时小流量采样器使用薄膜泵，而括板泵的研制成功，解决了粉尘采样系统高阻抗和大流量的采样问题，并将流量计和动力系统组装成一体，粉尘采样器开始问世。

（二）工作场所空气中职业病危害因素的实验室检验技术

中华人民共和国成立初期，我国只有少数毒物如铅、汞、氯气、苯、苯酚、苯胺、一氧化碳、氧化锌等的分析方法，且大部分为目视比色法、比浊法和滴定法等，这些方法或灵敏度低，或操作复杂。至五六十年代，开始采用分光光度计进行比色，灵敏度和准确性都获得了提高，分析的毒物品种也有所增多，但共存物的干扰仍难以克服。60年代后期，开始使用离子交换薄层层析及气相色谱法以分离测定有机磷和有机氯等农药。70年代以后气相色谱法得到了迅速发展和应用，由于重复性好、灵敏度高和分离效能高，并能克服共存物的干扰，有机毒物的检测能力获得了极大的提高。

（三）生物样品检测技术

50年代早期，我国已对生物样品中的尿粪卟啉、尿铅、尿汞、苯的尿中硫酸盐含量等指标进行检测，主要使用目视比色法，无论灵敏度、重复性和准确性均很低。

二、职业卫生检测与检验技术的建立阶段

（一）工作场所空气中职业病危害因素采样技术

80年代，测尘滤膜、粉尘采样器和采样技术均有了改进，研制成功的粉尘采样设备包括个体采样器、防爆型粉尘采样器和直读式测尘器等。研制成功的粉尘采样技术包括石棉纤维检测技术、呼吸性粉尘的测定方法等。在有毒物质采样方面，开始使用固体吸附剂管代替注射器采集作业场所空气中的有机气体，大大提高了采样效率和检测能力。此外，无泵型个体采样器也开始了研制，当时已研制成功7种无泵型采样器，能对11种常见毒物进行检测。80年代开始研制微孔滤膜代替冲击式液体吸收法采集空气中的重金属烟尘。为了控制采样仪器的误差，提高采样的准确性和重复性，研制了流量计的校正评价方法，对可能的采样误差进行了研究并制定了相应的规范。90年代，呼吸性粉尘测定技术和石棉纤维计数测定法等经卫生标准技术委员会劳动卫生分会评审通过。1996年，卫生部颁布了1996年制定的《车间空气中有毒物质监测采样规范》（WS 1—1996）和《作业场所空气中金属样品采集方法》（WS/T 16—1996），对采样的选点、采样次数、采样时间、采样间隔和测定结果的计算进行了规范。

（二）工作场所空气中职业病危害因素的实验室检验技术

80年代，由于原子吸收光谱法的发展和广泛应用，使金属及其化合物的分析能力得到了很大的提高，其他如电化学法、红外方法、检气管法等也逐渐应用在职业卫生监

测中。改革开放以后，组织成立了全国车间空气监测检验方法科研协作组，使监测检验方法的研究获得了快速进展，技术水平有了很大提高，方法进一步系统化。随后出版了《车间空气监测检验方法》第一版和第二版，该书包含有 102 个项目，139 种方法，为《工业企业设计卫生标准》中所规定的最高容许浓度进行了配套，为全国劳动卫生实验室所提供了技术规范，我国职业卫生检测与检验开始迈入规范化和系统化阶段。90 年代，在以往经验和专题攻关研究的基础上，科研协作组各成员单位又共同编写出版了《车间空气监测检验方法》第三版，内容比前两版更丰富，方法更可靠，全书共有 168 个毒物项目 203 个监测分析方法，推荐为全国使用的统一方法，且该书中已有 68 种有毒物质的 97 个监测方法，经全国卫生标准技术委员会劳动卫生标准分委会评审通过为国家标准方法。同时，又提出了制定车间空气中有毒物质监测研究规范，内容包括：采样仪器的选择、滤料与固体吸附剂等的选择、采样效率试验方法、样品保存的稳定性试验、洗脱或解吸效率的试验方法、干扰试验、方法的精密度与检测限，以及验证试验方法等。这些内容使监测检验方法的评价和指标有了明确的依据，为实现监测方法标准化提供了完整的研究内容和实验途径。

（三）生物样品检测技术

80 年代以后，由于气相色谱法和原子吸收光谱法的迅速发展和应用，生物样品中的金属类、类金属、有机化合物可检测指标的数量大大增加，检测的准确性也获得了很大的提高。90 年代中期，我国已研制了生物样品中 28 种常见毒物的 56 种监测方法，其中 28 种毒物的 52 种监测检验方法经全国卫生标准技术委员会劳动卫生标准分委会评审通过定为标准方法，此外还制定了《生物监测方法研制准则》，对生物监测方法的研制进行了规范。

三、职业卫生检测与检验技术的发展阶段

（一）工作场所空气中职业病危害因素采样技术

由于 1996 年制定的《车间空气中有毒物质监测采样规范》（WS 1—1996）和《作业场所空气中金属样品采集方法》（WS/T 16—1996）已难以适应 21 世纪职业卫生检测与检验的采样要求，为贯彻执行《中华人民共和国职业病防治法》，与《工业企业设计卫生标准》（GBZ 1）和《工作场所有害因素职业接触限值》（GBZ 2）相配套，2004 年，我国卫生部制定了《工作场所空气中有害物质监测的采样规范》（GBZ 159—2004），涵盖了有毒物质和粉尘监测的采样方法，适用于时间加权平均容许浓度、短时间接触容许浓度和最高容许浓度的监测。

（二）工作场所空气中职业病危害因素的实验室检验技术

进入 21 世纪后，随着我国经济的高速发展，高新技术日新月异，职业卫生检测与检验获得了新技术、新方法和新设备的支持，职业卫生检验的实验室条件也得到了极大的改善。气相色谱、液相色谱、原子吸收光谱等离子体发射光谱和原子荧光等仪器分析法已经或将逐渐取代比色分析法，新的现代仪器分析技术如原子荧光光谱法、气相色谱 - 质谱联用法、液相色谱 - 质谱联用法等技术不断完善，并应用于外来化学物及其代

谢产物、生物大分子及两者相互作用产物的定性和定量检测。然而，随着新兴产业的迅猛发展，职业病危害的种类越来越多，工人的合法权益越来越受到重视和保护，人们就对职业卫生检测与检验提出了更高的要求。为了适应这些发展，我国卫生部在参考了国外职业卫生检验检测方法的同时，结合我国实际情况于 2003 年制定，2004 年发布实施了《工作场所空气有毒物质测定》（GBZ/T 160），该标准现共有 85 部分 273 个标准方法，涵盖了近 300 个化学物质，是现阶段职业卫生实验室检验的标准检测方法。为适应技术的进步和社会的发展，卫生行政部门正在不断更新、更正标准检测方法。2013 年 1 月，卫生部印发了《2013 年卫生标准制（修）订项目计划》（卫政法函〔2013〕20 号）。同年 11 月，国家卫生和计划生育委员会组织修订了《工作场所空气有毒物质测定》（GBZ/T 160）的征求意见稿（国卫办法制函〔2013〕381 号），该稿共有 260 部分 340 个标准检测方法，涵盖了超过 360 个化学物质，覆盖了 90% 以上的职业接触限值。

（三）生物样品检测技术

相比工作场所有害因素的检测方法，我国生物样品检测方法和职业接触生物限值的制定较为缓慢。我国在 1999 年颁布了职业接触甲苯、三氯乙烯、铅及其化合物、镉及其化合物、一氧化碳、有机磷酸酯类农药 6 个化合物的生物限值，2004 年颁布了职业接触二硫化碳、氟及其无机化合物、苯乙烯、三硝基甲苯、正己烷 5 个化合物的生物限值，2006 年颁布了职业接触五氯酚、汞、可溶性铬盐、酚 4 个化合物的生物限值。至今，我国已发布了 42 个化学毒物 72 种统一的规范化的测定方法（WS/T）检测生物材料中化学物质。为了促进和规范生物样品检测技术的发展，2008 年，卫生部发布了《职业卫生标准制定指南 第 5 部分：生物材料中化学物质测定方法》（GBZ/T 210.5—2008），该标准规定了职业接触者生物材料中检测指标的标准测定方法的制定原则、依据、研制方法及要求等。为进一步提高生物材料中有害化学物监测的质量，保证测定结果的准确性和可比性，2006 年，卫生部发布了《职业卫生生物监测质量保证规范》（GBZ/T 173—2006），该规范内容包括职业卫生生物监测实验室的基本要求（实验室、人员、仪器设备、试剂和环境条件）、生物样品的采集、生物样品的运输和保存、生物样品的预处理、生物样品的测定及检测结果的报告和评价。

四、职业卫生检测与检验技术的发展趋势

近年来，随着工业化、城镇化的加速，经济转型及产业结构的调整，新技术、新工艺、新设备和新材料的推广应用，劳动者在职业活动中接触的职业病危害因素更为多样、复杂，我们对职业病危害因素的认识也在不断深化、规范化和制度化，例如，原 2002 年的《职业病危害因素分类目录》中共列出了 54 种化学危害因素，共 133 种职业病危害因素，2015 年的《职业病危害因素分类目录》则将化学因素剧增至 375 种，此外还包含了 52 项粉尘因素、15 项物理因素、8 项放射性因素、6 项生物因素以及 3 项其他因素。随着我国职业病病种的增加，以及职业病危害因素的不断变化，未来的《职业病危害因素分类目录》收录了更多的职业病危害因素，这必将为职业卫生检测与检验技术提出更高的要求。

（一）生物样品检测技术和评估方法将加速研发

生物监测在基本理论、分析技术和实际应用上仍存在不少问题。目前，真正有价值、能反映实际接触水平，特别是生物效应剂量的监测指标尚不多，有关生物监测指标与外环境接触水平及生物效应之间关系的资料则更少。某些在理论上可用作生物监测的指标由于采样困难或分析技术的原因，仍不能在实际工作中应用。生物材料中化学物及其代谢产物的含量受影响的因素相对较多，个体差异和波动较大，在评价和解释测定结果时，往往比环境监测复杂。虽然，测定化学物与血红蛋白或白蛋白形成的加合物和白细胞 DNA 加合物等用于生物监测的研究方兴未艾，但有关职业人群接触化学物质与白细胞 DNA 加合物剂量及效应之间关系的资料尚不够充分。今后在生物监测领域里，除要继续加强化学物的毒代动力学和毒效动力学的基础研究以及伴有质量保证措施的分析技术和方法的研究外，应将确定已有生物监测指标与接触水平及健康损害之间关系，尤其是明确血、尿、痰等替代物测定分析结果，与到达靶器官或靶组织作用剂量以及效应关系的调研列入工作重点，并加速职业接触生物限值卫生标准的研制和推广应用。

（二）前处理设备趋于自动化

大多数工作场所检测样品和生物样品均需进行前处理，以去除样本中的基体与其他干扰物质或浓缩被测痕量组分，达到准确定量的目的。传统的前处理方法不仅费时、费力，耗费的溶剂量大，而且结果的重现性、可靠性难以掌控。随着监测仪器设备的开发更新，自动化、复合化的手段逐渐应用于实验室检验，上述问题可能得以逐步解决。例如用于挥发性有机物分析的自动顶空仪、吹扫捕集装置，有些吹扫捕集系统还配有自动取样装置，使样品从采集到分析前始终处于密封状态，测定结果更能真实地反映环境样品的实际情况。

（三）检测仪器呈现联用化、便携化

仪器联用的目的，一是发挥各自的特长，如气相色谱—质谱联用仪（GC-MS）利用 GC 对污染物的分离能力与 MS 的定性功能；二是提高仪器灵敏度，以定性、定量含量分析极低的污染物。气相色谱–高分辨质谱（GC-HRMS）、二维气相色谱（GC×GC）、高分辨飞行时间质谱（HR-TOFMS）、液相色谱–多级质谱（LC-MS/MS）、气相色谱–多级质谱（GC-MS/MS）等仪器联用仪均为满足痕量有机毒物监测分析的需要应运而生。职业卫生事故监测方面，目前应用广泛的有便携式 GC、便携式 GC-MS 等，均能携带到事故现场进行毒物分析定性。近年来，气相色谱与声表面波（SAW）检测器联用而形成的"电子鼻型超速气相色谱仪"，能在极短时间（1 min 内）分析有机毒物，在空气、水、土壤等介质中化学污染的现场快速分析方面具有应用前景。在自动在线监测方面，自动气样采集与仪器分析相结合，在作业环境空气中有机毒物的连续在线监测方面，正逐步发挥重要作用。

（四）监测方法的标准化进程将加快

2007 年，卫生部职业卫生标准委员会对我国工作场所化学因素职业接触限值标准使用情况做了调查，调查结果表明：①有 106 化学物质虽然有职业接触限值但无对应的检测方法。②71 种化学有害因素有标准检测方法但无对应的职业接触限值。2010 年，卫生部职业卫生标准专业委员会委托中国疾病预防控制中心职业卫生与中毒控制所，对工作场所有害因素职业接触防值相关标准进行修订。2014年，职业卫生标准专业委员会发布了《工作场所有害因素职业接触限值第1部分：化学有害因素》（GBZ 2.1）的征求意见稿（职卫标发〔2014〕016号）。在"十三五"期间，我国将科学规划各类方法、标准的制（修）定，把先进的技术手段引入职业卫生检测标准方法中。

（五）质量保证/质量控制将更加合理化和科学化

美国等国家规定的系统的有机污染物监测方法中，所采用的质量保证/质量控制（QA/QC）措施有别于我国现有的多数"孤立"方法，从样品采集、前处理、分析及数据报告等全过程，均有量化的质量控制指标及相应的考核要求，如各类空白的控制、替代物的添加、空白加标及基体加标的控制、样品平行、初始校准、连续校准等，值得学习并加以应用。在工作场所检测和生物监测工作中，应建立严格的质量保证措施，并加强执行力度。质量保证应贯穿于监测的全过程，从样品的选择、采集、运输、保存、分析前的预处理、分析测试、实验记录、结果的计算和报告等环节都要有质量把关。仅有分析检验的质量控制，并不能保证获得准确可信的测定结果。扭转重视测定轻视采样的错误观念并付之于行动，在实验室检验过程中使用标准物质和质控样，是当前应解决的两大主要问题。

第二节　职业卫生检测与检验的概述

职业病危害因素监测是利用现代采样仪器和检验仪器设备，按照《职业病防治法》和《国家职业卫生标准》要求，识别、检测和评价生产过程中产生的职业危害因素，掌握工作场所中职业危害因素的性质、强度及其在时间、空间的分布情况，调查职业危害因素对接触人群的健康损害，评价工作场所作业环境、劳动条件等是否符合职业卫生标准，为制定卫生标准和卫生防护措施、改善不良劳动条件、预防控制职业病、保障劳动者健康提供科学依据。总之，通过工作场所有害因素监测可以为制定和实施职业卫生标准（职业接触限值）提供依据；为评价工作场所职业卫生状况和劳动者接触有害物质的程度提供依据；为职业卫生的立法和执法服务。

职业卫生检测与检验是职业病防治工作中的一项重要工作内容，它是对工作场所的职业病危害因素和劳动者生物样品的采样和测定，而职业病危害因素监测需要在一段时期内有计划地定期检测，可见职业卫生检测与检验是职业病危害因素监测的一个核心环节。

一、职业卫生检测与检验的对象

职业卫生检测与检验的对象主要包括工作场所的职业病危害因素和劳动者生物样品中的有害物质及其代谢产物、机体损伤的生物标记物等。

（一）工作场所检测对象

正确确定工作场所检测对象是完成工作场所检测工作的前提，要做好这项工作，必须要有预测、识别职业病有害因素的基础。不同工种接触的职业病有害因素往往有会很大差异，而不同企业间相同的工种、职业病有害因素的种类和浓度/强度也可能有差异。因此，可以通过查阅生产工艺过程、检查原料使用清单，参考其他企业类似经验、现场查看及倾听作业者反映，结合化学物的毒性资料，根据《职业病危害因素分类目录》《工作场所空气有毒物质测定》《工作场所物理因素测量》《工作场所空气中粉尘测定》等标准规范，结合单位职业卫生检测与检验的技术、仪器、检测项目是否获得 CNAS 认可等实际情况，确定工作场所检测对象。

（二）生物监测对象

根据《中华人民共和国职业病防治法》，对从事接触职业病危害的作业的劳动者，用人单位应当按照国务院安全生产监督管理部门、卫生行政部门的规定组织上岗前、在岗期间和离岗时的职业健康检查。可见上述劳动者是职业卫生生物监测的主要对象人群。

生物监测的指标称为生物标志物（biomarker），它是机体与环境因子（物理、化学或生物学的）相互作用所引起的任何可测定的改变，包括环境因子在体内的变化，以及机体在整体、器官、细胞、亚细胞和分子水平上各种生理、生化改变，这些改变必须有明确的生物学意义。生物监测对象指标的选择是非常重要的。理想的生物监测指标应既有特异性，又有较好的敏感性。应该与外剂量（不仅是空气中水平，还应包括其他途径，如皮肤污染量和消化道摄入量），最好能与早期的健康指标有明确的量效关系。选择的原则应根据毒物在体内的过程、毒代动力学规律、毒作用特点，特别是中毒机制以及监测的目的而定。例如，对氯乙烯作业进行监测时，根据目前对其代谢途径研究，主要是通过醇脱氢酶连续氧化和直接氧化为氧化氯乙烯，与谷胱甘肽或半胱氨酸形成硫代二乙醇酸结合物，并有少量以原型由呼出气或乳汁中排出。由此，可选择如下监测项目和指标：①毒物及其代谢产物的测定：尿中硫代二乙醇酸的测定，呼出气、血和乳汁中氯乙烯的测定。②化合物与靶分子相互作用的量：血中烷化血红蛋白测定。③生物学效应指标：目前尚无特异的效应指标，可适当选择血液和肝脏损伤有关的指标。此外，生物材料的收集时间非常重要，原则上应当根据毒物动力学和毒效动力学的结果决定。通常推荐一项生物监测指标的同时，会提出相应的采样时间（如班前、班后等）及注意问题，实际应用可以参考有关的标准进行。

（三）实验室检验对象

1. 工作场所检测样品

工作场所检测样品的实验室检验是指在工作场所进行现场采样后，将样品送回实验室，利用实验室的分析仪器进行检测分析的方法，是目前工作场所空气中化学性有害因素检测最为常用的方法。实验室检验的工作场所检测样品主要分为以下三类。

（1）直接采样法采集的样品。主要包括采气袋、注射器或其他容器。该种方法适用于在空气中浓度较高、挥发性较强、吸附性较小的有害物质，且具有检测该种有害物质灵敏度较高的仪器设备。同时，在特殊环境下，如防爆工作场所，不宜使用有泵型设备进行采样时，可采用直接采样法。

（2）有泵型采样法采集的样品。

1）液体吸收管。主要包括气泡吸收管、多孔玻板吸收管、冲击式吸收管，常用的吸收液有水、有机溶剂和易与待测物溶解、反应的溶剂。液体吸收法适用范围广，气泡吸收管适用于采集气态和蒸气态物质，多孔波板吸收管适用于采集气态、蒸气态和雾态气溶胶，冲击式吸收管适用于采集气态、蒸气态和气溶胶态。

2）固体吸附剂管。常用的吸附剂主要包括活性炭、硅胶、高分子多孔微球和浸渍固体吸附剂等。固体吸附剂法适用于有机、无机、极性和非极性化合物的气态和蒸气采样，适用范围广，且固体吸附剂管体积小、质量轻、携带方便，可用于长时间、短时间、定点和个体采样。

3）滤料。主要包括微孔滤膜、超细玻璃纤维滤纸和过氯乙烯滤膜（测尘滤膜）等。采集金属性烟尘首选微孔滤膜，采集有机化合物气溶胶选用玻璃纤维滤纸，采集粉尘首选过氯乙烯滤膜（测尘滤膜）。

（3）无泵型采样法采集的样品，主要有扩散型和渗透型两种无泵型采样器。该方法只能用于采集气态和蒸气态物质，不能用于气溶胶的采样。

2. 生物监测样品

实验室检验常用的生物材料是血液和尿液，有时也用毛发、指甲、唾液、乳汁、粪便等生物材料。不同的生物监测样品有以下特点。

（1）血液。血液是机体转运外源性化学物的主要载体。血样分为全血、血清、血浆和血细胞，可采静脉血、指尖血和耳血，应根据监测物质在血液不同组分中的分布规律选择采样方法。大多数无机化合物或有足够生物半减期的有机化合物都可以通过血样来监测。常见的血液监测化合物有：铅、砷、红细胞锌原卟啉（ZPP）、红细胞游离原卟啉（FEP）、苯、甲苯、二甲苯、甲醇、甲酸、溴等。

（2）尿液。尿液采集对受试者无损，采集较为简便，易被接受，是仅次于血液的常用生物监测材料。尿样适合于检测有机化学物的水溶性代谢产物，及某些无机化学物。常见的尿液监测化合物有：铅、汞、锰、镉、铬、铊、砷、氟、δ-ALA、酚、甲醇、甲酸、溴、2,5-己二酮、三氯乙烯、甲基甲酰胺、五氯酚、尿拟除虫菊酯代谢产物等。

（3）呼出气。呼出气样品有混合呼出气和终末呼出气（肺泡气）两种。混合呼出气是指尽力吸气后，尽可能呼出的全部呼出气。终末呼出气是指先尽力吸气并平和呼气后，再用最大力量呼出的呼出气。呼出气检测的依据是待测物在终末呼出气与肺部血液之间，存在着血-气两相的平衡。进入人体的挥发性有害物质或产生的挥发性代谢物，可通过呼出气排泄。呼出气中有害物质的量与体内的接触量有相关关系，特别是终末呼出气，因此，常用终末呼出气作为生物材料样品，测定挥发性有害物质的内剂量，如甲醇、乙醇、丙酮和二硫化碳等。

（4）毛发指甲。毛发作为一种排泄器官，能反应体内的代谢情况，早已应用于无机元素的检测。毒物与毛发的结合受许多因素的影响，如毛发的类型、颜色、化学处理、年龄、性别等。毛发中毒物的提取方法有液 – 液提取法、固相提取法、溶剂提取法；检测方法主要有免疫法、色谱法、色谱 – 质谱联用法等。常见的毛发监测化合物主要是发砷、发锌和发铅等。

（5）唾液与乳汁。唾液虽然不是常规的生物监测材料，但化学物质进入到体内之后，也会随着血液输送到唾液中来。唾液中的毒物的水平，能反映血液中未结合的毒物浓度。

乳汁是水和脂的悬浊液，乳汁与尿液、唾液等不同，含有大量类脂化合物，是最常用于评价哺乳人群亲脂毒物（如有机氯农药）负荷水平的生物监测材料。某些金属离子如铅、汞等，也可以进入乳汁。

（6）粪便。粪便能反映毒物经口摄入的水平。粪便样本采集时，应严格选用采集容器，毒物在容器的本底值应予以控制。应规范操作，防止取样过程的污染。应尽量在粪便的不同部位取样，样本量不能太少，一般要在 5 g 以上。粪便的主要成分是食物残渣及少量未被吸收的营养物质。检测前，应根据所监测的化学毒物种类，进行必要的前处理。由于粪便监测的不确切性，在职业医学中，实际应用较少。

二、职业卫生检测与检验的主要内容及类型

职业卫生检测与检验主要包括工作场所检测和生物监测，其主要内容包括：①工作场所粉尘及有毒物质的样品采集；②工作场所尘毒样品的检测；③工作场所物理因素测量；④劳动者生物样品的检测；⑤职业卫生监测质量控制。工作场所检测是生物监测的基础，生物监测指标的确定和检测结果的评价，离不开工作场所检测。生物监测可以弥补环境监测在个体接触剂量/强度评价中的不足。两者均用来评价职业接触的程度，完整的职业卫生评价需要结合分析和评价工作场所检测和生物监测的结果。根据监测的目的，又可分为评价监测、定期检测、日常监测、监督监测和事故（应急）监测。

1. 评价监测

评价监测适用于建设项目职业病危害因素预评价、建设项目职业病危害因素控制效果评价和职业病危害因素现状评价等。在评价职业接触限值为时间加权平均容许浓度时，应选定有代表性的采样点，连续采样 3 个工作日，其中应包括空气中有害物质浓度最高的工作日。在评价职业接触限值为短时间接触容许浓度或最高容许浓度时，应选定具有代表性的采样点，在 1 个工作日内空气中有害物质浓度最高的时段进行采样，连续采样 3 个工作日。

2. 定期检测

定期检测职业病危害因素定期检测是指用人单位定期委托具备资质的职业卫生技术服务机构对其产生职业病危害的工作场所进行的检测，最后形成完整的报告书，其结果可以作为职业病诊断、鉴定的依据之一，也可以作为职业卫生监管部门对用人单位进行监督检查和追究法律责任的依据之一。在评价职业接触限值为时间加权平均容许浓度时，应选定有代表性的采样点，在空气中有害物质浓度最高的工作日采样 1 个工作班。在评价职业接触限值为短时间接触容许浓度或最高容许浓度时，应选定具有代表性的采样点，在 1 个工作班内空气中有害物质浓度最高的时段进行采样。

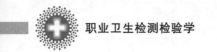

3．日常监测

用人单位自行进行的日常监测，由用人单位指定专门的人员负责，并确保监测系统处于正常运行状态，监测人员应当接受过相关专业知识的培训且具有监测能力，日常监测的监测项目和频次应符合国家相关法律法规、标准的要求。

日常监测与定期检测的区别：日常监测的对象为工作场所环境，可根据企业原辅材料用量情况、车间分布工艺特点等有针对性地对某些重点危害因素、部分车间进行监测。定期检测的对象是劳动者，监测覆盖整个企业全部工作场所的所有职业病危害因素。报告中要对检测结果进行分析评价，不符合职业卫生标准的要提出，并给予企业整改建议。

4．监督监测

监督监测适用于职业卫生监督部门对用人单位进行监督时，对工作场所空气中有害物质浓度进行的监测。在评价职业接触限值为时间加权平均容许浓度时，应选定具有代表性的工作日和采样点进行采样。在评价职业接触限值为短时间接触容许浓度或最高容许浓度时，应选定具有代表性的采样点，在1个工作班内空气中有害物质浓度最高的时段进行采样。

5．事故（应急）监测

事故（应急）监测适用于对工作场所发生职业危害事故时进行的紧急采样监测。根据现场情况确定采样点。监测至空气中有害物质浓度低于短时间接触容许浓度或最高容许浓度为止。

三、职业卫生检测与检验的方法

（一）职业卫生检测与检验的基本过程

职业卫生检测与检验的一般过程主要包括样品采集（sampling）、样品预处理（pretreatment）、选择方法及测定（determination）以及分析数据的处理与结果表达等。

1．样品采集

样品采集是指在监测工作中被采集并进行分析的物质体系，从整体中取出可代表全体组成的一小部分的过程称为采样。合理的采样是分析结果准确可靠的基础。在实际分析工作过程中，首先要保证采集的样品具有代表性，否则，无论测定结果再准确也毫无意义。不同样品应按照具体的采样标准进行采集。

2．样品预处理

样品预处理主要包括去除样本中的基体与其他干扰物质或浓缩被测痕量组分。操作时可根据样品的性质和分析的目的选用适当的方法。职业卫生检测与检验的样品组成成分复杂，测定时各组分之间有可能相互干扰，影响分析结果的准确性。因此，必须选择适当的方法消除干扰。当试样中待测组分含量极微而测定方法的灵敏度不够时，必须先将待测组分进行浓缩富集，然后测定。

3．选择方法及测定

根据试样的性质和分析目的选择适宜的分析方法。例如，对微量组分的测定应采用高灵敏度的分析方法，起到法律裁决作用的分析任务必须选择国家标准方法，要求现场测定的任务应选择快速检验方法等，然后用选定的方法准确测定。

4. 分析数据的处理与结果表达

对于测定得到的数据首先要对其可靠性进行判断，然后运用建立在统计学基础上的误差理论对数据进行计算和处理，并对计算出的分析结果的可靠性进行分析，最后确定待测组分的含量，并按要求给出分析报告。对于组分含量，使用比较普遍的是以质量分数表示。通常情况下，为方便比对质量分数常以百分数的形式表示。对于液体试样，除了可以用质量分数表示以外，还可以用"体积分数""质量体积分数""质量浓度"等形式表示，也可以直接用物质的量浓度（简称浓度）表示。对于气体试样中的常量和微量组分，通常以"质量分数"和"质量浓度"表示。最终报告结果的表示应与职业接触限值和职业接触生物限值的表示方式一致。如果选择的分析方法没有检测到要分析的物质，应以"未检出"（可写检出限的具体数值）作为报告结果，而不应报告为"零"。

（二）工作场所检测的基本方法

工作场所检测包括工作场所有害物质的空气检测和工作场所物理因素测量。空气检测是指一段时期内，通过检测工作场所空气中有害物质的浓度，以评价工作场所的职业卫生状况和劳动者接触有害物质的程度及可能的健康影响。物理因素测量是指利用仪器设备对工作场所噪声、高温、振动、射频辐射、紫外光、激光等物理因素的强度及其接触时间进行测量，以评价工作场所的职业卫生状况和劳动者的接触程度及可能的健康影响。

1. 现场检测

现场检测是指利用便携直读式仪器设备在工作场所进行实时检测、快速给出检测结果，适用于对工作场所的职业卫生状况作出迅速判断，如事故检测、高毒物质工作场所的日常监测等。常用方法有检气管（气体检测管）法、便携式气体分析仪测定法、物理因素的现场测量等。

（1）检气管法。将浸渍过化学试剂的固体吸附剂制成指示剂，装在玻璃管内，当空气通过时，有害物质与化学试剂反应而引起固体吸附剂变色，根据颜色深浅或变色柱的长度，与事先制备好的标准色板或浓度标尺比较后，即时作出定性或定量的检测。利用检气管可对100多种有机物和无机物进行检测，如苯、甲苯、丙酮、氯乙烯、一氧化碳、二氧化碳、二氧化硫、硫化氢、氯化氢、臭氧、二氧化氮、氨气、氰化氢、氯气等。

检气管法具有体积小、质量轻、携带方便、操作简单快速和费用低等优点。但是检测的准确度和精密度较差，检气管的保存时间较短，一般为1年左右。因此，使用检气管法时应注意如下事项：①注意检气管的保存期限，不要用过期检气管。②抽气体积要准确，最好用配套抽气装置。③注意温度对某些检气管显色的影响。④在规定的时间内读数。⑤应注意共存物的干扰。⑥检气管法不能代替标准方法出具检测结果。

（2）便携式气体分析仪测定法。采用以红外线、半导体、电化学、色谱分析、激光等检测原理制或激光等检测原理制成的便携式直读仪器在工作现场进行的快速检测。其优点是：有较高的灵敏度、准确度和精密度；可用于多种有害物质的检测；仪器设备体积较小，质量较轻，携带方便；操作简单快速。便携式气体分析仪测定法的使用注意事项：①使用前，应对仪器进行校正。②应使用经过检定或校准的仪器。③应确定是否是标准方法，如果不是，不能代替标准方法出具检测结果。④如果存在现场共存物的干扰，出具结果应谨慎。

（3）物理因素的现场测量。物理因素除振动外，多以场的形式存在于作业场所，如声场、电磁场、热辐射场等，而且除高温外，物理因素的产生和消失与生产设备的启动与关闭是同步的，物理因素的测量均采用便携式仪器设备现场即时直读的方式进行。

工作场所物理因素的现场测量项目主要包括噪声、高温、照度、振动、射频辐射、紫外光、激光等。

2. 实验室检验

实验室检验是指在现场采样后，将样品送回实验室，利用实验室分析仪器进行测定分析的方法，是目前工作场所空气中化学物质检测最常用的检测方法。实验室检验适用范围广，测定灵敏度高、准确度高、精密度好。我国已颁布的职业卫生标准检测方法以实验室检验方法为主。实验室检验常用以下几种方法。

（1）称量法。主要用于粉尘和游离二氧化硅的测定。主要分析仪器为分析天平，配套仪器为干燥箱、马弗炉等。

（2）分子光谱法。在职业卫生检测与检验中，主要使用到分子光谱法中的紫外可见分光光度法、红外光谱法和分子荧光光谱法。紫外可见分光光度法是职业卫生检测与检验中常用的分析方法，几乎所有的无机离子和许多有机化合物都可以用分光光度法测定，其具有灵敏度高、测量精度好、操作简便等优点，如果共存物的显色反应与待测物没有明显差异，则不能使用该方法。红外光谱法主要用于检测工作场所空气中一氧化碳和二氧化碳的浓度。分子荧光光谱法主要用于检测工作场所空气中铍及其化合物的浓度。

（3）原子吸收和发射光谱法。原子吸收和发射光谱法广泛用于金属及其化合物、非金属无机化合物以及部分有机物的测定，如原子吸收光谱法、原子荧光光谱法和电感耦合等离子发射光谱法等。原子吸收光谱法主要用于测定金属及其化合物、类金属无机化合物，其灵敏度和精密度都能满足工作场所空气中金属和类金属元素及其化合物检测的要求，且仪器和测定费用较低，是原子光谱法中最常用的方法。原子荧光光谱法具有原子吸收和原子发射光谱两种分析的特点，也具备足够的灵敏度和精密度，且干扰较少，能同时测定多种元素，仪器和测定费用较低，但测定的元素范围较窄，仅能测定砷、硒、碲、铅、锑、铋、锡、锗、汞、镉、锌等元素。电感耦合等离子体发射光谱法能测定大多数元素，也可同时测定多元素，具备足够的灵敏度和精密度，干扰少，但仪器和测定的费用高。

（4）色谱法。主要用于有机化合物和非金属无机离子的测定，如气相色谱法、液相色谱法、离子色谱法等，色谱法应用范围广，高分离性能，分析速度快，样品用量少，自动化程度高，且可同时测定多种化合物。气相色谱法适用于测定操作温度下能气化而不分解的各种有机化合物，高效液相色谱法则不受样品挥发度和热稳定性的限制，非常适合分子量较大、难气化、不易挥发或对热敏感的物质、离子型化合物及高聚物的分离分析。离子色谱法适用于多种离子的测定，如 7 种常见阴离子（F^-、Cl^-、Br^-、NO_2^-、NO_3^-、

$SO_4{}^{2-}$、$PO_4{}^{3-}$）和6种常见阳离子（Li^+、Na^+、$NH_4{}^+$、K^+、Mg^{2+}、Ca^{2+}）。

（5）电化学分析法。通常有离子选择性电极法、催化极谱法、电位溶出法等，电化学分析法的特点有仪器简单、小型、价格便宜，测定快速、简便，灵敏度高，选择性较好，选择性电极法主要用于F离子等非金属无机离子的测定，催化极谱法主要用于钒及其化合物的测定，电位溶出法可用于血中铅和尿中镉的测定。

3. 工作场所检测的特点

工作场所检测的特点主要为：①适用范围广，可测各种职业病危害因素。②操作较为简单、快捷。③结果解释明确。④适用于评价工作场所环境的质量，不能反映职业病危害因素对暴露个体健康影响的差异。⑤测定结果仅能反映职业病危害因素经作用于人体的外剂量或浓度。

（三）生物监测的基本方法

生物监测是指一段时期内，通过检测人体生物材料（血、尿、呼出气等）中有害物质或其代谢物的含量（浓度）或由它们所致的生物效应水平，以评价劳动者接触有害物质的程度及可能的健康影响。生物监测依据国家标准检测方法或行业卫生检测方法，对收集的接触者生物样品进行直接检测或将样品预处理后进行实验检测。

1. 生物样品检测和工作场所检测的关系

生物样品采集与检测和空气中样品采集检测是评价职业病危害接触程度的两个不同方面。工作场所空气中样品采集检测是最常用职业病危害接触评价方法，具有相应的检测方法、接触效应及接触—效应关系和接触限值国家标准，适用于急性接触危险物、确定发射源、评价工程控制方法的效果和评价职业卫生状况等。工作场所空气中样品采集检测无伤害，应用范围广，更适合于对已在接触部位起作用的、机体吸收很少的职业病危害化学物质，区别职业接触和非职业接触。生物样品采集与检测侧重考虑空气浓度的变化、接触者在工作场所的移动、化合物多种吸收途径、职业与非职业、各种理化和毒物代谢动力学因素，如职业病危害化学物质溶解度和颗粒大小、工作负荷、代谢。生物样品监测和空气中样品监测相互结合运用，能更好地做好工作场所卫生状况和接触危害的评价，是职业卫生中不可缺少的两个重要组成部分。

2. 生物监测指标的类别及选择

（1）毒物接触指标的测定。主要为生物材料中化学物及其代谢产物或呼出气中毒物含量的测定。我国目前制定的职业卫生生物监测方法和职业接触生物限值大多为本类检测指标。该检测指标通常采用的生物材料是尿和血，有时也用呼出气，以及粪、脂肪组织、乳汁、汗液、头发、指甲或唾液等生物材料。检测的指标可以是化学物的原型或其代谢物。代谢物指标可以是特异的，与原型一一对应；也可以是非特异的，即许多化学物经过代谢可以产生这些代谢物，甚至是内源性的代谢产物。例如，重氮盐的测定可作为接触芳香胺的监测指标，尿中的硫醚可作为监测亲电子化合物的活性的指标等。随着检测方法的进步，越来越多的指标成为生物监测指标。如应用中子活化、X线荧光分析等新技术，定量测定骨铅、骨镉含量。

（2）生物效应指标的测定。该类指标大部分是非特异性的，其建立往往需要对该毒物的毒理学基础知识有所认识，特别是对中毒机制的认识。例如，有机磷接触者血胆碱酯酶被抑制；铅能抑制 δ-氨基-γ-酮戊二酸脱水酶（δ-ALAD）和血红素合成酶，表现为尿中 δ-氨基-γ-酮戊二酸（δ-ALA）含量和血中锌原卟啉（ZPP）水平增加等。近年来，反映 DNA 损伤指标，如 DNA 链断裂、DNA-DNA 交联和 DNA-蛋白交联等的测定，已在生物监测实践中应用，收到了良好的效果。

（3）活性化学物与靶分子相互作用所得产物量的测定。例如，检测血碳氧血红蛋白已在职业医学中长期使用，我国已制定了职业接触生物限值。检测活性化学物或活性中间代谢产物与靶分子，如 DNA 和蛋白质，结合产物，以及与之相关、可以替代的与血红蛋白、白蛋白的结合产物。检测尿中巯基尿酸、尿中 DNA 降解产物 8 羟基脱氧鸟苷等。由于测定方法比较复杂，目前还没有作为常规指标。

3. 生物样品的实验检测方法

生物样品的实验检测方法主要为光谱法、色谱法、电化学法分析。具体可参见本书工作场所检测的实验室检验章节。

4. 生物监测的特点

生物监测的特点主要为：①适用范围较小，可检测的毒物少。②操作较难和缓慢。③适用于评价个体接触剂量，能反映个体差异。④测定结果能反映经各种途径进入人体的剂量，但不能指明吸收途径。⑤一个毒物往往有多个评价指标。⑥得到特异的生物监测指标较为困难。⑦结果解释需慎重。

第三节　职业卫生检测与其他学科的关系

一、职业卫生和职业医学与其他学科的关系

职业卫生与职业医学属于预防医学领域，但随着医学模式的多元化发展，人们逐步认识到，除传统的职业性有害因素外，社会心理因素、个人生活方式等，也可影响劳动者的健康及其职业生命质量。因此，广义的职业卫生与职业医学还应考虑职业性因素与非职业性因素的联合作用，从而采取综合干预措施。职业卫生与职业医学的任务首先是防止不良劳动条件对劳动者健康的损害；其次是对职业性病损的受罹者进行早期检测、诊断和处理，促使其尽早康复。所以，职业医学既属临床医学，又是预防医学的分支。医学的各个专科中，都有职业医学的内容。生物因素所致的职业病，以微生物学与寄生虫学为基础。物理及化学因素所致疾病，以毒理学为基础。临床学科所设立的职业病科，目前着重于对尘肺和职业中毒的防治，而其他如工业外伤、皮炎、噪声性耳聋以及工作有关疾病等，则多列入内、外、皮肤、耳鼻咽喉等科的工作范围。所以，职业医学是临床医学各科必须关注的，所有医生都应考虑职业性因素对健康的影响。

二、职业卫生检测与职业卫生和职业医学的关系

职业卫生检测隶属于医药科学类预防医学与公共卫生学下一个重要分支学科职业卫

生学（劳动卫生学）。职业卫生检测工作在整个职业卫生与职业医学工作当中有着不可替代的地位及作用，其不仅帮助职业卫生工作人员分析工作环境中有毒有害因素的性质、强度及其在时间、空间的分布及消长规律，了解职业病危害可能对劳动者的健康影响，也为职业病临床医生诊断和治疗职业病提供了数据资料，而且还为相关部门制定职业卫生管理措施提供了科学依据，同时也为职业病防治决策提供了一定的技术支持，其在环境保护工作当中有着不可替代的地位及作用。

三、职业卫生检测与其他学科的关系

职业卫生检测虽然属于职业卫生学，但其需运用物理、化学、工程、生物等现代科学技术方法，涉及3个门类中的5个一级学科，几十个二级和三级学科，可见，职业卫生检测是以职业卫生学为主、多学科交叉的学科。现根据《中华人民共和国学科分类与代码国家标准》（GB/T 13745—2009），将部分与职业卫生检测相关的学科归纳于表1-1。

表1-1 职业卫生检测相关的学科归纳

学科门类	一级学科	二级学科	三级学科	在职业卫生检测中的应用
自然科学类	化学	分析化学	化学分析	粉尘和游离二氧化硅含量测定
			电化学分析	F离子等无机离子的测定
			光谱分析	广泛用于金属及其化合物、非金属无机化合物以及部分有机物的测定
			光度分析	无机离子和许多有机化合物的测定
			质谱分析	工作场所未知毒物定性
			色谱分析	用于有机化合物和非金属无机离子的测定
	物理学	声学	声学测量方法	噪声测量
工程与技术科学	动力与电气工程	电气工程	电磁测量技术及其仪器	工频电场、高频电磁场、超高频辐射、微波辐射
医药科学	预防医学与公共卫生学	卫生检验学	—	卫生理化检验和卫生微生物检验
		职业病学	—	职业危害因素对接触人群的健康损害评价
		环境卫生学	—	
		毒理学	—	
		放射卫生学	—	
	临床医学	内科学、外科学、耳鼻咽喉科学等	—	

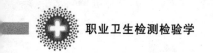

第四节　职业卫生接触限值标准及应用

一、职业接触限值

职业接触限值（occupational exposure limits，OELs）是为保护作业人员健康而规定的工作场所有害因素的接触限量值，属于职业卫生标准的主要组成部分。工作场所有害因素职业接触限值是用来防止劳动者的过量接触、监测生产装置的泄漏及工作环境污染状况、评价工作场所卫生状况的重要依据，是保障劳动者免受有害因素危害的卫生标准。

（一）职业接触限值的定义

1. 我国的职业接触限值

职业接触限值是劳动者在职业活动过程中长期反复接触，对绝大多数接触者的健康不引起有害作用的容许接触水平，是职业性有害因素的接触限制量值。化学有害因素的职业接触限值包括时间加权平均容许浓度（permissible concentration-Time weighted average，PC-TWA）、短时间接触容许浓度（permissible concentration-short term exposure limit，PC-STEL）和最高容许浓度（maximum allowable concentration，MAC）三类。物理因素职业接触限值包括时间加权平均容许限值（permissible limit-time weighted average，PL-TWA）和最高容许限值（permissible limit-ceiling，PL-C）。

时间加权平均容许浓度是以时间为权数规定的 8 h 工作日、40 h 工作周的平均容许接触浓度。短时间接触容许浓度是在遵守 PC-TWA 前提下容许短时间（15 min）接触的浓度。最高容许浓度是在 1 个工作日内、任何时间和任何工作地点有毒化学物质均不应超过的浓度。

2. 常见的其他国家的职业接触限值

（1）美国政府工业卫生学家协会（American Conference of Governmental Industrial Hygienists，ACGIH）的阈限值。①时间加权平均阈限值（threshold limit value-time weighted average，TLV-TWA）。指 8 h 工作班以及 40 h 工作周的时间加权平均容许浓度，长期反复接触该浓度（有害物质），几乎所有工人不会发生有害的健康效应。②短时间接触阈限值（threshold limit value-short term exposure limit，TLV-STEL）。是在 1 个工作日的任何时间均不得超过的短时间接触限值（以 15 min TWA 表示）。工人可以接触该水平的有害因素，但每天接触不得超过 4 次，前后两次接触至少要间隔 60 min，且不得超过当日的 8 h 时间加权平均阈限值。③上限值（threshold limit value-ceiling，TLV-C）。是指瞬时也不得超过的浓度或强度（以 <15 min 采样测定值表示）。

（2）容许接触限值。是美国职业安全与健康管理局（Occupational Safety and Health Administration，OSHA）引用美国国家职业安全卫生研究所（National Institute for

Occupational Safety and Health，NIOSH）及 ACGIH 的资料颁布的职业接触限值，在美国具有法律效力。它的具体限值与 NIOSH 及 ACGIH 相类似。

（3）最高工作场所浓度（maxlmale arbeitsplatz-konzentration，MAK）。系德国科学研究联合会制定的职业接触限值，虽译为最高容许浓度，但实质上是 8 h TWA 容许浓度。

（4）技术参考浓度（technische richtkonzentration，TRK）。该限值为致癌物质根据目前技术条件所能达到的最低浓度，遵守 TRK 只能减少并不能排除该物质对健康的危害。这是德国对致癌物所采取的一种控制措施，要求车间空气致癌物浓度在 TRK 以下，并不断改善防护措施，尽可能远远低于 TRK 水平。

（5）容许浓度。日本产业卫生学会推荐的有害物质接触限值，是按时间加权平均浓度规定的。

（6）保证健康的职业接触限值（health-based occupational exposure limit）。这是世界卫生组织（WHO）专题工作组提出的一种职业接触限值。制定这种接触限值时，仅以毒性资料与工人健康状况资料为依据，而不考虑社会经济条件或工程技术措施等因素。不同国家可根据各自国情加以修正，作为本国的实施限值。

（二）我国职业接触限值制定的原则

1. 经济上合理，技术上可行

制定一项卫生标准要同时考虑标准的科学性和可行性。科学性主要指医学上的可接受性，接触限值要对接触者的健康提供最大保障。此外，还要考虑执行此限值对社会和经济发展的影响。我国制定职业接触限值的原则是"在保障健康的前提下，做到经济合理、技术可行"，即安全性与可行性相结合的原则。经济合理和技术可行均属于可行性问题。技术上的可行性指现有的技术发展水平能否达到，经济上的可行性则意味着执行该标准的工业企业在经济上是否负担得起。

2. 按实际需要制定职业接触限值

需制定职业接触限值的情况如下：

（1）现行职业卫生标准中该化学、粉尘物质或物理因素没有规定职业接触限值的。

（2）在生产过程中应用该化学、粉尘物质或存在该物理因素并有一定数量的职业接触人群及危害的。

（3）现行工艺、技术和防护措施可及的。

（4）在国内确知接触这种化学物质或物理因素可造成职业危害，粉尘物质可造成肺部纤维化为主的职业危害的。

（5）毒理学实验和现有资料表明该物质毒性大，可能对人造成职业危害的；动物实验、现行资料表明该粉尘有明显致肺纤维化作用，可能造成健康危害的；现行资料表明物理因素可能对人造成职业危害的。

（6）涉及国际贸易和国计民生急需制定的。

（7）现有检测技术能满足拟制定的职业接触限值要求的。

（8）该化学物质国外已经制定职业接触限值的。

3. 不同种类的职业病危害要制定相应的职业接触限值

（1）化学物质一般都需要制定时间加权平均容许浓度（PC-TWA）。短时间内连续接触可引起刺激作用、慢性或不可逆性损伤，存在剂量—接触次数依赖关系的毒性效应，麻醉程度足以导致事故率升高、影响逃生和降低工作效率的化学物质，还需制定短时间接触容许浓度（PC-STEL），作为 PC-TWA 的补充。具有明显刺激、窒息或中枢神经系统抑制作用，可导致严重急性损害的化学物质则只需制定最高容许浓度（MAC）。

（2）考虑到粉尘致肺纤维化的慢性作用特点，粉尘职业接触限值应制定时间加权平均容许浓度（PC-TWA）。致肺纤维化作用较强的，应同时制定总粉尘和呼吸性粉尘职业接触限值；致肺纤维化作用较弱的，可只制定总粉尘职业接触限值。粉尘的职业接触限值不作为致肺纤维化以外的粉尘的毒性、致癌性和变应性等毒性作用的依据。

（3）物理因素职业接触限值包括时间加权平均容许限值（PL-TWA）和最高容许限值（PL-C）。在制定物理因素职业接触限值时，应考虑物理因素的参数、存在的特点、接触时间、作用部位和不同因素之间的相互作用的等。

（三）我国职业接触限值制定的依据

研究工作场所有害因素接触限值，就是深入研究该有害物质和物理因素与机体之间的相互关系，最终确定一个合理而安全的界限。换言之，就是在充分掌握有害物质作用性质的基础上，阐明其作用量与机体反应性质、程度和受损害个体在特定群体中所占比例之间的关系，即接触–反应关系。我国职业接触限值制定的依据主要有：①有害物质的物理和化学特性资料。②动物实验和人体毒理学资料。③现场职业卫生学调查资料。④流行病学调查资料。

制定工作场所有害物质接触限值，无论是动物实验还是流行病学调查研究，都应围绕有害物质的接触水平（剂量、浓度）与反应关系这一核心问题，应努力寻找无可见有害作用水平（no observed adverse effect level，NOAEL），它指不引起有害效应的、最高水平或者剂量。在确定 NOAEL 后，再选择一定的安全系数，提出相应的接触限值。一般说来，有害物质的接触限值应比 NOAEL 低，其原因是：①任何实验都不能完全避免一定程度的不确定性，资料的确定程度只是建立在一定的统计学的基础上。②实验动物的剂量–反应关系比较容易确定，但动物与人的敏感性不同，即存在种属差异。③应考虑到那些对有害物质敏感性增强的因素，如疾病、服药、同时接触多种有害物质、遗传易感性等。

在具体工作中，首先要做好文献检索工作，广泛收集与制定接触限值有关的国内外资料，特别是不同国家的接触限值及其制定依据。在毒理学研究方面，应尽量避免重复国外已有研究报告的实验。由于工业的发展，新的有害物质不断出现，往往没有现场和职业健康资料可供利用。此时可根据有害物质的理化特性，进行必要的毒性和动物实验研究，以确定其初步的毒作用，据此提出接触限值的建议，先行试用。对于已经生产和使用较久的化学物质，则应主要根据已有的毒理学和流行病学调查资料制定接触限值。一般认为现场职业卫生和流行病学调查资料比动物实验资料更为重要，它是制定接触限值的主要依据。总而言之，需在全面整理现有资料的基础上，经综合分析，提出适合我国实际情况的接触限值。

（四）我国现行的职业接触限值标准

1. 工作场所化学有害因素职业接触限值

《工作场所有害因素职业接触限值第1部分：化学有害因素》（GBZ 2.1—2007）规定了工作场所339种化学毒物、47类粉尘、2种生物因素的职业接触限值。

2. 工作场所物理因素职业接触限值

《工作场所有害因素职业接触限值第2部分：物理因素》（GBZ 2.2—2007）规定了工作场所物理因素超高频辐射、高频电磁场、工频电场、激光辐射、微波辐射、紫外辐射、高温、噪声、手传振动、体力劳动强度分级、体力劳动时的心率职业接触限值。

（五）职业接触限值应用的注意事项

职业接触限值是专业人员在控制工作场所有害因素实际工作中使用的技术尺度，是实施卫生监督的依据之一。但它不是安全与有害的绝对界限（fine lines），只是判断化学物在一定浓度其安全性的基本依据（guidelines），某化学物质是否损害了健康必须以医学检查结果为基础结合实际案例的接触情况来判定。因此，即使符合卫生标准，也还有必要对接触人员进行健康检查。此外，它只是一种限量标准，应当尽量降低空气中有害物质的浓度，而不应以达到卫生标准为满足。它又有别于立即威胁生命或健康的浓度（immediately dangerous to life or health，IDLH），并不能因为工作场所空气中毒物浓度或物理因素强度超过接触限值就必须采取紧急措施甚至疏散工作人员，但也要认识到长期在超过接触限值的条件下作业会对健康会造成损害。职业接触是否超过卫生限值也不能作为职业病诊断的依据，对于可经皮肤进入的毒物，即使空气中毒物的浓度低于接触限值，亦难以保障工人健康，尚需注意皮肤防护。职业接触限值只用于职业卫生，不能用于环境卫生或食品卫生来评价居民对有害物质的暴露或摄入。此外，如果空气中同时存在数种毒物时，要依据它们之间是否存在联合作用，采用不同的评价方法。

二、职业接触生物限值

（一）职业接触生物限值的定义

职业接触生物限值（occupational biological exposure limits）又称生物接触限值，是对职业接触者生物材料中有毒物质或其代谢、效应产物等规定的最高容许值。它是衡量有毒物质接触程度或健康效应的一个尺度，当属卫生标准范畴。目前，世界上只有为数不多的国家公布了职业接触生物限值，以美国ACGIH和德国DFG公布的数量最多，前者的称为生物接触指数（biological exposure indices，BEI），后者称工业物质生物耐受限值（BAT）。按照ACGIH的解释，BEI代表工人经呼吸道吸入处在阈限值浓度的毒物，其体内可监测到的内剂量水平，但它并不表示有害与无害接触的界限。由于个体差异性，某人的测定值可超过BEI而不危及健康。如果个体的测定值在不同时期持续超过BEI，或一群人的多数测定值超过BEI，应检查为什么超标，并设法降低环境中的接触水平。德国BAT指接触者体内某化学物或其代谢产物的最高容许量，或偏离正常指标的最大容许值。根据现有认识，该容许值一般可保证工人长期反复地接触，健康不受损害。BAT是根据职业医学和毒理学那些保护健康的原则，既考虑化学物的健康效应又考虑了适宜的安全界限而制定的健康个体的上限值，制定 BAT 的目的在于保护健康。显然，BEI 强调它是内剂量水平，反映接触情况。BAT 则强调健康效应，它是健康个体的上限值。

（二）我国职业接触生物限值制定的原则和依据

研制职业接触生物限值与研制车间空气中有害物质接触限值一样，除了要考虑其科学性外，也要兼顾其可行性。由于生物监测结果易受环境状况、地质地理特征、劳动负荷、生活条件与习惯、健康状况等因素的影响，检测指标的波动和个体间的变异较大，仅用生物监测结果单个指标评价个体的健康状况显然是不合适的。从保护水平看，职业接触生物限值也只是为了保护绝大多数工人的健康不受损害，不能保证每个个体不出现有损于健康的反应。

生产环境中可能接触到的有毒物质并非都能制定职业接触生物限值，而需具备下述条件：①有毒物质本身或其代谢产物可出现在生物材料中。②可使某些机体组成成分在种类和数量上发生变动。③能使生物学上有重要意义的酶的活性发生变动。④能使容易定量测定的某些生理功能发生变动。

职业接触生物限值制定的主要依据包括：①职业接触生物监测指标的理化性质资料。②职业接触生物监测指标与工作环境空气中毒物浓度相关关系的研究资料。③职业接触生物监测指标与健康损伤的相关关系的研究资料。④职业接触生物监测指标在非职业接触人群中的本底值资料。⑤职业接触生物监测指标相关检测方法的资料。⑥现行的职业接触限值等职业卫生标准。

（三）我国现行的职业接触生物限值

目前，WHO 专题组建议的职业接触生物限值的化学物包括铅、镉、汞、一氧化碳、三氯乙烯、甲苯、二甲苯、马拉硫磷、甲萘威、林丹和二硝基邻甲酚等，ACGIH 和德国制定的职业接触生物限值已超过 40 种（类），我国目前已颁布 17 种，包括铅、镉、一氧化碳、氟及其无机化合物、二硫化碳、三氯乙烯、甲苯、三硝基甲苯、苯乙烯、正己烷、有机磷、铬、汞、苯、酚、五氯酚和二甲基甲酰胺，具体可见本书第三章第一节相关内容。

（四）职业接触生物限值应用的注意事项

职业接触生物限值可用于职业接触人群的个体评价和群体评价。根据职业接触生物限值对检测结果作出解释评价是生物监测的重要步骤，其必须结合作业环境调查和监测结果进行。

1. 个体评价的注意事项

生物监测所得的个体结果与生物接触限值或合适的参考值进行比较。必须注意，由于个体对化学物质的易感性不同，即使生物监测结果低于生物接触限值，也不能保证所有个体均没有健康损害效应发生。某些情况下，应考虑到接触个体之间的变异性，可将其接触数据与该个体前期接触数据相比较。

2. 群体评价的注意事项

生物监测结果可以在群体基础上进行比较，即通过群组数据的统计分析做出评价。

对属于正态分布的数据，应给出平均值、标准差和范围。如为对数正态分布，应给出几何均值、几何标准差和范围或中位数、90% 和 10% 位数和范围。对不属于正态分布（包括几何正态分布）者，可给出中位数、90% 和 10% 位数和范围。

3. 综合评价的注意事项

不可单独使用生物监测结果作为工作场所有害因素超标与否的判断依据，只有所有人的测得值都在生物监测接触限值以下，且工作场所职业病危害因素监测结果亦低于职业接触限值，才可以初步认为工作环境符合职业卫生要求。如果绝大部分人或全部测得值都高于生物接触限值，说明总的接触环境不符合职业卫生要求，必须综合治理。如果大部分人的测得值都在生物接触限值以下，而少数人测得值远高于生物接触限值，可能有两种情况：①这些少数人的工作岗位，暴露了较高浓度水平的污染物。②这些少数人可能存在不良的生活习惯，因不注意个体劳动保护、非职业接触因素或个体的遗传易感性所致。

（梁嘉斌　刘移民）

第二章　工作场所职业病危害因素检测

第一节　工作场所职业病危害因素检测概述

工作场所（workplace）指劳动者进行职业活动的全部地点。职业病危害因素检测（occupational hazards monitoring）是对工作场所劳动者接触的职业病危害因素进行采样、测定、测量和分析计算。检测工作通常包括工作场所空气中有害物质（有毒物质和粉尘）样品的采集、运输、保存、检验以及物理因素、电离辐射等的测量。

一、检测工作基本要求

（1）检测工作应遵循国家质量管理的相关规定，开展检测工作的机构应取得计量认证，并依法取得安全生产监督管理部门颁发的职业卫生技术服务资质。

（2）评价监测、日常监测、定期监测、监督监测应在正常生产情况下进行。

（3）异常工况下的职业病危害因素检测，应注明检测时工作场所的生产状况。

（4）在易燃、易爆工作场所采样（测量）时，应使用防爆型采样（测量）设备。

（5）工作场所职业卫生调查及现场采样应在生产经营单位相关人员陪同下进行。

（6）工作人员在现场调查及采样时，应穿戴好必要的个体防护用品。

（7）可能影响监测结果的异常天气不应进行样品采集。

（8）检测机构对检测报告内容的真实性负责。

二、采样前准备工作

（1）签订协议。与用人单位签订委托协议后，应收集用人单位其生产工艺流程、产生职业病危害的原辅材料和设备、职业病防护设施、劳动工作制度等与检测有关的情况。

（2）现场调查。做好采样前的现场调查和工作日写实工作，并由陪同人员在技术服务机构现场记录表上签字确认。

（3）制定采样计划或方案。对用人单位工作场所进行现场调查后，结合用人单位提供的相关材料，制定现场采样和检测计划，用人单位主要负责人按照国家有关采样规范确认无误后，应当在现场采样和检测计划上签字。

（4）仪器设备准备。根据用人单位作业场所存在的职业病危害因素种类情况，配备相应的检测仪器（含直读式仪器），工作场所存在爆炸风险的，监测仪器、设备应满足防爆要求。

三、采样方法

根据有毒物质在空气中存在状态的不同，空气样品的采集应采用不同的采样方法才能正确采得具有代表性、真实性的样品。

（一）气态和蒸气态毒物的采样方法

采集气态或蒸气态毒物有直接采样法、动力采样法和扩散采样法。

（1）直接采样法。用采样容器，如注射器、采气袋或其他容器，采集一定体积的空气样品，供检测使用。

（2）动力采样法。用空气采样器（由电动抽气泵和流量计组成）作为抽气动力，将样品空气抽入样品收集器，空气中的待测物被样品收集器采集下来，供检测使用。根据使用的不同样品收集器，又可分为液体吸收法、固体吸附剂法和扩散吸收法等。

（3）扩散采样法。采用无泵型采样器，利用毒物分子在空气中的扩散作用，不需要抽气动力和流量装置，便可完成采样。

（二）气溶胶态毒物的采样方法

气溶胶按存在的形式可分为雾、烟和尘。气溶胶态毒物采集方法常用的有滤料采样法、冲击式吸收管法和多孔玻板吸收管法。

（1）滤料采样法。利用气溶胶颗粒在滤料上发生直接阻截、惯性碰撞、扩散沉降、静电吸引和重力沉降等作用，采集在滤料上。空气样品采集的常用滤料有微孔滤膜、超细玻璃纤维滤纸、过氯乙烯滤膜（测尘滤膜）和定量滤膜等。

（2）冲击式吸收管法主要用于采集粒径较大的气溶胶颗粒。在 3 L/min 采样流量下，利用空气样品中的颗粒以很大的速度冲击到盛有吸收液的管底部，因惯性作用被冲到管底上，再被吸收液洗下。

（3）多孔玻板吸收管法。多孔玻板吸收管法用于雾的采集。通常不能用于采集烟和尘。

（三）蒸气和气溶胶毒物共存时的采样方法

在工作场所空气中，有些毒物可呈蒸气和气溶胶毒物共同存在状态。蒸气和气溶胶有害物质共存时的采样方法常用的有浸渍滤料法、聚氨酯泡沫塑料法、串联法、冲击式吸收管法和多孔玻板吸收管法。

（1）浸渍滤料法。利用滤料涂渍某种化学试剂后，有害物质与化学试剂迅速反应，生成稳定的化合物，保留在滤料上而被采集下来。

（2）聚氨酯泡沫塑料法。聚氨酯泡沫塑料是由无数的泡沫塑料细泡互相联通而成的多孔滤料，表面积大，通气阻力小，适用于较大流量采样。

（3）串联法。将采集气溶胶态的收集器与采集蒸气态的收集器串联起来。

（四）监测类别

根据检测的目的，空气监测分为以下五种类型。

（1）评价监测。适用于建设项目职业病危害因素预评价、建设项目职业病危害因素控制效果评价和职业病危害因素现状评价等。

（2）日常监测。适用于用人单位对工作场所空气中有害物质浓度进行的日常的定期监测。通常指用人单位根据其工作场所存在的职业病危害因素，通过购买监测技术服务、配备检测仪器以及安设实时监测设备等方式，组织对工作场所职业病危害因素进行的周期性监测。

（3）定期监测。指用人单位按照法律法规有关规定，委托具备资质的职业卫生技术服务机构对其所有工作场所的全部职业病危害因素进行的检测、评价。

（4）监督监测。适用于职业卫生监督部门对用人单位进行监督时，对工作场所空气中有害物质浓度进行的监测。

（5）事故性监测。适用于对工作场所发生职业危害事故时，进行的紧急采样监测。

第二节　工作场所职业病危害因素监测的前期准备

工作场所职业病危害因素监测的前期准备包括现场调查、制定采样计划、仪器设备准备等工作，一般按《职业病危害因素定期检测管理规范》（安监总厅安健〔2015〕16号）的规定内容进行。现场调查是识别、评价职业有害因素的必要手段，职业病危害因素的识别是检测评价工作的基础，识别不全或发生重大遗漏，将影响职业病危害因素检测评价结论，影响用人单位职业病防护设施的设置以及劳动者个体防护用品的使用。

一、现场调查

技术服务机构应当按照程序和以下要求开展现场调查（包括工作日写实）。

（1）现场调查应当覆盖检测范围内全部工作场所。

（2）现场调查应当至少包括以下内容：

1）用人单位基本情况，包括单位名称、地址、劳动定员、岗位划分、工作班制。

2）生产过程中使用的原辅材料，生产的产品、副产品和中间产物等的种类、数量、纯度、杂质及其理化性质。

3）生产工艺和设备，包括设备类型、数量及其布局，主要工艺参数，生产方式，生产状态。

4）各岗位（工种）作业人员的工作状况，包括作业人数，工作地点和停留时间，工作内容和工作方式，接触职业病危害的程度、频度及持续时间。

5）工作场所空气中有害物质的产生和扩散规律、存在状态、估计浓度。

6）工作场所卫生状况和环境条件、职业病防护设施及运行情况、个人防护用品及使用情况。

（3）现场调查应当至少由 2 名专业技术人员完成，且应当包括相关行业工程技术人员。

（4）现场调查应当在正常生产情况下进行，且现场调查的时间应至少覆盖 1 个工作日。

（5）现场调查应当实时记录（现场调查记录表参照附件2），并经用人单位陪同人员签字确认。

（6）在用人单位显著标志物位置前拍照（摄影）留证并归档保存。

（7）根据实际情况，可在现场调查时开展预采样，预采样不能代替现场采样。

二、制定现场采样和检测计划

技术服务机构应当在现场调查的基础上，制定现场采样和检测计划。按照《工作场所空气中有害物质监测的采样规范》（GBZ 159—2014）、《工作场所物理因素测量》（GBZ/T 189—2007）和《工作场所空气中粉尘测定》（GBZ/T 192—2007）等标准要求，确定有代表性的采样点和采样对象、采样数量、采样时段，根据职业病危害因素的职业接触限值类型确定采样方法，绘制现场采样点设置示意图。

现场采样和检测计划应当至少包括用人单位名称、检测类别、检测任务编号、检测项目名称（职业病危害因素名称）、岗位（工种）、采样点或采样对象、采样方式（个体采样或定点采样）、采样时段、采样时间、样品数量、采样日期、仪器设备、空气收集器、采样流量、样品保存期限和保存条件、编制人、审核人、批准人、编制日期等信息。现场采样和检测应按上述内容制订详细的计划，并制订完善的现场采样记录。现场采样和检测计划应当经技术服务机构技术负责人批准。

职业卫生检测检验学

表 2 – 1　工作场所空气中有毒物质定点采样记录

第　页　共　页

用人单位		项目编号				
监测类型	（评价　日常　监督）	待测物				
采样仪器		采样方法				
样品编号	采样地点	生产情况、工人在此停留时间以及工人个体防护措施	采样流量/L·min⁻¹		采样时间		温度
仪器编号			采样前	采样后	开始时间	结束时间	气压
					：　　：	：　　：	
					：　　：	：　　：	
					：　　：	：　　：	
					：　　：	：　　：	
					：　　：	：　　：	
					：　　：	：　　：	
					：　　：	：　　：	

采样人：　　　　　　　　年　月　日　陪同人：　　　　　　　　年　月　日

三、准备工作

技术服务机构在开展现场采样前，应当根据现场采样和检测计划做好以下准备工作。

（1）下达现场采样任务，做好任务分工。

（2）准备好符合采样要求的仪器设备，检查其性能规格（包括防爆性能）、电池电量、计量检定或校准有效期等情况，按要求领用仪器设备并做好记录。

（3）做好仪器设备的充电、流量校准等工作。校准流量时，必须串联与采样相同的空气收集器，并做好记录。

（4）准备好现场采样所需的空气收集器、相关滤料和试剂，确保其质量完好、数量充足。

（5）备齐现场采样记录表格。

（6）为现场采样人员配备适宜的个人防护用品。

第三节　工作场所职业病危害因素监测的采样规范

按照职业病防治法及相关法规规定，存在国家有关法规列出必须监测的职业病危害因素的用人单位，应当建立职业病危害因素监测制度，并委托有资质认可的职业卫生技术服务机构进行职业病危害因素检测评价。工作场所空气中的有害物质（有毒物质和粉尘）一般以气体、蒸气和雾、烟、尘等不同形态存在，它们在空气中飘浮、扩散的规律各不相同，因此，需要选用不同的采样方法和采样仪器才能正确采集具有代表性的、真实的和符合卫生标准要求的样品，才能保证检测结果准确可靠。职业卫生技术服务机构应依据《工作场所职业病危害因素监测的采样规范》（GBZ 159—2004）对职业病危害因素进行样品采集，监测工作场所环境中有毒有害因素。

一、基本概念

（1）工作场所（workplace）：指劳动者进行职业活动的全部地点。

（2）工作地点（work Site）：指劳动者从事职业活动或进行生产管理过程中经常或定时停留的地点。

（3）采样点（sampled site）：指根据监测需要和工作场所状况，选定具有代表性的、用于空气样品采集的工作地点。

（4）空气收集器（air collector）：指用于采集空气中气态、蒸气态和气溶胶态有害物质的器具，如大注射器、采气袋、各类气体吸收管及吸收液、固体吸附剂管、无泵型采样器、滤料及采样夹和采样头等。

（5）空气采样器（air sampler）：指以一定的流量采集空气样品的仪器，通常由抽气动力和流量调节装置等组成。

（6）无泵型采样器（passive sampler）：指利用有毒物质分子扩散、渗透作用为原理设计制作的、不需要抽气动力的空气采样器。

（7）个体采样（personal sampling）：指将空气收集器佩戴在采样对象的前胸上部，其进气口尽量接近呼吸带所进行的采样。

（8）采样对象（monitored person）：指选定为具有代表性的、进行个体采样的劳动者。

（9）定点采样（area sampling）：指将空气收集器放置在选定的采样点、劳动者的呼吸带进行采样。

（10）采样时段（sampling period）：指在1个监测周期（如工作日、周或年）中，选定的采样时刻。

（11）采样时间（sampling duration）：指每次采样从开始到结束所持续的时间。

（12）短时间采样（short time sampling）：指采样时间一般不超过15 min 的采样。

（13）长时间采样（long time sampling）：指采样时间一般在1 h 以上的采样。

（14）采样流量（sampling flow）：指在采集空气样品时，每分钟通过空气收集器的空气体积。

（15）标准采样体积（standard sample volume）：指在气温为20 ℃、大气压为101.3 kPa（760 mmHg）下，采集空气样品的体积，以 L 表示。

换算公式为

$$V_0 = V_t \times \frac{293}{273 + t} \times \frac{P}{101.3} \qquad （式2-1）$$

式中：V_0——标准采样体积，L；

V_t——在温度为 t ℃，大气压为 P 时的采样体积，L；

t——采样点的气温，℃；

P——采样点的大气压，kPa。

二、空气样品采集的基本要求

空气样品的采集过程受影响的因素较多，尤其是环境因素和人为因素的影响较大。为保证采得一个具有代表性和真实性的样品，采样时须满足下列基本要求：

（1）应满足工作场所有害物质职业接触限值对采样的要求。

（2）应满足职业卫生评价对采样的要求。

（3）应满足工作场所环境条件对采样的要求。

（4）在采样的同时应作对照试验，即将空气收集器带至采样点，除不连接空气采样器采集空气样品外，其余操作同样品，作为样品的空白对照。

（5）采样时应避免有害物质直接飞溅入空气收集器内，空气收集器的进气口应避免被衣物等阻隔。用无泵型采样器采样时应避免风扇等直吹。

（6）在易燃、易爆工作场所采样时，应采用防爆型空气采样器。

（7）采样过程中应保持采样流量稳定。长时间采样时应记录采样前后的流量，计算时用流量均值。

（8）工作场所空气样品的采样体积，在采样点温度低于 5 ℃ 和高于 35 ℃、大气压低于 98.8 kPa 和高于 103.4 kPa 时，应按式 2 - 1 将采样体积换算成标准采样体积。

（9）在样品的采集、运输和保存的过程中，应注意防止样品的污染。

（10）采样时，采样人员应注意个体防护。

（11）采样时，应在专用的采样记录表上，边采样边记录；专用采样记录表见本章附录 A 和 B。

三、采样要求

不同的监测类型项目，采样要求各有不同。

1. 评价监测

在评价职业接触限值为时间加权平均容许浓度时，应选定有代表性的采样点，连续采样 3 个工作日，其中应包括空气中有害物质浓度最高的工作日。评价职业接触限值为短时间接触容许浓度或最高容许浓度时，应选定具有代表性的采样点，在一个工作日内空气中有害物质浓度最高的时段进行采样，连续采样 3 个工作日。

2. 日常监测、定期监测

在评价职业接触限值为时间加权平均容许浓度时，应选定有代表性的采样点，在空气中有害物质浓度最高的工作日采样 1 个工作班。在评价职业接触限值为短时间接触容许浓度或最高容许浓度时，应选定具有代表性的采样点，在 1 个工作班内空气中有害物质浓度最高的时段进行采样。

3. 监督监测

在评价职业接触限值为时间加权平均容许浓度时，应选定具有代表性的工作日和采样点进行采样。在评价职业接触限值为短时间接触容许浓度或最高容许浓度时，应选定具有代表性的采样点，在 1 个工作班内空气中有害物质浓度最高的时段进行采样。

4. 事故性监测

适用于对工作场所发生职业危害事故时，进行的紧急采样监测。根据现场情况确定采样点，监测至空气中有害物质浓度低于短时间接触容许浓度或最高容许浓度为止。

四、采样前的准备

（一）现场调查

为正确选择采样点、采样对象、采样方法和采样时机等，必须在采样前对工作场所进行现场调查。必要时可进行预采样。调查内容主要包括：

（1）工作过程中使用的原料、辅助材料，生产的产品、副产品和中间产物等的种类、数量、纯度、杂质及其理化性质等。

（2）工作流程包括原料投入方式、生产工艺、加热温度和时间、生产方式和生产设备的完好程度等。

（3）劳动者的工作状况，包括劳动者数、在工作地点停留时间、工作方式、接触有害物质的程度、频度及持续时间等。

（4）工作地点空气中有害物质的产生和扩散规律、存在状态、估计浓度等。

（5）工作地点的卫生状况和环境条件、卫生防护设施及其使用情况、个人防护设施及使用状况等。

（二）采样仪器的准备

（1）检查所用的空气收集器和空气采样器的性能和规格，应符合 GB/T 17061 要求。

（2）检查所用的空气收集器的空白、采样效率和解吸效率或洗脱效率。

（3）校正空气采样器的采样流量。在校正时，必须串联与采样相同的空气收集器。

（4）使用定时装置控制采样时间的采样，应校正定时装置。

五、定点采样

（一）定点采样采样点的选择原则

（1）选择有代表性的工作地点，其中应包括空气中有害物质浓度最高、劳动者接触时间最长的工作地点。

（2）在不影响劳动者工作的情况下，采样点尽可能靠近劳动者，空气收集器应尽量接近劳动者工作时的呼吸带。

（3）在评价工作场所防护设备或措施的防护效果时，应根据设备的情况选定采样点，在工作地点劳动者工作时的呼吸带进行采样。

（4）采样点应设在工作地点的下风向，应远离排气口和可能产生涡流的地点。

（二）定点采样采样点数目的确定

（1）工作场所按产品的生产工艺流程，凡逸散或存在有害物质的工作地点，至少应设置 1 个采样点。

（2）一个有代表性的工作场所内有多台同类生产设备时，1～3 台设置 1 个采样点，4～10 台设置 2 个采样点，10 台以上至少设置 3 个采样点。

（3）一个有代表性的工作场所内，有 2 台以上不同类型的生产设备，逸散同一种有害物质时，采样点应设置在逸散有害物质浓度大的设备附近的工作地点；逸散不同种有害物质时，将采样点设置在逸散待测有害物质设备的工作地点。

（4）劳动者在多个工作地点工作时，在每个工作地点设置 1 个采样点。

（5）劳动者工作是流动的时，在流动的范围内，一般每 10 m 设置 1 个采样点。

（6）仪表控制室和劳动者休息室，至少设置 1 个采样点。

（三）定点采样采样时段的选择

（1）采样必须在正常工作状态和环境下进行，避免人为因素的影响。

（2）空气中有害物质浓度随季节发生变化的工作场所，应将空气中有害物质浓度最高的季节选择为重点采样季节。

（3）在工作周内，应将空气中有害物质浓度最高的工作日选择为重点采样日。

（4）在工作日内，应将空气中有害物质浓度最高的时段选择为重点采样时段。

六、个体采样

（一）采样对象的选定

（1）要在现场调查的基础上，根据检测的目的和要求，选择采样对象。

（2）在工作过程，凡接触和可能接触有害物质的劳动者都列为采样对象范围。

（3）采样对象中必须包括不同工作岗位的、接触有害物质浓度最高和接触时间最长的劳动者，其余的采样对象应随机选择。

（二）采样对象数量的确定

（1）在采样对象范围内，能够确定接触有害物质浓度最高和接触时间最长的劳动者时，每种工作岗位按表2-2选定采样对象的数量，其中应包括接触有害物质浓度最高和接触时间最长的劳动者。

表2-2　采样对象数量的确定（1）

劳动者数/人	采样对象数/人
<3	全部
3～5	2
6～10	3
>10	4

（2）在采样对象范围内，不能确定接触有害物质浓度最高和接触时间最长的劳动者时，每种工作岗位按表2-3选定采样对象的数量。

表2-3　采样对象数量的确定（2）

劳动者数/人	采样对象数/人
<6	全部
6	5
7～9	6
10～14	7
15～26	8
27～50	9
50～	11

七、不同类型容许浓度有毒物质的采样要求

（一）职业接触限值为最高容许浓度的有害物质的采样

（1）用定点的、短时间采样方法进行采样。

（2）选定有代表性的、空气中有害物质浓度最高的工作地点作为重点采样点。

（3）将空气收集器的进气口尽量安装在劳动者工作时的呼吸带。

（4）在空气中有害物质浓度最高的时段进行采样。

（5）采样时间一般不超过 15 min；当劳动者实际接触时间不足 15 min 时，按实际接触时间进行采样。

（6）空气中有害物质浓度按式式 2-2 计算。

$$C_S = \frac{c \cdot v}{F \cdot t} \qquad （式2-2）$$

式中：C——空气中有害物质的浓度，mg/m^3；

$\quad c$——测得样品溶液中有害物质的浓度，$\mu g/mL$；

$\quad v$——样品溶液体积，mL；

$\quad F$——采样流量，L/min；

$\quad t$——采样时间，min。

（二）职业接触限值为短时间接触容许浓度的有害物质的采样

（1）用定点的、短时间采样方法进行采样。

（2）选定有代表性的、空气中有害物质浓度最高的工作地点作为重点采样点。

（3）将空气收集器的进气口尽量安装在劳动者工作时的呼吸带。

（4）在空气中有害物质浓度最高的时段进行采样。

（5）采样时间一般为 15 min；采样时间不足 15 min 时，可进行 1 次以上的采样。

（6）空气中有害物质 15 min 时间加权平均浓度的计算。

1）采样时间为 15 min 时，按式 2-3 计算：

$$STEL = \frac{c \cdot v}{F \cdot 15} \times 1000 \qquad （式2-3）$$

式中：$STEL$——短时间接触浓度，mg/m^3；

$\quad c$——测得样品溶液中有害物质的浓度，$\mu g/mL$；

$\quad v$——样品溶液体积，mL；

$\quad F$——采样流量，L/min；

$\quad 15$——采样时间，min。

2）采样时间不足 15 min，进行 1 次以上采样时，按 15 min 时间加权平均浓度计算。

$$STEL = \frac{C_1 T_2 + C_2 T_2 + \cdots + C_n T_n}{15} \qquad （式2-4）$$

式中：$STEL$——短时间接触浓度，mg/m^3；

$\quad C_1$，C_2，C_n——测得空气中有害物质浓度，mg/m^3；

$\quad T_1$，T_2，T_n——劳动者在相应的有害物质浓度下的工作时间，min；

15——短时间接触容许浓度规定的 15 min。

3）劳动者接触时间不足 15 min，按 15 min 时间加权平均浓度计算。

$$STEL = \frac{C \cdot T}{15} \qquad (式 2 - 5)$$

式中：$STEL$——短时间接触浓度，mg/m^3；

C——测得空气中有害物质浓度，mg/m^3；

T——劳动者在相应的有害物质浓度下的工作时间，min；

15——短时间接触容许浓度规定的 15 min。

（三）职业接触限值为时间加权平均容许浓度的有害物质的采样

根据工作场所空气中有害物质浓度的存在状况，或采样仪器的操作性能，可选择个体采样或定点采样，长时间采样或短时间采样方法。以个体采样和长时间采样为主。

1. 采用个体采样方法的采样

（1）一般采用长时间采样方法。

（2）选择有代表性的、接触空气中有害物质浓度最高的劳动者作为重点采样对象。

（3）按照采样对象范围确定采样对象的数目。

（4）将个体采样仪器的空气收集器佩戴在采样对象的前胸上部，进气口尽量接近呼吸带。

（5）采样仪器能够满足全工作日连续一次性采样时，空气中有害物质 8 h 时间加权平均浓度按式 2 - 6 计算：

$$TWA = \frac{c \cdot v}{F \cdot 480} \times 1000 \qquad (式 2 - 6)$$

式中：TWA——空气中有害物质 8 h 时间加权平均浓度，mg/m^3；

c——测得的样品溶液中有害物质的浓度，$\mu g/mL$；

v——样品溶液的总体积，mL；

F——采样流量，mL/min；

480——为时间加权平均容许浓度规定的以 8 h 计，min。

（6）采样仪器不能满足全工作日连续一次性采样时，可根据采样仪器的操作时间，在全工作日内进行 2 次或 2 次以上的采样。空气中有害物质 8 h 时间加权平均浓度按式 2 - 7 计算：

$$TWA = \frac{C_1 T_2 + C_2 T_2 + \cdots + C_n T_n}{8} \qquad (式 2 - 7)$$

式中：TWA——空气中有害物质 8 h 时间加权平均浓度，mg/m^3；

C_1，C_2，C_n——测得空气中有害物质浓度，mg/m^3；

T_1，T_2，T_n——劳动者在相应的有害物质浓度下的工作时间，h；

8——时间加权平均容许浓度规定的 8 h。

2. 采用定点采样方法的采样

（1）劳动者在一个工作地点工作时采样，可采用长时间采样方法或短时间采样方法采样。

1）用长时间采样方法的采样。选定有代表性的、空气中有害物质浓度最高的工作地点作为重点采样点；将空气收集器的进气口尽量安装在劳动者工作时的呼吸带；采样仪器能够满足全工作日连续一次性采样时，空气中有害物质8 h时间加权平均浓度按式2-6计算；采样仪器不能满足全工作日连续一次性采样时，可根据采样仪器的操作时间，在全工作日内进行2次或2次以上的采样，空气中有害物质8 h时间加权平均浓度按式2-7计算。

2）用短时间采样方法的采样。选定有代表性的、空气中有害物质浓度最高的工作地点作为重点采样点；将空气收集器的进气口尽量安装在劳动者工作时的呼吸带；在空气中有害物质不同浓度的时段分别进行采样；并记录每个时段劳动者的工作时间；每次采样时间一般为15 min；空气中有害物质8 h时间加权平均浓度按式2-7计算。

（2）劳动者在一个以上工作地点工作或移动工作时采样。

1）在劳动者的每个工作地点或移动范围内设立采样点，分别进行采样；并记录每个采样点劳动者的工作时间。

2）在每个采样点，应在劳动者工作时，空气中有害物质浓度最高的时段进行采样。

3）将空气收集器的进气口尽量安装在劳动者工作时的呼吸带。

4）每次采样时间一般为15 min。

5）空气中有害物质8 h时间加权平均浓度按式2-7计算。

八、工作场所职业病危害因素样品的运输、保管、流转与处理

（一）运输、保管

样品运输应当保证样品性质稳定，避免污染、损失和丢失。对于不稳定的样品，应采取必要措施妥善保存。空白对照样品应当独立包装，与采集样品一并放置、运输、储存。

（1）在样品的运输和保存过程中，要防止样品的污染、变质和损失。样品不能放在存有待测物或干扰物的容器中。不能在高温和日光下运输和保存，需在低温下运输和保存的样品，应及时放入有所需温度的冷藏设备中。

（2）滤膜样品在采样夹中存放时，要将采样夹人进出气口封好后，置于塑料袋中；取出存放时，将滤膜的接尘面朝里对折两次，放入清洁纸袋中。含油样品应放入铝塑袋中，再置入塑料袋中。用滤膜盒的则装在盒内。

（3）采样后的注射器和吸收管密封进气口后，直立放在采样架上，防止破损。采样后的固体吸附剂管和无泵型采样器密封两端或放入密封盒内。置于塑料袋中保存。

（4）密封和保存祥品用的材料不能与待测物发生物理或化学作用，也不能释放出待测 物和干扰物，以免影响测定。

（5）样品运输和保存的期限不能超过样品检测方法规定的期限。

（二）流转与处理

（1）技术服务机构应当加强样品接收、流转管理，保证各环节受控。样品接收人员检查并确认样品标签、包装完整后，填写样品交接记录。样品有异常或处于损坏状

态，应如实记录，采取相关处理措施，必要时应重新采样。

（2）样品交接记录至少应当包括检测任务编号、样品名称、样品编号、样品状态、样品数量、样品保存条件、交接日期、交接时刻、交接人员等信息。

（3）技术服务机构应当根据检测方法的要求，对采集样品、空白对照样品进行预处理。样品应在检测方法要求的有效保存期限内完成预处理和测定。

（李勇勤　曾文锋　刘移民）

第三章 生物监测

第一节 生物监测概述

生物监测是指定期（有计划）地、系统地监测人体组织、分泌物、排泄物和呼出气等生物材料中的化学物质及其代谢物的含量或由它们所致的生物效应水平，将测得值与参考值相比较，以评价人体接触化学物质的程度及其对健康产生的潜在影响。生物监测考虑了空气浓度的变化和接触者在工作场所的移动，还考虑了多种吸收途径——呼吸道、皮肤、消化道、职业与非职业；也考虑各种理化的和毒代动力学的因素，如有害物质的溶解度和颗粒大小、工作负荷，有害物质代谢的能力。生物监测与空气监测相互结合，能更好地对工作场所卫生状况和接触危害进行评价。

一、生物监测的特点

（一）反映机体总的接触量和负荷

生物监测可反映不同途径和不同来源机体总的接触量和总负荷。在职业卫生服务领域，环境监测多指空气监测，空气监测仅能反映呼吸道吸入的估计量，而劳动者实际接触方式往往是多途径的。在生产环境中，毒物浓度常常波动较大，且所接触的毒物往往是混合物，接触可连续可间断，接触时是否使用个人防护用品以及劳动强度和气象条件的差别都会影响毒物吸收。在这种情况下，环境监测就不能全面反映机体接触的真实程度。此外，劳动者除职业性接触外，还有非职业性接触的可能，如评价镉的职业接触时，必须考虑吸烟、饮食习惯等因素的影响。同时，有害因素在体内的代谢及分布存在个体差异，测定生物样品中毒物及其代谢物的量可控制个体因素所带来的影响。

因此，生物监测可提供机体实际生物暴露水平，控制了较多的不确定因素，用生物接触水平构建有害因素接触与生物学效应间的剂量-反应关系更有优势，能更好地评价职业性有害因素危险度。

（二）具有系统性和连续性

生物监测强调定期地进行，即不能将生物监测单纯地看作生物材料中化学物质及其代谢产物或效应的一次性检测。生物监测强调评价人体接触化学物质的程度及可能的健康影响，其目的是为了控制和降低其接触水平。只有定期地对接触者进行监测才能达到上述目的。若一旦发现超过所规定的接触水平，就应采取相应的控制措施，如降低车间空气中化学物质的浓度，缩短接触时间，减少皮肤污染或及时清除和使用个人防护用品等，以提高对职业人群健康的保护水平。

二、生物监测的方法

生物监测可分为接触的生物监测、效应生物监测和易感性的生物监测。

（一）接触的生物监测

接触的生物监测可分为内剂量生物监测和有效剂量的生物监测。内剂量生物监测是评估生物样品中有害化学物质或其代谢产物，即指直接测定细胞、组织（脏器、骨髓、头发、指甲、脂肪和牙齿）或体液（血液、乳汁、羊水、唾液和胆汁）或排泄物（粪便、尿液、汗液）或呼出气中外源性化学物质及其代谢产物的浓度。例如，呼出气中的有机溶剂，血液中的 1, 2 - 二氯乙烷、苯乙烯、铅、镉、砷等，脂肪组织中的多氯联苯和多溴联苯、二氯二苯、三氯乙烯（TCE）、TCDD，尿中的黄曲霉毒素和苯的代谢物，头发中的砷、铅等。有效剂量的生物监测是指直接或间接地评估同作用部位反应的有害物质的量，如血液中的碳氧血红蛋白（一氧化碳或二氯甲烷代谢成 CO），职业接触和吸烟均可产生。

（二）效应生物监测

指机体中可测出的生化、生理、行为或其他改变的指标。又可进一步分为反映早期生物效应（early biological effect）、结构或功能改变（altered structure/function）及疾病（disease）三类，其中前两类效应性生物标志物在生物监测中对预防工作具有重要意义。早期生物效应一般使指机体接触环境有害因素后，出现的早期反应。例如铅接触，可抑制 δ - 氨基 - γ - 酮戊酸脱水酶（δ-ALAD）活性和血红素合成酶活性，表现为尿 δ - 氨基 - γ - 酮戊酸（δ-ALA）含量和血中锌原卟啉（ZPP）水平增加等；接触有机磷农药可对胆碱酯酶活性产生抑制。疾病标志物为疾病诊断的各种检测指标，例如，诊断苯所致再生障碍性贫血和白血病的血液和骨髓检测指标，有机溶剂正己烷所致周围神经改变的神经肌电图生理变化等。

（三）易感性的生物监测

易感性的生物监测是反映机体先天具有或后天获得的对接触外源性物质产生反应能力的指标，既可以与遗传有关，又可以与环境诱发有关。如环境化学物质在接触者体内代谢酶及靶分子的基因多态性，属遗传易感性标志物。当环境因素作为应激原时，机体的神经、内分泌和免疫系统的反应及适应性，亦可反映机体的易感性。在职业卫生领域，易感性的生物标志物可用以筛选发现易感人群，采取针对性的预防和保护措施，保护高危人群。

三、生物监测指标及接触限值的确定

在生物监测中，生物监测指标及其接触限值的确定要依据有害物质的毒代动力学知

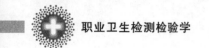

识和毒理学知识等。

（一）毒物代谢动力学知识

生物监测指标及其接触限值的确定主要依据有害物质的毒代动力学知识，包括吸收率、分布、积蓄部位、生化变化和排泄途径，由此选定检测的物质、生物样品和取样时间等。有害物质的毒代动力学受生理和病理因素，如年龄、性别、饮食、吸烟、健康状况和服药等的影响，在解释监测结果时，应考虑到这些影响。如长期小量饮酒通常促进药物和吸入的有害物质的代谢，大量饮酒后短时间内则抑制外源物的代谢。肾排泄的紊乱、饮料摄入量都可造成尿检测结果解释的错误。有害物质的理化性质对其吸收起重要作用。如尿镍仅为接触可溶性镍化合物而不是不溶性化合物的定性指标。有害物质在机体内的半减期是生物监测的重要因素。半减期小于 2 h 的有害物质很难进行生物监测；半减期 2～10 h，最佳采样时间为班末或下一班前；半减期为 10～100 h，可提供前一天吸收的物质总量（在 16 h 后采样）或 1 周（周末采样）吸收的有害物质总量的评价。对于积蓄性有害物质如重金属，采样时间不重要。动物试验能用于揭示化学物质的毒代动力学模式，但在从动物实验资料推广以前，人群的验证实验是必需的。以生理学为基础的药代动力学模式，考虑到了许多接触和生理因素，在建立外接触与内剂量的关系方面也是有价值的。

（二）毒理学知识

无害生物变化和可能的危害作用的知识，也是正确决定生物作用容许水平，以及监测结果解释所需要的。毒理学主要是依赖动物试验外推毒物的吸收、分布和代谢。毒物作用机理及剂量－反应关系是核心问题。实际上，毒理学的研究也应建立在人体的基础上，生物监测中动力学研究在一定的条件下是需要在志愿者中进行的。现场验证和积累的资料是最宝贵的。

（三）统计学方法

生物监测总体来说是用于群体评价的，生物监测工作者除具备一般的统计学知识外，在整个生物监测的程序中，均需要使用统计学方法。如在检测指标的选择中，当分析方法被选定后，该指标是否可以作为生物监测指标，尚需进行现场调查验证，根据验证结果，提出敏感度、特异度和预测值等，得出假阴性和假阳性，然后才能判断该指标的取舍。若单一指标不理想，则需进行多项指标最优组合的选择，这时需用判别分析，计算出贡献率，并将判别结果用四格表法计算出各组指标敏感度和特异度后选出。此外，还可使用逐步回归的方法来进行选择。在我国，已对铅作业劳动者有关指标按上法进行计算，科学地得出血铅和红细胞游离原卟啉检测价值没有差别，从实用角度看，后者优于前者。因此，建议红细胞游离原卟啉可作为铅接触的主要筛选指标之一。参考值和非职业接触水平的建立及对结果的正确评价均需具有统计学知识。

（四）生物监测指标选择的原则

（1）对已制定职业接触生物限值的待测物，应按照其要求选择生物监测指标。

（2）尚未制定职业接触生物限值的有害物质，应根据待测物的理化性质及其在人体内的代谢规律，选择能够真实反映接触有害物质程度或健康危害程度的生物监测指标。

（3）所选择指标的本底值（即非职业接触人群的浓度水平）明显低于接触人群。

（4）所选择的指标应具有一定的特异性、足够的灵敏度，即反映生物接触水平的指标与环境接触水平要有较好的剂量－反应关系，而在不产生有害效应的暴露水平下仍能维持这种关系。

（5）所选择的指标，在监测分析的重复性以及个体生物差异，都在可接受的范围内。

（6）所选择的指标其毒代动力学参数，特别是清除率和生物半减期的信息有助于采样时间的选择。

（7）所选择的指标要有足够的稳定性，以便于样品的运输、保存和分析。

（8）所选择的指标采样时最好对人体无损伤，能为受试者所接受。

（五）生物接触限值

生物监测的目的是评价职业人群或劳动者个体接触有害因素的水平和潜在的健康影响。为了使生物监测结果有评判的准则，我国卫生部颁布了生物监测的卫生标准，建立了生物接触限值。职业接触生物限值是指接触有害化学物质劳动者生物材料（血液、尿液、呼出气等）中化学物质或其代谢产物或其引起生物反应的限量值。职业接触生物限值主要用于保护绝大多数劳动者健康，不能保证每个劳动者在该限值下不产生任何有损害健康的作用。目前，我国颁布了15种化合物的职业接触生物限值，见表3－1。

表3－1　我国已颁布的职业接触生物限值

化合物	参考标准	生物监测指标	职业接触生物限值	采样时间
甲苯	WS/T 110—1999	尿马尿酸	1 mol/mol 肌酐（1.5 g/g 肌酐）或 11 mmol/L（2.0 g/L）	工作班末
		终末呼出气甲苯	20 mg/m³	工作班末（停止接触 15～30 min）
			5 mg/m³	工作班前
三氯乙烯	WS/T 111—1999	尿三氯乙烯	0.3 mmol/L（50 mg/L）	工作周末的班末尿
铅及其化合物	WS/T 112—1999	血铅	2.0 μmol/L（400 μg/L）	接触 3 周后的任意时间
镉及其化合物	WS/T 113—1999	尿镉	5 μmol/mol 肌酐（5 μg/g 肌酐）	不作严格规定
		血镉	45 nmol/L（5 μg/L）	不作严格规定
一氧化碳	WS/T 114—1999	血中碳氧血红蛋白	5% Hb	工作班末
有机磷酸酯类农药	WS/T 115—1999	全血胆碱酯酶活力校正值	原基础值或参考值的 70%	接触起始后 3 个月内任意时间
			原基础值或参考值的 50%	持续接触 3 个月后任意时间

续表 3－1

化合物	参考标准	生物监测指标	职业接触生物限值	采样时间
二氧化硫	WS/T 239—2004	尿 2－硫代噻唑烷－4－羧酸	1.5 mmol/mol 肌酐（2.2 mg/g 肌酐）	—
氟及其无机化合物	WS/T 240—2004	尿氟	42 mmol/mol 肌酐（7 mg/g 肌酐）	工作班后
			24 mmol/mol 肌酐（4 mg/g 肌酐）	工作班前
苯乙烯	WS/T 241—2004	尿中苯乙醇酸加苯乙醛酸	295 mmol/mol 肌酐（400 mg/g 肌酐）	工作班末
			120 mmol/mol 肌酐（160 mg/g 肌酐）	下一个工作班前
三硝基甲苯	WS/T 242—2004	血中 4－氨基－2,6－二硝基甲苯－血红蛋白加合物	200 ng/g Hb	接触 4 个月后任意时间
正己烷	WS/T 243—2004	尿 2,5－己二酮	35.0 μmol/L（4.0 mg/L）	工作班后
五氯酚	WS/T 264—2004	尿总五氯酚	0.64 mmol/mol 肌酐（1.5 mg/g 肌酐）	工作周末的班末
汞	WS/T 265—2004	尿总汞	20 μmol/mol 肌酐（35 μg/g 肌酐）	接触 6 个月后工作班前
可溶性铬盐	WS/T 266—2004	尿铬	65 μmol/mol 肌酐（30 μg/g 肌酐）	接触一个月后工作周末的班末
酚	WS/T 267—2004	尿总酚	150 mmol/mol 肌酐（125 mg/g 肌酐）	工作周末的班末

第二节　生物样品采集、运输、保存和流转

一、生物监测样品的选择

最常用的生物监测样品有尿、血、呼出气、头发等。在选择生物材料的种类时，首先，应根据有害物质在体内的代谢动力学研究结果，选择具有特异性和很好剂量－反应

关系的监测指标的生物材料；测定结果重复性好、个体差异在允许范围内；其次，要考虑选择的生物材料要有足够的稳定性，便于运输和保存。还要考虑样品采集的可行性，采样容易，对人体无损害或危害，能为受试者所接受。已制定生物限值的，应按照规定采集生物样品。

（一）尿样

许多有害物质及其代谢物通过尿液排泄，其浓度与接触剂量有一定的相关关系，而且尿样无损伤性，易于被接受，故是最常用的生物样品之一。尿样适合于检测有机化合物的水溶性代谢产物，及某些无机化合物。根据化合物在体内半减期及是否在体内积蓄等情况确定采尿时间。由于尿液中待测物的浓度受多种因素影响，特别是尿液体积受饮食、出汗等影响很大。因此，尿样必须进行校正。校正方法有尿比重法和肌酐法。

1. 尿比重校正法

尿比重校正法是将尿样中待测物浓度校正到标准比重的方法。我国规定标准比重为1.020 g/mL。校正公式为：

$$C = c \times \frac{1.020 - 1.000}{d - 1.000} \qquad （式3-1）$$

式中：C——校正后尿样中待测物的浓度，mg/L 或 μg/L；

c——校正前尿样中待测物的浓度，mg/L 或 μg/L；

d——尿样的实测比重，g/mL。

2. 肌酐校正法

肌酐校正法是将尿样中待测物浓度用尿中肌酐浓度进行校正的方法。因为机体每日肌酐的排泄量是比较稳定的，不受饮食、出汗等因素影响。校正公式为：

$$C = \frac{c}{cr} \qquad （式3-2）$$

式中：C——校正后尿样中待测物的浓度，mg/g；

c——校正前尿样中待测物的浓度，mg/L；

cr——尿样的肌酐浓度，g/L。

尿的测定结果可能受肾功能的影响，对于肾病患者，不宜用尿样进行监测。尿样采集过程还应该注意来自环境的污染。例如测定尿中微量重金属时，采尿容器等需在使用前作金属本底值分析和处理。

（二）血样

血液是机体转运外源性化学物质的主要载体。大多数无机化合物或有足够生物半减期的有机化合物都可以通过血样来监测。测定血液中的原形化合物比测定其在尿中的代谢物更具有特异性。同时，血液组成相对稳定，血中被测物的水平通常可反映化合物近期接触水平。有积蓄性的毒物血中浓度主要反映机体的负荷。根据监测物质在血液不同组分中的分布规律，可确定采集全血、血清、血浆还是红细胞以及选择合适的抗凝剂。但采血因具损伤性，没有尿样使用得广泛，且血样的储存条件和分析前处理要求较高。

（三）呼出气

呼出气的监测适用于血中溶解度低的挥发性有机化合物或在呼出气中以原形呼出的

化合物监测。呼出气样品有混合呼出气和终末呼出气两种。混合呼出气是指尽力吸气后，尽可能呼出的全部呼出气。终末呼出气是指先尽力吸气并平和呼气后，再用最大力量呼出的呼出气。因为混合呼出气包括了呼吸道的无效腔体积，通常在接触期间，混合呼出气中毒物的浓度大于终末呼出气；接触结束后，混合呼出气中毒物的浓度小于终末呼出气。呼出气检测的依据是待测物在终末呼出气与肺部血液之间，存在着血－气两相的平衡。进入人体的挥发性有害物质或产生的挥发性代谢物，可通过呼出气排泄。呼出气中有害物质的量与体内的接触量有相关关系，特别是终末呼出气，因此，常用终末呼出气作为生物材料样品。选择呼出气的优点是无损伤性，其主要缺点是易污染、波动大、采样时间要求非常严格。

（四）头发

头发作为生物检测样品主要用于金属和类金属化合物的检测。由于头发的不同部分沉积着相应时段的有害物质，发根部分反映的是近期机体的内剂量，而发梢部分反映的是前期的内剂量。但是头发作为生物样品存在外污染问题，如何做到彻底清除外污染又不造成待测物的损失的方法还有待深入研究解决。

（五）其他材料

测定乳汁和脂肪组织可反映亲脂性毒物的负荷，也可用于评价毒物是否能影响新生儿。由于活体检测技术的开发，体内的靶部位原位研究也有了很大发展，如用 X 线荧光方法测定骨铅、中子活化法测定肾皮质及肝脏中的镉，但目前这种方法还难以用于常规检测。

二、生物监测样品采集时间的选择

生物监测中的样品采集时间选择是非常重要的，由于被测物在生物样品中的浓度会随采样时间的变化而变化，变化的快慢与毒物在体内的代谢过程密切相关。已制定生物接触限值的化合物，其生物材料采集有明确规定，应严格按相关标准执行。对于尚未制定生物接触限值的化合物，采集时间应以代谢动力学为依据，对于半减期短（几分钟至几小时）的化合物，其在各种组织中的水平变化很快，所以采集时间严格限制；半减期较长的毒物或代谢物，它们在各种组织中的浓度反映了较长时间的接触程度，所以采集时间相对不太严格。在生物接触限值的标准中，同一待测项目，采集时间不同对应的接触限值就不同。

在生物限值或检测方法的标准中，班前是指工作班前 1 h，班中是指开始正常工作后 2 h 至下班前 1 h，班末是指下班前 1 h，班后是指下班后 1 h，下一班班前是指第二个工作班前 1 h，工作周末的班末是指一个工作周（通常为 5 个工作班）的最后一个工作班下班前 1 h。

三、生物样品的采集和保存

（一）尿样的采集和保存

尿样通常采集一次尿液，如晨尿、班前尿、班中尿或班末尿，采集时间应严格按相关标准规定的时段进行采集。每次采样最好收集全部尿样，尿量应在 50 mL 以上。采集 24 h 的尿液时，一般在上午 8 点让患者先将膀胱内尿液排空，之后排出的尿液全部储存于干净的容器中，直到次日上午 8 点再让患者排尿，并加入容器中。采集 24 h 尿液时，常用 2 L 容量的带盖的广口玻璃瓶，其体积可能会有 ±100 mL 的误差，因此，需再用量筒准确地测量储尿量。

在采集班中尿或班末尿时，必须防止外来物的污染。采样时，采样对象应离开工作场所，更换工作服，洗净手和脸，最好洗澡后在清洁的环境下，将尿液收集到清洁的容器内。在收集的过程中，应尽量避免尿样被多次转移。

采用尿比重校正法进行校正时，应在采样后未加防腐剂或保护剂之前尽快测定尿比重。如果条件允许，应在采集样品现场进行。测定时，将收集的尿样移入 25 mL 量筒中，放入尿比重计，进行尿比重测定。对于比重低于 1.010 g/mL 和大于 1.030 g/mL 的样品应当弃去，重新进行采样。测量比重后的尿液，最好弃去不用。采用肌酐校正法进行校正的尿样，需要返回实验室后尽快进行肌酐测定，肌酐浓度小于 0.5 g/L 和大于 3 g/L 的尿样应当弃去。

（二）血液的采集和保存

血液样品根据测定的需要可分为全血、血清、血浆血细胞。由于待测物在全血、血清、血浆血细胞中的分布是不同的，因此，在采样时必须根据检测的需要，采集不同的血液部分。全血是加抗凝剂的血液，常见的抗凝剂包括乙二胺四乙酸（EDTA）盐、草酸钠、肝素、枸橼酸盐等；血清是不加抗凝剂的血液经离心所得的上清液；血浆是加抗凝剂的血液经离心所得的上清液；血细胞是血液去除血浆后所得的红色沉淀，主要包括红细胞和白细胞。血液按照采血渠道分为静脉血和末梢血。静脉血是通过静脉血管取得的血液，末梢血是指血或耳血。当取血量在 0.5 mL 以上时，当收集样品的环境可能存在外源性化学物质污染时，以及测定易挥发的有机化合物时均不宜采集末梢血，应采集静脉血。在进行金属分析时，必须考虑 EDTA 抗凝剂对金属离子的络合作用，影响测定结果，最好采用肝素抗凝。当测定血样中挥发性有害物质或代谢物时，为了避免因挥发造成损失，必须采集静脉血，而不能用末梢血，而且应迅速密闭容器，低温保存。

采血过程中应避免污染，采样要在清洁无污染的场所进行，对采血部位的皮肤除常规消毒外，必要时还必须先清洗干净。在需要采集血清、血浆或血细胞时，采血过程中要防止溶血。静脉采血法根据采血方式可分为普通采血法和负压采血法。负压采血法又称为真空采血法，具有计量准确、传送方便、封闭无尘、标识醒目、刻度清晰、容易保存、一次进针多管采血等优点，目前使用比较广泛，特别是测定血样中挥发性有害物质或代谢物时，应尽可能采用负压采血法避免二次转移。若使用注射器采集静脉血时，在转移血液时应先把注射器针头取下，再将血样慢慢注入容器内，可避免发生溶血。取末梢血时，不得用力挤压采血部位，要尽量让其自然流出，避免因渗出组织液使血液稀释，并弃去第一滴血。在运输过程中，血样应避免强烈振动和大的温差变动。血液冷冻后会溶血，为防止溶血，可将血液的各部分（血浆和血细胞）分别冷冻保存。如果血样临时存放过夜，可在4℃保存，否则必须冷冻保存。用于测定血样中挥发性有害物质或代谢物时，应尽快分析，避免放置时间过长待测物挥发导致结果偏低。

（三）呼出气的采集和保存

呼出气的采集对象必须要肺功能正常，采集混合呼出气时，检测对象先深呼吸2～3次，然后按正常呼吸将呼出气全部呼入采样管或采样袋中，立即密封采样管或采样袋。采集终末呼出气时，检测对象先深呼吸2～3次，然后收集最后的约100 mL呼出气。采样完毕后若不能及时测定或样品待测物浓度很低需要浓缩时，可将采集的呼出气样品转移到固体吸附剂管中，这既能起到浓缩作用，又能避免采样管或采样袋吸附损失待测物，更有利于样品的运输和保存。

呼出气常用的采样器有塑料袋或铝塑采样袋和两端具有三通活塞的玻璃管，采样器的体积至少为25 mL。所有的采样器均有一定的吸附作用，因此，应根据待测物的物理化学特性选择对待测物吸附小的采样器。如有吸附，可在测定前将采样器适当加热以减少吸附。采样器的密封性能要好，而且不能有阻力，以保证工人采集的是在正常呼吸状态下的呼出气。由于班前呼出气中待测物浓度较班中呼出气的要低得多，因此在采集班前呼出气时，必须在空气清洁的场所进行。当停止接触和接触情况变化时，呼出气中待测物浓度变化很快，因此在接触期间或接触后短期内采样要特别注意采样时机。

四、生物样品的运输与流转

生物样品运输时，应防止被测物质变质、干扰物质引入及渗漏。若运输时间较长，应尽量冷藏运输。一般采用冷藏运输车或盛装于运输箱内借助飞机、火车、汽车或其他运输工具进行运输。冷藏运输车是用于生物样品运输的专用车辆，应带有温度控制。车厢箱体应整体密闭，内壁的表面应光洁平整无裂痕，易于消毒和清洗。具备自动或手动温度调控设置，车厢内各测量点的平均温度最大值与最小值的差值≤2℃。车厢内应有温度指示装置。车厢内的平均温度与实际平均温度允许误差应在±1℃以内。车厢应保持清洁状态，并定期进行消毒清洗。冷藏运输车应有与其用途相对应的标识。运输箱箱体在盖合后应整体密闭，能防尘、防雨、防滑；箱体外观和内壁的表面光洁平整无裂痕，能防止液体渗漏；箱体在装入生物样品之前应保持清洁状态，应易于消毒和清洗。应保证在正常使用条件下，箱体不变形，内部材料不自发产生有害气体。装载4～20℃物件时运输箱外表面不应出现明显的凝露现象；运输箱的保温性能应在冷藏运输箱投入使用前进行确认，以确保符合要求。生物样品运输过程中应有可溯源性的记录，记录应包括下列内容：生物样品的品名、数量、规格，发放地和运输的目的地，发放日期、时间、负责发放人员的签名，接收日期、时间、负责接收人员的签名，运输的设备等信息。

第三节 生物样品常见前处理方法、检测方法

一、生物样品的前处理

样品前处理对样品的分析检测起着至关重要的作用，它决定了分析结果的质量。样品前处理首先可以起到浓缩被测组分的作用，从而提高方法的灵敏度，降低方法检出限。因为样本中待测物质浓度往往很低，难以直接测定，经过前处理富集后，就很容易用于各种仪器分析测定，从而降低了测定方法的检出限。其次可以消除样品基体或共存物的干扰，提高方法的灵敏度，有时通过衍生化及其他反应，使被测物转化成为检测灵敏度更高的物质或转化为与样本中干扰组分能够分离的物质，提高方法的灵敏度和选择性，从而达到改善方法灵敏度与选择性的目的。此外，样本经前处理后容易保存或运输，而且可以使被测组分保持相对的稳定，不容易发生变化。最后，通过样品前处理可以除去对仪器或分析系统的有害物质，如强酸或强碱性物质、生物分子等，从而延长仪器的使用寿命保持仪器的状态稳定。样品前处理应遵循以下原则：

（1）根据样品中待测物的理化性质和所用的测定方法选择合适的前处理方法。

（2）样品前处理过程应尽可能简单易行，所用处理装置应与处理的样品量相适应，操作步骤尽可能少，试剂使用量尽可能少。

（3）在样品前处理过程中，尽量防止和避免待测物的损失，包括挥发、吸附、降解等化学变化。

（4）在样品前处理过程中，尽量防止和避免待测物的污染，尽量减少无关物质的引入。

（5）在样品前处理过程中，若要对待测物进行衍生化、显色等化学反应时，则这一反应必须是有已知的反应方程式及反应定量进行。

职业卫生的生物样品检测中，可分为无机成分和有机成分的测定。无机成分多为尿液、血液、头发等生物样品中的铅、镉、锰、镍、汞、砷等金属及准金属有毒有害物质。有机成分多为尿液、血液、呼出气等生物样品中的醇类、烷烃类、酮类、芳香烃类等有机化合物或其代谢产物。常见的样品前处理方法有稀释法、提取法、分解法（干灰化法、湿式消化法、微波消解法）、水解法、固相萃取法、顶空法、固相微萃取法、衍生化法等。

（一）稀释法

样品稀释是指直接将尿液、血液等样品用稀释剂稀释后供测定。稀释的作用一方面可以将待测物的浓度降至测定方法的测定范围内，另一方面可减少样品中的基体浓度，以降低测定的背景信号和背景干扰。如何选用合适的稀释剂及稀释用量，要根据样品的性质和所选用的测定方法而定。一般可用去离子水、稀硝酸或含 Triton 的稀硝酸溶液做

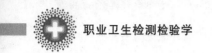

稀释剂将血样或尿样进行稀释，含氧酸有助于消除石墨炉原子吸收测定中的基体干扰。用含有基体改进剂的稀释剂稀释样品，对消除基体干扰，比单用去离子水稀释的效果显著。常用的基体改进剂有硝酸铵、硝酸镍、氯化钯、硝酸钯、磷酸氢铵、磷酸二氢铵、EDTA 等。

（二）提取法

同一溶剂中，不同物质具有不同的溶解度，利用混合物中各物质溶解度的不同将混合物组分完全或部分分离的过程称为萃取，也称提取。常用方法有以下几种。

1. 浸提法

浸提法又称浸泡法。用于从固体混合物或有机体中提取某种物质，所采用的提取剂，应既能大量溶解被提取的物质，又要不破坏被提取物质的性质。为了提高物质在溶剂中的溶解度，往往在浸提时加热。如用索氏抽提法提取脂肪。提取剂是浸提法中的重要因素，可以用单一溶剂，也可以用混合溶剂。例如，测定血铅时，用 6 mol/L 硝酸溶液使蛋白沉淀，离心后取上清液进样测定，所得结果与湿式消化处理一样。用 1 mol/L 盐酸或硝酸溶液浸泡组织，可萃取出组织中的镉、铜、锰、锌等金属离子。

2. 溶剂萃取法

溶剂萃取法用于从溶液中提取某一组分，利用该组分在两种互不相溶的试剂中分配系数的不同，使其从一种溶液中转移至另一种溶剂中，从而与其他组分分离，达到分离和富集的目的。通常可用分液漏斗多次提取达到目的。若被转移的成分是有色化合物，可用有机相直接进行比色测定，即萃取比色法。萃取比色法具有较高的灵敏度和选择性。如双硫腙法测定尿中的铅、镉含量。此法设备简单、操作迅速、分离效果好，但成批试样分析时工作量大。同时，萃取溶剂常易挥发、易燃，且有毒性，操作时应加以注意。

（三）分解法

分解法是破坏样品中的有机物，使之分解或成气体逸出，将被测物转化为离子状态，又称为无机化处理，适用于测定样品中的无机成分。常用的分解法有高温灰化法、低温灰化法、湿式消化法、微波消化法等。

1. 高温灰化法

将粉碎的样品置于坩埚中，先低温干燥碳化，然后放入高温炉（马弗炉）在 400～500 ℃进一步灰化，至样品成白色或灰白色残渣，取出冷却后用水或稀酸溶解。此法的优点是操作简便、空白值低、可同时处理多个样品。但对于易挥发元素如砷、硒、汞、铅等，易造成挥发损失；坩埚材料对待测元素有一定的吸附作用，有时与灰分发生化学反应导致样品污染；灰化时间较长，因此，分解样品时要严格控制温度，坩埚材料需选择合适的，必要时可加入一定量灰化辅助剂，以增强氧化作用、降低灰化温度、缩短灰化时间和疏松样品，防止待测组分挥发损失。常用的灰化辅助剂有 MgO、$Mg(NO_3)_2$、Na_2CO_3、$NaCl$ 等。

2. 低温灰化法

在等离子体低温灰化炉中进行。利用高频等离子体技术，以纯 O_2 为氧化剂，在灰化过程中不断产生氧化性强的氧等离子体（激发态氧分子、氧离子、氧原子、电子等的混合体），使样品在低温下灰化。该方法克服了高温灰化的缺点，但仪器昂贵，灰化时间长。

3. 湿式消化法

在加热条件下，利用氧化性的强酸如浓 HNO_3、H_2SO_4、$HClO_4$ 等氧化分解样品中的有机物。由于消化是在液态下进行的，故称为湿式消化。为了加快分解速度，有时需要加入其他氧化剂如 H_2O_2、$KMnO_4$ 等或催化剂如 V_2O_5、SeO_2、$CuSO_4$ 等。为提高消化效率，大多采用混合消化剂。湿式消化的优点是简便快速、分解效果好，待测元素的挥发损失少，便于多元素的同时测定。但在消化过程中产生大量酸雾、氮和硫的氧化物等强腐蚀性有害其气体，必须有良好的通风设备，同时要求试剂的纯度较高，尽量降低污染物的引入，降低试剂空白值。

常用消化试剂有：

（1）HNO_3 – H_2SO_4。HNO_3 的氧化能力强、沸点低，H_2SO_4 的沸点高且有氧化性和脱水性，二者混合后具有较强的消化能力，常用于生物样品和混浊污水的消化。该方法的消化时间较长，为 3～5 h，不适用于能形成硫酸盐沉淀的样品。

（2）HNO_3 – $HClO_4$ 或 H_2O_2。$HClO_4$ 和 H_2O_2 的氧化能力均较强，加之 $HClO_4$ 沸点较高且有脱水能力，故这两种消化液能有效地破坏有机物，对许多元素的测定都适用，消化时间短，一般为 1～3 h，应用广泛。但 $HClO_4$ 与羟基化合物可生成不稳定的高氯酸脂而发生爆炸。为了避免危险，消化时应小加入 HNO_3 将羟基化合物氧化，冷却后再加入混合酸继续消化。

（3）HNO_3 – H_2SO_4 – $HClO_4$。通常在样品中先加入 HNO_3 和 H_2SO_4 消化，待冷却后滴加 $HClO_4$ 进一步消化，或将 3 种酸按一定比例配成混合酸加入样品中进行消化。消化时样品中的大部分有机物被硝酸分解除去，剩余的难分解有机物被 $HClO_4$ 破坏。由于 H_2SO_4 沸点高，消化过程中可保持反应瓶内不被蒸干，可有效防止爆炸。此法特别适用于有机物含量较高且难以消化的样品，但对于碱土金属、铅及部分稀土金属元素的样品则不适宜。

除以上几种常见的消化试剂外，有时还用其他试剂。如用冷原子吸收法测定汞时，常用 H_2SO_4 – $KMnO_4$ 消化样品；分解含硅酸盐的样品时，常用 HF 与 HNO_3、H_2SO_4、$HClO_4$ 的混合酸进行消化。

也可以采用密闭罐消化，把样品放入用聚四氟乙烯材料作为内衬的密闭罐中，根据样品的情况，加入适量的氧化性酸、HF 或 H_2O_2，加盖密封，然后在烘箱中加热消化。此法的优点是试剂用量小、空白值低、快速，可避免挥发性元素的损失。但密闭罐容易漏气，腐蚀烘箱。

4. 微波消化法

将微波快速加热和密闭罐消化的高温高压相结合的一种新型而有效的分解样品技术。微波消解装置主要由微波炉、密闭聚四氟乙烯罐组成。分解样品时，样品放入密闭罐中，并根据样品的情况加入适量氧化性强酸、H_2O_2 等试剂。当微波穿透密闭罐作用于消化试剂和样品时，一方面使试剂及样品中的极性分子快速转向和定向排列，产生剧烈的振动、摩擦和撞击作用，使样品与试剂的接触界面不断快速更新，加速了样品的分解；另一方面，样品中的各种离子在高频电磁场作用下产生快速变换方向的迁移运动，离子与周围各种分子的碰撞机会增加而使体系升温，这也有利于样品被撕裂、震碎和分解。微波消解法快速高效，一般几分钟可将样品彻底分解，试剂用量少，空白值低，挥发性元素不易损失，可同时进行多个样品的处理，节省能源、易于实现自动化等优点。但设备昂贵，处理样品量较少。

（四）水解法

常用酸、碱、酶对样品进行水解，使被测成分释放出来。酶水解特别适用于生物样品，优点是作用条件温和，可有效防止待测物的挥发损失，同时可维持金属离子的原有价态以进行形态分析，因此，既可以用于无机成分分析，也可用于有机成分分析。

（五）固相萃取法

固相萃取就是利用固体吸附剂对样品中的待测物通过吸附、分配或离子交换等作用，将样品中的目标化合物吸附，与样品的基体和干扰化合物分离，然后再用洗脱液洗脱或加热解吸附，从而达到分离和富集目标化合物的目的。与液 - 液萃取相比，固相萃取有很多优点：固相萃取不需要大量互不相溶的溶剂，处理过程中不会产生乳化现象，它采用高效、高选择性的吸附剂，能显著减少溶剂的用量，简化样品预处理过程，同时所需费用也有所减少。用于金属离子分离浓缩的固相萃取剂通常是离子交换剂或螯合剂。当样品溶液通过离子交换剂或螯合剂柱时，样品中的金属离子被交换或螯合在固相萃取剂上，然后再用适当的酸溶液洗脱下来。例如，将尿样通过巯基棉小柱，尿液中的镉离子富集在巯基棉上，然后用 0.2 mol/L 盐酸溶液洗脱下来。

（六）固相微萃取法

固相微萃取是在固相萃取基础上发展起来的一种新的萃取分离技术，它集采样、萃取、富集和进样于一体，可以从液体、气体和固体样品中分离和富集待测物，可用于气相色谱法，也可用于液相色谱法，测定灵敏度高，且不用有机溶剂解吸，操作简单，快捷，时间短，样品量小，重现性好，适于分析挥发性与非挥发性物质。固相微萃取装置外形如一只微量进样器，由手柄和萃取头（或纤维头）两部分构成，萃取头是一根 1 cm 长涂有不同吸附剂的熔融纤维，接在不锈钢丝上，外套细不锈钢管（保护石英纤维不被折断），纤维头在钢管内可伸缩或进出，细不锈钢管可穿透橡胶或塑料垫片进行取样或进样。手柄用于安装或固定萃取头，可永远使用。固相微萃取用于气相色谱时，是将固相微萃取针管（不锈钢套管）插入 GC 进样口，推手柄杆，伸出纤维头，利用进样口的高温热解吸目标化合物，解吸后被载气带入色谱柱。用于液相色谱时，是将固相微萃取针管（不锈钢套管）插入 HPLC 接口解吸池，然后再利用 HPLC 的流动相通过解吸池洗脱目标化合物，并将目标化合物带入色谱柱。固相微萃取关键在于选择石英纤维上的涂层（吸附剂），要使目标化合物能吸附在涂层上，而干扰化合物和溶剂不吸附，一般原则是目标化合物是非极性时选择非极性涂层；目标化合物是极性时选择极性涂层。

（七）顶空法

顶空法又称为气体萃取法，适用于样品中微量的高挥发性待测物的分离测定。顶空法可分为静态顶空法和动态顶空法。

1. 静态顶空法

将液体样品或者固体样品放在一个密闭的玻璃样品瓶中并保持样品瓶中的样品上方留有一半以上的气体空间，密封瓶盖，在一恒定的温度下，样品中的易挥发组分挥发至样品上方的空气中，当两相（样品与样品上方的空间气体）达到平衡之后，使用气密性注射器抽取样品瓶中顶空气体，直接注入色谱进样口中，进行色谱分离和测定，此方式为静态顶空。静态顶空作定性分析非常简便，但是进行定量测定比较复杂，一般需要采用标准对照或内标物的方法才能较好定量。静态顶空是一种气体萃取方法，常常被认为是"一步气体萃取"，此法仪器简单，操作容易快捷，可以消除基体干扰。但它的富集效果较差，灵敏度较低。此法适用于含有浓度较高的挥发性或半挥发性化合物的液体样品和某些固体样品的预处理。如测定血中或尿中苯、甲苯、二甲苯、甲醇、乙醇等挥发性有机化合物的浓度。

2. 动态顶空法

使用吹扫气体连续地萃取样品，将一些组分吹出，然后通过冷冻浓缩技术或者使用吸附浓缩技术将这些组分浓缩，最后用加热的方法释放出这些组分，进行 GC 分析。动态顶空是一种"连续气体萃取"方法，不必等到样品瓶中两相达到平衡和抽取顶空气体进行测定。使用惰性气体连续地吹扫样品并将顶空气体输送出去，由于样品上方的气体不断地被除去，所以样品瓶中的两相不会达到平衡，这样，样品中挥发性物质就会完全地被吹扫出去。连续气体萃取通常与吸附捕集技术联用，组成吹扫－捕集系统，常用于液体样品中挥发性物质的分离和浓缩。在吹扫－捕集系统中，使用的惰性气体叫"吹扫气体"，吹扫气体将样品中挥发性物质带出并输送到吸附捕集阱中，这时的挥发性物质被吸附阱捕集而浓缩，吹扫气体则流过捕集阱。气体萃取完成后，通过加热吸附阱将挥发性物质热解吸出来并反吹到色谱中以进行测定，此方式也叫"动态顶空"或"吹扫－捕集"。该方法富集效果好，灵敏度高，容易定量，操作较简单。

（八）衍生化法

衍生化技术就是通过化学反应将样品中难以分析检测的目标化合物定量地转化成另一易于分析检测的化合物，通过后者的分析检测可以对目标化合物进行定性或定量分析。不同模式的色谱柱前衍生化的目的有不同的侧重，气相色谱中柱前衍生化主要是改善目标化合物的挥发性，常用的衍生化有硅烷化、酯化、酰化和卤化。而液相色谱和薄层色谱中柱前衍生化的主要目的是改善检测能力，通过衍生化，产生具有更强紫外、荧光或电化学性能的衍生物。衍生化反应应满足以下几个条件：

（1）反应能迅速、定量地进行，反应重复性好，反应条件不苛刻，容易操作。

（2）反应的选择性高，最好只与目标化合物反应，即反应要有专一性。

（3）衍生化反应产物只有一种，反应的副产物和过量的衍生化试剂应不干扰目标化合物的分离与检测。

（4）衍生化试剂应方便易得，通用性好。

应根据待测物的性质和测定方法，选择合适的衍生化方法对样品进行预处理。

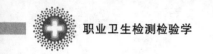

二、紫外可见分光光度法

（一）方法原理

通过测定被测物质在特定波长处或一定波长范围内光的吸收特性，对该物质进行定性和定量分析的方法称为分光光度法。光是一种电磁波，具有波粒二象性。紫外光的波长范围为 200～400 nm，可见光的波长范围为 400～760 nm。

吸收光谱又称吸收光谱曲线，它是在浓度一定的条件下，以波长为横坐标，以吸光度为纵坐标，所绘制的曲线。将不同波长的单色光依次通过一定浓度溶液，便可测出该溶液对各种单色光的吸光度。然后以 λ 波长为横坐标，以吸光度 A 为纵坐标，绘制曲线，曲线上吸光度最大的地方称为最大吸收峰，它所对应的波长称为最大吸收波长，用 λ_{max} 表示。吸收曲线是吸光物质的特征曲线。从吸收曲线可看出物质对光的吸收具有选择性，在 λ_{max} 处有最大吸光度，测定的灵敏度最高，在定量分析中，吸收曲线可提供选择测定的适当波长，一般以灵敏度大的 λ_{max} 作为测定波长。

紫外可见分光光度法的定量依据是 Lambert - Beer（朗伯 - 比尔）定律。当一束平行的单色光通过均匀、无散射现象的溶液时，在单色光强度、溶液的温度等条件不变的情况下，溶液的吸光度 A 与液层厚度 b 和溶液浓度 c 的乘积成正比，其数学表达式为：

$$A = kbc \qquad\qquad （式 3 - 3）$$

式中：A——溶液吸光度；

　　　k——比例常数；

　　　b——液层厚度；

　　　c——溶液浓度。

朗伯 - 比尔定律不仅适用于有色溶液，也适用于无色溶液及气体和固体的非散射均匀体系；不仅适用于可见光区的单色光，也适用于紫外和红外光区的单色光。

k 为比例常数，与入射光波长、溶剂、有色物质本身的性质和温度有关，并随浓度 c 所用单位不同而不同。当 c 以 g/L 为单位，b 用 cm 为单位时，则比例常数 k 用 a 表示，a 称为吸光系数，单位为 L/（g·cm）。当 c 以 mol/L 为单位，b 用 cm 为单位时，k 用 ε 表示，称为摩尔吸光系数，单位为 L/（mol·cm）。

ε 是吸光物质在特定波长下的特征常数，数值上等于浓度为 1 mol/L，液层厚度为 1 cm 的溶液所具有的吸光度。对于微量组分的测定，应选用 ε 较大（ $>10^4$ ）的吸光物质，以提高测定的灵敏度。

（二）仪器组成

常见的紫外可见分光光度计的工作波长范围为 190～900 nm。仪器的主要构成包括：光源、单色器、吸收池、检测器和信号显示系统五部分。

1. 光源

光源提供能量并激发被测物质分子，使之产生电子光谱谱带，即发生符合要求的入射光光源。氘灯、氢灯、氙灯可作为紫外光区的光源；钨灯、卤钨灯可作为可见光区的光源。

2．单色器

单色器的作用是将光源发出的复合光分解为单色光的装置。常用棱镜或光栅。

3．吸收池

吸收池用于盛放试液的容器，也叫比色皿。由无色透明、耐腐蚀、化学性质相同、厚度相等的玻璃或石英制成，按其厚度分为 0.5 cm、1 cm、2 cm、3 cm 和 5 cm。在紫外光区测量吸光度时须使用石英吸收池，可见光区可使用玻璃吸收池或石英吸收池，使用吸收池时应注意保持清洁、透明，避免磨损透光面。

4．检测器

检测器将所接收的光经光电效应转换成电流信号进行测量，故又称光电转换器。分为光电管和光电倍增管。

5．信号显示系统

信号显示系统显示仪器所测数据，有数码管显示、液晶显示、计算机显示及处理系统等。

（三）分析方法

常见的定量分析方法有以下几种。

1．目视比色法

用眼睛观察、比较溶液颜色深度以确定物质含量的方法。其优点是仪器简单、操作简单、适宜于大批试样的分析。另外，某些显色反应不符合朗伯－比尔定律时，仍可用该法进行测定。其主要缺点是准确度不高。

2．标准曲线法

先将一系列不同浓度的标准溶液显色、定容、分别测其吸光度，作 $A-c$ 标准曲线。并在相同条件下，测出被测物的吸光度 A_x，由 A_x 在标准曲线上查出未知样品中被测物的浓度 c_x。

3．标准比较法

将浓度相近的标准溶液 c_s 和试液 c_x 在相同条件下显色、定容、分别测出其吸光度 A_s 和 A_x，比较 A_s 和 A_x 即可求出 c_x。

4．示差法

光度法主要用于微量组分的测定，当被测组分含量较高时，由于吸光度超出适宜读数范围，偏离朗伯－比尔定律，而引起较大的测量误差。用示差法则可克服这一缺点。示差法使用的参比溶液是比被测试液浓度稍低的标准溶液，这是示差法与普通光度法的主要区别。

（四）方法条件选择

（1）入射光波长的选择。一般以 λ_{max} 作为入射光波长。如有干扰，则根据干扰最小而吸光度尽可能大的原则选择入射光波长。

（2）参比溶液的选择。参比溶液主要是用来消除由于吸收池及试剂或溶剂等对入射光的反射和吸收带来的误差。应视具体情况，分别选用纯溶剂空白、试剂空白、试液空白作参比溶液。

（3）吸光度读数范围的选择。分光光度分析所用的仪器为分光光度计，测量误差不仅与仪器质量有关，还与被测溶液的吸光度大小有关。由式 3 - 4 可计算在不同吸光度或透光度读数范围引起的浓度的相对误差。

$$\frac{\Delta c}{c} = \frac{0.434}{T \lg T} \Delta T \qquad （式 3 - 4）$$

当 $T = 15\% \sim 65\%$ ，或 $A = 0.20 \sim 0.80$ ，测量误差 $\frac{\Delta c}{c} < 2\%$ 。通常应控制溶液吸光度 A 在 $0.2 \sim 0.8$ 之间，此范围是最适读数范围。通过调节溶液的浓度或比色皿的厚度可以将吸光度调节到最合适范围内。当 $T = 36.8\%$ 或 $A = 0.434$ 时，由读数误差引起的浓度测量相对误差最小。

（4）在分光光度分析中，将待测组分 M 转化为有色化合物 MR 的反应，称为显色反应，与待测组分形成有色化合物的试剂 R 是显色剂。

$$\underset{（待测组分）}{M} + \underset{（显色剂）}{R} \rightleftharpoons \underset{（有色化合物）}{MR}$$

选择合适的显色反应，是提高分析测定的灵敏度、准确度和重现性的前提。用于光度分析的显色反应必须符合一定的条件：灵敏度高，一般要求摩尔吸光系数较大；显色剂的选择性好；生成的有色化合物组成恒定，性质稳定；MR 与 R 的色差大。影响显色反应的主要因素有显色剂用量、溶液的 pH 值、显色温度、时间和溶剂效应等。应根据化学平衡原理和有色化合物吸光度与各因素的关系曲线控制显色条件。为使显色反应完全，有色化合物稳定，在测定过程中，要严格控制显色反应的条件。

三、原子吸收光谱法

（一）方法原理

原子吸收光谱法是基于气态和基态原子核外层电子对其共振发射线的吸收进行元素定量的分析方法。处于基态原子核外层电子，如果外界所提供特定能量的光辐射恰好等于核外层电子基态与某一激发态之间的能量差时，核外层电子将吸收特征能量的光辐射由基态跃迁到相应激发态，从而产生原子吸收光谱。

原子吸收光谱法有以下优点。

（1）检出限低，灵敏度高。火焰原子吸收法的检出限可达到 ppb 级，石墨炉原子吸收法的绝对灵敏度可达到 $10^{-10} \sim 10^{-14}$ g。

（2）分析精度好。火焰原子吸收法测定中等和高含量元素的相对标准偏差小于 1%，准确度接近经典化学方法。石墨炉原子吸收法的分析精度一般为 $3\% \sim 5\%$ 。

（3）选择性好，在大多数情况下，共存元素对被测元素不产生干扰。

（4）应用范围广，可测定 70 多种元素。

（5）分析速度快，操作方便。

（6）仪器比较简单，一般实验室可配备。

原子吸收法的缺点：测定一些难熔金属元素，如稀土元素锆、铪、铌等以及非金属元素结果不太理想；通常情况下一种元素对应一个空心阴极灯，很难实现多元素同时分析测定。

（二）仪器组成

原子吸收分光光度计一般由光源，原子化系统，光路系统，检测系统四部分组成。

1. 光源

光源提供待测元素的特征谱线——共振线。为了获得较高的灵敏度和准确度，光源应满足如下要求：①发射的共振线半宽度明显小于吸收线的半宽度——锐线光源。②共振辐射强度足够大，以保证有足够的信噪比。③稳定性好，背景小。空心阴极灯是能满足上述各项要求的理想的锐线光源。用不同待测元素作阴极材料，可制成相应空心阴极灯（有单元素空心阴极灯和多元素空心阴极灯）。空心阴极灯的辐射强度与灯的工作电流有关。其主要操作参数是灯电流。灯电流过低，发射不稳定，且发射强度降低，信噪比下降；但灯电流过大，溅射增强，灯内原子密度增加，压力增大，谱线变宽，甚至引起自吸收，引起测定的灵敏度下降，且灯的寿命缩短。因此在实际工作要选择合适的灯电流。使用前，一般要预热 5 ～ 20 min。此外，还有无极放电灯，但制备困难，价格高。

2. 原子化系统

原子化器的功能是提供能量，使试样中的待测元素转变成气态的基态原子（原子蒸气）。最常用的原子化器有火焰原子化器、石墨炉原子化器以及低温原子化器。

（1）火焰原子化器。包括雾化器和燃烧器两部分。燃烧器有全消耗型（试液直接喷入火焰）和预混合型（在雾化室将试液雾化，然后导入火焰）两类。目前广泛应用的是后者。雾化器的作用是将试样溶液分散为极微细的雾滴，形成直径约 10 μm 的雾滴的气溶胶，其性能好坏对测定精密度、灵敏度和化学干扰等都有较大影响。因此，雾化器是火焰原子化器的关键部件之一。常用的雾化器有气动雾化器、离心雾化器、超声喷雾器和静电喷雾器等。目前，广泛采用的是气动雾化器。燃烧器的作用是形成火焰，使进入火焰的待测元素化合物经过干燥、熔化、蒸发、解离及原子化过程转变成基态原子蒸汽，要求燃烧器的原子化程度高，火焰稳定，吸收光程长及噪声小。原子吸收所使用的火焰，只要其温度能使待测元素离解成自由的基态原子就可以了。如超过所需温度，则激发态原子增加，电离度增大，基态原子减少，这对原子吸收是很不利的。因此，在确保待测元素能充分原子化的前提下，使用较低温度的火焰比使用较高温度火焰具有较高的灵敏度。但对于某些元素，温度过低，盐类不能离解，产生分子吸收，干扰测定。

（2）石墨炉原子化器。无火焰原子化装置是利用电热、阴极溅射、等离子体或激光等方法使试样中待测元素形成基态自由原子。目前，广泛使用的是电热高温石墨炉原子化法。石墨炉原子器本质就是一个电加热器，通电加热盛放试样的石墨管，使之升温，以实现试样的蒸发、原子化和激发。石墨炉原子化过程一般需要经四部程序升温完成。①干燥。在低温下蒸发掉样品中溶剂，通常干燥的温度稍高于溶剂的沸点。对水溶液，干燥温度一般在 100 ℃ 左右。干燥时间与样品的体积有关，一般为 20 ～ 60 s 不等。②灰化。在较高温度下除去比待测元素容易挥发的低沸点无机物及有机物，减少基体干扰。③高温原子化。使以各种形式存在的分析物挥发并离解为中性原子。原子化的温度一般在 2 400 ～ 3 000 ℃（因被测元素而异），时间一般为 5 ～ 10 s。④高温除残。升至更高的温度，除去石墨管中的残留分析物，以减少或避免记忆效应。

（3）低温原子化器。低温原子化是利用某些元素本身（如汞）或元素的氢化物在低温下的易挥发性，将其导入气体流动吸收池内进行原子化。低温原子化包括氢化物原子化和冷原子化。氢化物原子化原理是在酸性介质中，与强还原剂硼氢化钠反应生成气态氢化物，将待测试样在专门的氢化物生成器中产生氢化物，然后引入加热的石英吸收管内，使氢化物分解成气态原子，并测定其吸光度。主要应用于 As、Sb、Bi、Sn、Ge、Se、Pb、Ti 等元素。冷原子化法主要应用于各种试样中 Hg 元素的测量。将试样中的汞离子用 $SnCl_2$ 或盐酸羟胺完全还原为金属汞后，用气流将汞蒸气带入具有石英窗的气体测量管中进行吸光度测量。

3. 光路系统

光学系统可分为外光路系统（或称照明系统）和分光系统（单色器）两部分。外光路系统的作用是空心阴极灯发出的共振线能正确地通过原子蒸汽，并投射在单色器入射狭缝上。分光系统由入射狭缝、反射镜、准直镜、平面衍射光栅、聚焦镜和初设狭缝组成。平面衍射光栅是主要色散部件，其性能指标为分辨率、倒线色散率、聚光本领、闪耀特性以及杂散光水平等。目前，还有采用中阶梯光栅与石英棱镜组成的二维色散系统，全封闭的外光路与二维色散系统确保了较少杂散光水平和较高分辨率。为了便于测定，又要有一定的出射光强度。因此若光源强度一定，就需要选用适当的光栅色散率与狭缝宽度配合，构成适于测定的通带。

4. 检测系统

检测系统主要由检测器、放大器、对数变换器、显示记录装置组成。

（1）检测器。将单色器分出的光信号转变成电信号。如光电池、光电倍增管、光敏晶体管等。

（2）放大器。将光电倍增管输出的较弱信号，经电子线路进一步放大。

（3）对数变换器。是光强度与吸光度之间的转换。

（4）显示记录装置。计算机光谱工作站对所采集的数字信号进行数据处理与显示，并对原子吸收分光光度计各种仪器参数进行自动控制。计算机光谱工作站还提供原子吸收光谱法的分析数据库。

（三）定量分析方法

原子吸收光谱法定量分析的理论依据是：$A = kc$。对于大部分元素，$A - c$ 曲线在一定的浓度范围内呈线性关系，k 为常数。常见的定量方法有标准曲线法和标准加入曲线法。

1. 标准曲线法

原子吸收法的标准曲线与分光光度法中的标准曲线法一样。即首先配制与试样溶液相同或相近基体的含有不同浓度的待测元素的标准溶液，分别测定 A 值，作 $A - c$ 曲线，测定试样溶液的 A_x，从标准曲线上查得 c_x。标准曲线法适用于大批量、基体效应影响较小的试样溶液分析。为确保分析准确，A 值在 $0.1 \sim 0.8$ 之间，测量误差最小，绘制标准曲线的点应不少于 4 个。标准试样与样品应采用相同的样品前处理方法，标准试样应尽可能与实际试样接近。

2. 标准加入曲线法

在原子吸收法中，若被测试样的组成是完全未知的，这就给标准试样的配制带来困难。在这种情况下，使用标准加入法在一定程度上可克服这一困难。

先测定一定体积试液 c_x 的吸光度 A_x，然后在该试液中加入一定量的与未知试液浓度相近标准溶液，其浓度为 c_s，测得的吸光度为 A，则

$$A_x = kc_x \qquad\qquad （式3-5）$$

$$A = k(c_x + c_s) \qquad\qquad （式3-6）$$

整理式3-6和式3-7得：

$$c_x = \frac{A_x}{A - A_x} \times c_s \qquad\qquad （式3-7）$$

实际测定时，通常采用作图外推法：在4份或5份相同体积试样中，分别按比例加入不同量待测元素的标准溶液，并稀释至相同体积，然后分别测定吸光度。以加入待测元素的标准量为横坐标，相应的吸光度为纵坐标作图可得一直线，此直线的延长线在横坐标轴上交点到原点的距离相应的质量即为原始试样中待测元素的量（见图3-1）。

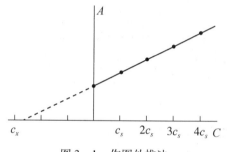

图3-1　作图外推法

（四）方法条件选择

1. 分析线的选择

通常选择元素的共振线作分析线，可使测定具有较高的灵敏度。但并非在任何情况下都是如此。在分析被测元素浓度较高试样时，可选用灵敏度较低的非共振线作为分析线，否则，A 值太大。此外，还要考虑谱线的自吸收和干扰等问题。

2. 空心阴极灯电流

空心阴极灯的发射特性取决于工作电流。灯电流过小，放电不稳定，光输出的强度小；灯电流过大，发射谱线变宽，导致灵敏度下降，灯寿命缩短。选择灯电流时，应在保持稳定和有合适的光强输出的情况下，尽量选用较低的工作电流。一般商品的空心阴极灯都标有允许使用的最大电流与可使用的电流范围，通常选用最大电流的 $1/2 \sim 2/3$ 为工作电流。实际工作中，最合适的电流应通过实验确定。通过测定吸收值随灯电流的变化而选定最适宜的工作电流。空心阴极灯使用前一般须预热 $10 \sim 30$ min。

3. 火焰

火焰的选择与调节是影响原子化效率的重要因素。选何种火焰，取决于分析对象。对于低温、中温火焰，适合的元素可使用乙炔-空气火焰；在火焰中易生成难离解的化

合物及难溶氧化物的元素，宜用乙炔－氧化亚氮高温火焰；分析线在 220 nm 以下的元素，可选用氢气－空气火焰。火焰类型选定以后，须通过试验调节燃气与助燃气比例，以得到所需特点的火焰。易生成难离解氧化物的元素，用富燃火焰；氧化物不稳定的元素，宜用化学计量火焰或贫燃火焰。合适的燃助比应通过实验确定。

4. 燃烧器高度

燃烧器高度是控制光源光束通过火焰区域的。由于在火焰区内，自由原子浓度随火焰高度的分布是不同的，随火焰条件而变化。因此，必须调节燃烧器的高度，使测量光束从自由原子浓度大的区域内通过，可以得到较高的灵敏度。如对于氧化物稳定性高的 Cr，随火焰氧化特性增大，形成氧化物的趋势增大，A 相应下降；反之，对于氧化物不稳定性高的 Ag，其原子浓度主要由银化合物的离解速度决定，A 随火焰势高度增高而增大。而对氧化物稳定性中等的 Mg，A 随火焰势高度增高而增大，达到最大之后，又随火焰势高度增高而下降。故测定时必须仔细调节燃烧器的高度。

5. 狭缝宽度

狭缝宽度影响光谱通带与检测器接收辐射的能量。狭缝宽度的选择要能使吸收线与邻近干扰线分开。当有干扰线进入光谱通带内时，吸光度值将立即减小。不引起吸光度减小的最大狭缝宽度为应选择的合适的狭缝宽。原子吸收分析中，谱线重叠的概率较小，因此，可以使用较宽的狭缝，以增加光强与降低检出限。在实验中，也要考虑被测元素谱线复杂程度，碱金属、碱土金属谱线简单，可选择较大的狭缝宽度；过渡元素与稀土元素等谱线比较复杂，要选择较小的狭缝宽度。合适的狭缝宽度同样应通过实验确定。

四、原子荧光光谱法

（一）方法原理

气态自由原子吸收光源的特征辐射后，原子的外层电子跃迁到较高能级，$8 \sim 10$ s 后又跃迁返回基态或较低能级，同时发射出与原激发辐射波长相同或不同的辐射即为原子荧光。原子荧光光谱法是以原子在辐射能激发下发射的荧光强度进行定量分析的发射光谱分析法。

原子荧光光谱法具有以下优点：①检出限低、灵敏度高、干扰较少、谱线比较简单。②分析校准曲线线性范围宽，可达 $3 \sim 5$ 个数量级。③由于原子荧光是向空间各个方向发射的，较易制作多道仪器而实现多元素同时测定。

原子荧光光谱应用火焰及无火焰原子化时，对于 20 多种元素，主要是吸收线小于 300 nm 的元素，如锌、镉等，其检出限优于原子吸收光谱法和原子发射光谱法。

虽然原子荧光法有许多优点，但由于荧光猝灭效应，以致在测定复杂基体的试样及高含量样品时，尚有一定的困难。此外，散射光的干扰也是原子荧光分析中的一个麻烦问题。因此，原子荧光光谱法在应用方面不及原子吸收光谱法和原子发射光谱法广泛，但可作为这两种方法的补充。

（二）仪器组成

原子荧光光度计分为非色散型和色散型。这两类仪器的结构基本相似，只是单色器不同。原子荧光光度计与原子吸收光度计在很多组件上是相同的，如原子化器（火焰和石墨炉），用切光器及交流放大器来消除原子化器中直流发射信号的干扰，检测器为光电倍增管等。

原子荧光光度计与原子吸收光度计的区别主要有以下方面。

1. 光源

在原子荧光光度计中，需要采用高强度空心阴极灯、无极放电灯、激光和等离子体等。目前，仪器中多采用高强度空心阴极灯、无极放电灯两种。

（1）高强度空心阴极灯。高强度空心阴极灯特点是在普通空心阴极灯中，加上一对辅助电极。辅助电极的作用是产生第二次放电，从而大大提高金属元素的共振线强度（对其他谱线的强度增加不大）。

（2）无极放电灯。无极放电灯比高强度空心阴极灯的亮度高、自吸小、寿命长。特别适用于在短波区内有共振线的易挥发元素的测定。

2. 光路

在原子荧光中，为了检测荧光信号，避免待测元素本身发射的谱线，要求光源、原子化器和检测器三者处于直角状态。而原子吸收光度计中，这三者是处于一条直线上。

3. 氢化物发生器

原子荧光光谱仪基本都配置了氢化物（冷原子）发生器。主要用于易形成氢化物的金属，如砷、碲、铋、硒、锑、锡、锗和铅及汞（生成汞蒸气）。氢化法是以强还原剂硼氢化钠在酸性介质中与待测元素反应，生成气态的氢化物后，在引入原子化器中进行分析。分析元素在混合反应器中产生氢化物与基体元素分离，消除基体效应所产生的各种干扰，与原子吸收法的雾化器进样相比，氢化物发生法具有预富集和浓缩的效能，进样效率高；不同价态的元素的氢化物发生的条件不同，可以进行该元素的价态分析；由于硼氢化钠在弱碱性溶液中易于保存，使用方便，反应速度快，且很容易地将待测元素转化为气体，所以在原子吸收和原子荧光光度法中得到广泛的应用。

（三）分析方法

原子荧光法的标准曲线与原子吸收法中的标准曲线法一样。即首先配制与试样溶液相同或相近基体的含有不同浓度的待测元素的标准溶液，分别测定荧光强度值 I_f，作 $I_f - c$ 曲线，测定试样溶液的 I_{fx}，从标准曲线上查得 c_x。绘制标准曲线的点应不少于 4 个。标准试样与样品应采用相同的样品前处理方法，标准试样应尽可能与实际试样接近。

（四）方法条件选择

原子荧光的主要干扰是猝灭效应。这种干扰可采用减少溶液中其他干扰离子的浓度避免。其他干扰因素如光谱干扰、化学干扰、物理干扰等与原子吸收光谱法相似。在原子荧光法中由于光源的强度比荧光强度高几个数量级，因此散射光可产生较大的正干扰。减少散射干扰，主要是减少散射微粒。采用预混火焰、增高火焰观测高度和火焰温度，或使用高挥发性的溶剂等，均可以减少散射微粒。也可采用扣除散射光背景的方法消除其干扰。

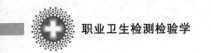

五、离子选择性电极法

（一）方法原理

离子选择性电极是一种以电位法测量溶液中某些特定离子活度的指示电极。pH 玻璃电极是世界上使用最早的具有氢离子专属性的典型离子选择性电极，早在 20 世纪初就用于测定溶液的 pH 值。随后，20 世纪 20 年代，人们又发现不同组成的玻璃膜对其他一些阳离子如 Na^+、K^+、NH_4^+ 等也有能斯特响应，相继研制出了 pNa、pK、pNH4 玻璃电极。

离子选择电极电位不能直接测出，通常是以离子选择电极作为指示电极，饱和甘汞电极作为参比电极，插入被测溶液中构成原电池，然后通过测量原电池电动势来求得被测离子的活度（或浓度）。在一定条件下原电池的电动势与被测离子活度的对数呈线性关系，通过测量原电池电动势，便可对被测离子进行定量测定。

（二）仪器组成

尽管离子选择性电极种类很多，但其基本构造相同，都有敏感膜（电极膜）、内参比溶液、内参比电极（AgCl/Ag）等组成。以氟离子电极为例，其构造如图 3 - 2 所示。敏感膜：掺少量 EuF_2 或 CaF_2 的 LaF_3 单晶膜；内参比电极：AgCl/Ag 电极；内参比溶液：0.01 mol/L NaCl + 0.1 mol/L NaF。

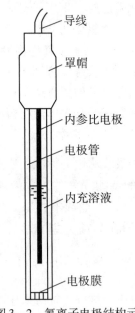

导线

罩帽

内参比电极

电极管

内充溶液

电极膜

图 3 - 2　氟离子电极结构示意

（三）分析方法

用离子选择性电极测定离子活度时是将它浸入待测溶液而与参比电极组成一电池，并测量其电动势。

电池电动势：

$$E = (E_{AgCl/Ag} + \Delta E_M) - E_{SCE} + \Delta E_L + \Delta E_{不对称} \qquad （式3-8）$$

而

$$\Delta E_M = K - 2.303\,RT/F \cdot \lg a_{F^-}$$

$$E = (E_{AgCl/Ag} + K - 2.303\,RT/F \cdot \lg a_{F^-}) - E_{SCE} + \Delta E_L + \Delta E_{不对称}$$

$$= K' - 2.303\,RT/F \cdot \lg a_{F^-} \qquad （式3-9）$$

对于各种离子选择性电极，电池电动势：

$$E = K' - \frac{2.303RT}{nF} \times \lg a_{negtiveion} \qquad （式3-10）$$

$$E = K' + \frac{2.303RT}{nF} \times \lg a_{Positiveion} \qquad （式3-11）$$

工作电池的电动势在一定实验条件下与欲测离子的活度的对数值呈直线关系。因此通过测量电动势可测定欲测离子的活度。电位分析方法包括直接比较法、校准曲线法、标准加入法、格氏（Gran）作图法等。

1. 直接比较法

直接比较法主要用于以活度的负对数 pA 来表示结果的测定，像 pH 的测定。对试液组分稳定，不复杂的试样，使用此法比较合适。如电厂水汽中钠离子浓度的检测。测量仪器通常 pA 作为标度而直接读出。测量时，先用一两个标准溶液校正仪器，然后测量试液，即可直接读取试液的 pA 值。

2. 校准曲线法

用测定离子的纯物质配制一系列不同浓度的标准溶液，将离子选择性电极与参比电极插入标准溶液，测出相应的电动势。然后以测得的 E 值对相应的 $\lg a_i$（$\lg c_i$）值绘制标准曲线（校正曲线）。在同样条件下测出对应于待测溶液的 E 值，即可从标准曲线上查出待测溶液中的离子活（浓）度。离子选择性电极根据能斯特公式测量电动势，可测定待测离子的活度，但在实际测量中，常常需要测定离子的浓度，根据

$$\alpha_i = \gamma_i c_i \qquad （式3-12）$$

知道 γ_i，就可计算 c_i，但实际上 γ_i 往往无法计算。若 γ_i 保持不变，可归入常数，E 就与 $\lg c_i$ 呈线性关系。要是保持不变，可控制离子强度，目前常用以下两种方法：

（1）恒定离子背景法。即以试样本身为基础，配制与试样组成相似的标准溶液；

（2）加入离子强度调节剂 ISA（有时加 TISAB）。浓度很大的电解质溶液，对待测离子无干扰。例如，测氟时，加入 TISAB（1 mol/L NaCl + 0.25 mol/L HAc + 0.75 mol/L NaAc + 0.001 mol/L 柠檬酸钠），其作用是稳定溶液的离子强度、控制 pH 范围、掩蔽干扰离子。

3. 标准加入法

标准加入法又称为添加法或增量法，由于加入前后试液的性质（组成、活度系数、pH、干扰离子、温度等）基本不变，所以测量准确度较高。标准加入法比较适用于组分较为复杂以及非成批试样的分析。

某一未知溶液待测离子浓度为 c_x，其体积为 V_0，测得电动势为 E_1，然后加入小体

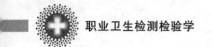

积 V_S（约为试样体积的 1/100）待测离子的标准溶液，再测量其电动势 E_2，根据能斯特方程计算得出 c_x。

标准加入法有以下特点：①适用于复杂物质的分析，精确度高；因两次测量在同一溶液中进行，仅被测离子浓度稍有不同，溶液条件几乎完全相同。②一般可不加 ISA 或 TISAB。③V_0、V_S 必须准确加入，V_0 一般为 100 mL，V_S 一般为 1 mL，最多不超过 10 mL。

4. 格氏（Gran）作图法

Gran 作图法步骤和标准加入法相似，只是将 Nerst 方程以另外一种形式表示，并以作图的办法求出待测离子的浓度。若每添加一次标准溶液，测一个 E，并计算出 $(V_0 + V_s) \times 10^{E/S}$，以 $(V_0 + V_s) \times 10^{E/S}$ 为纵坐标，以 V_s 为横坐标，作图得一直线。延长与横坐标相交，此处横坐标为零，即：

$$(V_0 + V_s) \times 10^{E/S} = 0 \qquad (式 3 - 13)$$

$$k(c_x V_0 + c_s V_s) = 0 \qquad (式 3 - 14)$$

故

$$c_x = -\frac{c_s V_s}{V_0} \qquad (式 3 - 15)$$

因此，可求算 c_x。

（四）方法条件选择

任何一种分析方法，其测量结果的准确度往往受多种因素的影响，ISE 法也不例外，它的测量结果的准确度同样受许多因素的影响，也就是说，它的测量结果的误差来源是多方面的。如电极的性能、测量系统、温度等，对于一个分析者而言，只有了解和掌握各种因素对测量结果的影响情况，了解误差的主要来源，才能在分析过程中正确掌握操作条件，获得准确的分析结果。下面是影响 ISE 分析结果准确度的几个主要因素。

1. 温度

ISE 分析法的依据就是 Nerst 公式：

$$E = K' + \frac{2.303 RT}{nF} \times \lg a \qquad (式 3 - 16)$$

由此式可以看出：T 影响斜率 S，为了校正这种效应的影响，一般测量仪器上都有温度补偿器来进行调节；T 影响截距 K'，K' 项包括参比电极、液接电位等，这些都与 T 有关，在整个测量过程中应保持温度恒定。

2. 电动势的测量

由 Nerst 公式知，E 的测量的准确度直接影响分析结果的准确度。可以通过对 Nerst 公式的微分导出：

$$E = K' + \frac{RT}{nF} \times \ln c \qquad (式 3 - 17)$$

$$\Delta E = \frac{RT}{nF} \times \frac{\Delta c}{c} \qquad (式 3 - 18)$$

当 $T = 298$ K 时，$\Delta E = 0.2568/n \cdot \Delta c/c \times 100$（mv）

即 $\Delta c/c \times 100 = n/0.2568 \cdot \Delta E \approx 4n\Delta E$

当 $\Delta E = \pm 1 \, mv$ 时，一价离子，$\Delta c/c \times 100 \approx \pm 4\%$；二价离子，$\Delta c/c \times 100 \approx \pm 8\%$；三价离子，$\Delta c/c \times 100 \approx \pm 12\%$。可见，$E$ 的测量误差 ΔE 与分析结果的相对误差 $\Delta c/c$ 影响极大，高价离子尤为严重。因此，电位分析中要求测量仪器要有较高的测量精度（$\leq \pm 1 \, mv$）。

3. 干扰离子

对测定产生干扰的共存离子叫干扰离子。在电位分析中一般可加入掩蔽剂消除，必要时预先分离。

4. 溶液的 pH

酸度是影响测量的重要因素之一，一般测定时，要加缓冲溶液控制溶液的 pH 范围。

5. 被测离子的浓度

由 Nerst 公式可知，在一定条件下，E 与 $\lg c$ 成正比关系。但任何一个 ISE 都有一个线性范围，一般为 $10^{-6} \sim 10^{-1} \, mol/L$（可参阅点及说明书），超出此范围，$E$ 与 $\lg c$ 就不一定成正比关系。检出下限主要取决于组成电极膜的活性物质的性质。例如，沉淀膜电极检出限不能低于沉淀本身溶解所产生的离子活度。

6. 响应时间

响应时间是 ISE 的一个重要性能指标。搅拌可以加快被测离子到达电极表面的速率，因而可以缩短响应时间。搅拌越快，响应时间越短。同一只 ISE 浸入不同浓度的待测溶液，响应时间不同。一般电极在浓溶液中的响应时间比在稀溶液中要短。浓溶液响应时间仅几秒，但溶液越稀，响应时间越长，在接近电极检测下限的稀溶液中，甚至达到几小时之久。一般情况下，当试液中的共存离子为非干扰离子时，它们的存在会缩短响应时间。共存离子为干扰离子时，往往会使响应时间延长。在保证电极有良好机械性能的前提下，电极的敏感膜越薄，响应时间越短；电极的敏感膜越光洁，响应时间越短。如果电极表面粗糙、不光洁，都会使响应时间延长。

7. 迟滞效应

对同一活度的溶液，测出的电动势数值与 ISE 在测量前接触的溶液有关，这种现象称为迟滞效应。它是 ISE 分析法的主要误差来源之一。通常固定电极测量前的预处理条件可以减少或消除迟滞效应。

六、气相色谱法

（一）方法原理

气相色谱法是利用气体作为流动相的一种色谱法。在此法中，载气（不与被测物作用，用来载送试样的惰性气体，如氢、氮等）载着待分离的试样通过色谱柱中的固定相，使试样中各组分分离，然后分别检测。气化室与进样口相接，它的作用是把从进样口注入的液体试样瞬间气化为蒸气，以便随载气带入色谱柱中进行分离，分离后的样品随载气依次带入检测器，检测器将组分的浓度（或质量）变化转化为电信号，电信号经放大后，由记录仪记录下来，即得色谱图。

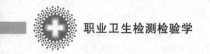

（二）仪器组成

气相色谱仪基本构造通常由气路系统、进样系统、分离/温控系统、检测系统、数据处理系统组成。

1. 气路系统

气相色谱仪具有一个让载气连续运行、管路密闭的气路系统，通过该系统，可以获得纯净的、流速稳定的载气。气路系统中主要包括气源、气体净化装置、气流压力和流速的控制装置等。气路系统的气密性、载气流速的稳定性以及测量流量的准确性，对色谱结果均有很大的影响，因此必须注意控制。

（1）气源。气源即为载气，要求化学惰性，不与有关物质反应，并与所用的检测器相匹配。常用载气有氮气、氦气、氩气等，气体纯度要求99.99%以上。

（2）气体净化。根据检测器或色谱柱的要求，气相色谱用气体的纯化程度有很大差别，气体中应除去的杂质包括水蒸气、碳氢化合物、氧气等。通常用变色硅胶或分子筛除去气体中的水蒸气，用活性炭除去气体中的碳氢化合物，用脱氧剂除去气体中的氧气。对于常用的热导检测器（TCD），用变色硅胶或分子筛除去气体中的水蒸即可；用氢焰离子化检测器（FID）时，还要用活性炭除去各种气体中的碳氢化合物；用电子捕获检测器（ECD）时，则要除去气体中的氧气，同时还要去除所含的卤素、硫、磷、铅等电负性强的杂质。

（3）气体控制装置。一般载气储存于高压气瓶中（用气体发生器除外），首先用减压阀将气体压力降至合适范围，再经过针型阀、气体净化器、气体稳压阀（或气体电子流路控制阀）等，最终使气体能以稳定的压力输入色谱仪。

2. 进样系统

进样系统的作用是将液体或固体试样，在进入色谱柱之前瞬间气化，然后快速定量地转入到色谱柱中。进样量的大小，进样时间的长短，试样的气化速度等都会影响色谱的分离效果和分析结果的准确性和重现性。进样系统包括进样器和气化室两部分。

（1）进样器。液体样品的进样一般采用微量注射器，其外形与医用注射器相似，常用规格有：0.5 μL，1 μL，5 μL，10 μL 和 50 μL。将样品吸入注射器，迅速刺入进样口硅橡胶垫。目前已经普及全自动液体自动进样器，清洗、取样、进样、换样等过程自动完成，一次可放置上百个试样。气体样品的进样常用色谱仪本身配置的推拉式六通阀或旋转式六通阀定量进样。

（2）气化室。一般为一根在外管绕有加热丝的不锈钢管，液体样品进入气化室后，受热而瞬间气化。为了让样品在气化室中瞬间气化而不分解，要求气化室热容量大，无催化效应。为了尽量减少柱前谱峰变宽，气化室的死体积应尽可能小。

3. 分离/温控系统

一般由色谱柱和柱箱组成。色谱柱主要有两类：填充柱和毛细管柱。

（1）填充柱。由不锈钢或玻璃材料制成，内装固定相，一般内径为 2～4 mm，长 1～3 m。填充柱的形状有"U"形和螺旋形两种。

（2）毛细管柱。空心毛细管柱材质为玻璃或石英。内径一般为 0.2～0.5 mm，长度 20～200 m，呈螺旋形。毛细管色谱柱渗透性好，传质阻力小，且柱子长。与填充柱相比，其分离效率高、分析速度快、样品用量小，但柱容量低、要求检测器的灵敏度高。色谱柱的分离效果除与柱长、柱径和柱形有关外，还与所选用的固定相和柱填料的制备技术以及操作条件等许多因素有关。

4. 检测系统

检测系统的作用是将经色谱柱分离后，从柱末端流出的各组分的量转化为易于测量的电信号的装置。根据测量原理的不同，可分为浓度型检测器和质量型检测器。浓度型检测器测量的是载气中某组分浓度瞬间的变化，即检测器的响应值和组分的浓度成正比。如热导池检测器（TCD）和电子捕获检测器（ECD）等。质量型检测器测量的是载气中某组分进入检测器的速度变化，即检测器的响应值和单位时间内进入检测器某组分的质量成正比。如氢火焰离子化检测器（FID）和火焰光度检测器（FPD）等。

（1）热导池检测器（TCD）。热导检测器是基于不同的物质具有不同的热导系数的原理制成的。热导检测器是一种结构简单，性能稳定，线性范围宽，对无机、有机物质都有响应，灵敏度适中的检测器，因此在气相色谱中应用广泛。其主要缺点是与其他检测器相比灵敏度较低。

（2）氢火焰离子化检测器（FID）。氢火焰离子化检测器是以氢气和空气燃烧的火焰作为能源，利用含碳有机化合物在火焰中燃烧产生离子，在外加的电场作用下，使离子形成离子流，根据离子流产生的电信号强度，检测被色谱柱分离出的组分。它是目前应用最广泛的色谱检测器之一，它灵敏度很高，检出限低，能检测大多数含碳有机化合物，死体积小，响应速度快，线性范围也宽，而且结构不复杂，操作简单。但它不能检测永久性气体、水、一氧化碳、二氧化碳、氮氧化物、硫化氢等物质。

（3）电子俘获检测器（ECD）。电子捕获检测器也称电子俘获检测器，它是一种选择性很强的检测器，对具有电负性物质（如含卤素、硫、磷、氰等的物质）的检测有很高灵敏度。电负性愈强，灵敏度愈高。它是目前分析痕量电负性有机物最有效的检测器。电子捕获检测器已广泛应用于农药残留、大气及水质污染分析，以及生物化学、医学、药物学和环境监测等领域中。它的缺点是线性范围窄，易受污染，且响应易受操作条件的影响，重现性较差。

（4）火焰光度检测器（FPD）。火焰光度检测器是对含磷、含硫的化合物的高选择性和高灵敏度的一种色谱检测器。检测器主要由火焰喷嘴、滤光片、光电倍增管构成。根据硫、磷化合物在富氢火焰中燃烧时，生成化学发光物质，并能发射出特征频率的光，记录这些特征光谱，即可检测含硫、磷化合物。FPD 检出限可达 $10^{-12} g/s^{-1}$（对 P）或 $10^{-11} g/s^{-1}$（对 S）。这种检测器可用于大气中痕量硫化物以及农副产品，水中的 ppb 级有机磷和有机硫农药残留量的测定。

（5）氮磷检测器（NPD）。氮磷检测器与 FID 结构相似，只是将一种涂有碱金属盐的陶瓷珠如铷珠，放置在燃烧的氢火焰和收集极之间，当试样蒸汽和氢气流通过陶瓷珠表面时，含氮、磷的化合物便会从被还原的碱金属蒸汽上获得电子，失去电子的碱金属形成盐再沉积到陶瓷珠的表面上。它是一种质量型检测器，是对含氮、磷的化合物具有高选择性和高灵敏度的检测器。

5. 数据处理系统

数据处理系统首先取得检测器输出的信号（此信号的幅值对时间作图得到色谱

图），其次根据色谱图找出色谱峰的起点，最大值点和终点等，求出色谱峰的保留时间、峰面积（或峰高），从保留时间进行组分的定性推断，从峰面积（或峰高）依定量计算方法算出组分定量的结果。

（三）定性、定量分析方法

1. 定性分析

色谱定性分析就是确定各色谱峰所代表的化合物。目前有以下几种。

（1）根据色谱保留值定性。各种物质在一定的色谱条件下均有确定不变的保留值，因此，保留值可作为一种定性指标。这种方法简单，不需要其他仪器设备，但由于不同物质在相同的条件下，往往具有相近甚至完全相同保留值，因此，有很大的局限性。其应用仅限于当未知物通过其他方法的考虑（如来源等）可能为某几种化合物时，或属于某种类型时作最后确证；其可靠性不足以鉴定完全未知的化合物。

（2）利用纯物质对照定性。在一定的色谱条件下，一种物质只有一个确定的保留时间。因此，将已知纯物质在相同的色谱条件下的保留时间与未知物的保留时间进行比较，就可以定性鉴定未知物。若二者相同，则未知物可能是已知的纯物质；不同，则未知物就不是该纯物质。纯物质对照法定性只适用于对组分性质已有所了解，组成比较简单，且有纯物质的未知物。

（3）根据相对保留值 γ_{21} 定性。相对保留值 γ_{21} 仅与柱温和固定液性质有关，与其他操作条件无关。在色谱手册中都列有各种物质在不同固定液上的保留值数据，用已求出的相对保留值与文献相应值比较即可定性。

（4）加入已知物增加峰高法定性。当未知样品中组分较多，所得色谱峰过密，用上述方法不易辨认时，或仅作未知样品指定项目分析时均可用此法。首先作出未知样品的色谱图，然后在未知样品加入某已知物，又得到一个色谱图。峰高增加的组分即可能为这种已知物。

5 保留指数 I 定性。保留指数又叫 Kovats 指数，是一种重现性较其他保留数据都好的定性参数。它表示物质在固定液上的保留行为，是目前使用最广泛并被国际上公认的定性指标。保留指数 I 也是一种相对保留值，它是把正构烷烃中某两个组分的调整保留值的对数作为相对的尺度，并假定正构烷烃的保留指数为 100 n。被测物的保留指数值可用内插法计算。保留指数的物理意义在于它是与被测物质具有相同调整保留时间的假想的正构烷烃的碳数乘以 100。保留指数仅与固定相的性质、柱温有关，与其他实验条件无关。其准确度和重现性都很好。只要柱温与固定相相同，就可应用文献值进行鉴定，而不必用纯物质相对照。

2. 定量分析

色谱定量分析的依据是被测物质的量与它在色谱图上的峰面积（或峰高）成正比。常见的定量分析方法有以下几种。

（1）归一化法。假设试样中有 n 个组分，每个组分的质量分别为 m_1，m_2，$\cdots$，m_n，各组分含量的总和 m 为 100%，其中组分 i 的质量分数 w_i 可按式 3-19 计算：

$$w_i = \frac{m_i}{m} \times 100\% = \frac{m_i}{m_1 + m_2 + \cdots + m_i + m_n} \times 100\%$$

$$= \frac{A_i f_i}{A_1 f_1 + A_2 f_2 + \cdots + A_i f_i + A_n f_n} \times 100\% \qquad （式3-19）$$

若各组分的 f 值近似或相同，如同系物中沸点接近的各组分，则上式可简化为：

$$w_i = \frac{A_i}{A_1 + A_2 + \cdots + A_i + A_n} \times 100\% \qquad （式3-20）$$

归一化法的优点是简单、准确，操作条件，如进样量、流速等变化时对定量结果影响不大。但此法在实际工作中仍有一些限制，如样品的所有组分必须全部流出，且出峰。某些不需要定量的组分也必须测出其峰面积及 f_i 值。此外，测量低含量尤其是微量杂质时，误差较大。

（2）内标法。当只需要测定试样中某几个组分时，而且试样中所要组分不能完全出峰时，可采用此法。内标法是将一定量的纯物质作为内标物，加入到准确称取的试样中，根据被测物和内标物的质量及其在色谱图上相应的峰面积比，求出某组分的含量。内标法是通过测量内标物及欲测组分的峰面积的比值来计算的，故因操作条件变化引起的误差可抵消，可得到较准确的结果。内标物要满足①试样中不含有该物质；②与被测组分性质（如挥发性、化学结构、极性以及溶解度等）比较接近；③不与试样发生化学反应；④出峰位置应位于被测组分附近，且无组分峰影响。

（3）内标标准曲线法。若将内标法中的试样取样量和内标物加入量固定，若以 w_i 对 A_i/A_s 作图可得一直线，即为内标法标准曲线。制作标准曲线时，先将欲测组分的纯物质配成不同浓度的标准溶液，取定量的标准溶液和内标物，混合后进样分析，分别测得 A_i 和 A_s，以 w_i 对 A_i/A_s 作图，分析时，取与制作标准曲线时相同量的试样和内标物，测其峰面积比 A_x/A_s。从标准曲线上查得其含量。内标法不必测出校正因子，受操作条件变化的影响小，适合液体试样的常规分析。不必称样，无需数据处理，适合工厂控制分析需要。

（4）外标法。外标法就是应用待测组分的纯物质来制作标准曲线。即以待测组分的纯物质（液体用溶剂稀释，气体用载气或空气稀释）配成不同质量分数（wi）的标准系列，取固定量标准系列进样分析，从所得色谱图上测得 Ai 或 hi，以 Ai 或 hi 对 wi 作图即得标准曲线。分析试样时，取与制作标准曲线时相同量的试样，测其峰面积 A_x 或峰高 hi。从标准曲线上查得其质量分数。外标法不使用校正因子，准确性较高；操作条件变化对结果准确性影响较大；对进样量的准确性控制要求较高，适用于大批量试样的快速分析。

（四）方法条件选择

1. 载气及其流速的选择

当流速较小时，分子扩散成为色谱峰扩展的主要因素，此时应采用相对分子质量较大的载气（N_2、Ar），使组分在载气中有较小的扩散系数。而当流速较大时，传质项为控制因素，宜采用相对分子质量较小的载气（H_2、He），此时组分在载气中有较大的扩散系数，可减小气相传质阻力，提高柱效。当然，载气的选择还必须与检测器相适应。

2. 柱温的选择

柱温直接影响分离效能和分析速度。首先要考虑到每种固定液都有一定的使用温

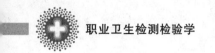

度。柱温不能高于固定液的最高使用温度，否则固定液挥发流失。选择柱温时可参考有关文献。

3. 固定液的选择

固定液对分离是起决定作用的。一般来说，担体的表面积越大，固定液用量可以越高，允许的进样量也就越多。为了改善液相传质，应使液膜薄一些。固定液液膜薄，柱效能提高，并可缩短分析时间。但不能太低，否则，允许的进样量太少。分离非极性物质，一般选用非极性固定液，这时试样中各组分按沸点次序先后流出色谱柱，沸点低的先出峰，沸点高的后出峰。分离极性物质，选用极性固定液，这时试样中各组分主要按极性顺序分离，极性小的先流出色谱柱，极性大的后流出色谱柱。分离非极性和极性混合物时，一般选用极性固定液，这时非极性组分先出峰，极性组分（或易被极化的组分）后出峰。对于能形成氢键的试样，如醇、酚、胺和水等的分离，一般选择极性的或是氢键型的固定液，这时试样中各组分按与固定液分子形成氢键的能力大小先后流出，不易形成氢键的先流出，最易形成氢键的最后流出。

4. 担体的性质和粒度

要求担体的表面积大，表面孔径分布均匀。这样，固定液涂在担体表面上成为均匀的薄膜，液相传质就快，柱效就可提高。担体粒度均匀、细小，也有利于柱效提高。但粒度过小，柱压降增大，对操作不利。

5. 进样时间和进样量

进样必须快，一般在 1 s 之内。进样时间过长，会增大峰宽，峰变形。进样量一般液体 0.1～5 μL，气体 0.1～10 mL，进样太多，会使几个峰叠加，分离不好。

6. 气化温度

在保证试样不分解的情况下，适当提高气化温度对分离及定量有利。

七、高效液相色谱法

（一）方法原理

高效液相色谱法是在经典液相色谱基础上，采用了高压泵、高效固定相和高灵敏度检测器，实现了高效分离和自动化操作。高效液相色谱法具有高柱效、高选择性、分析速度快、灵敏度高、重复性好、应用范围广等优点。

根据分离机制的不同，高效液相色谱法可分为下述几种主要类型：

1. 液液分配色谱法及化学键合相色谱

流动相和固定相都是液体。流动相与固定相之间应互不相溶（极性不同，避免固定液流失），有一个明显的分界面。当试样进入色谱柱，溶质在两相间进行分配。当流动相的极性小于固定液的极性时，称为正相液液分配色谱法；当流动相的极性大于固定液的极性时，称为反相液液分配色谱法。

2. 液固色谱法

流动相为液体，固定相为吸附剂（如硅胶、氧化铝等）。这是根据试样各组分在吸附剂上吸附性能差异实现分离的。

3．离子交换色谱法

离子交换色谱法（IEC）是以离子交换剂作为固定相。基于离子交换树脂上可电离的离子与流动相中具有相同电荷的溶质离子进行可逆交换，依据这些离子与交换剂具有不同的亲和力而将它们分离。凡是在溶剂中能够电离的物质通常都可以用离子交换色谱法来进行分离。

4．离子对色谱法

离子对色谱法是将一种（或多种）与溶质分子电荷相反的离子（称为对离子或反离子）加到流动相或固定相中，使其与溶质离子结合形成疏水型离子对化合物，从而控制溶质离子的保留行为。离子对色谱法（特别是反相）解决了以往难以分离的混合物的分离问题，诸如酸、碱和离子、非离子混合物，特别是一些生化试样如核酸、核苷、生物碱以及药物等分离。

5．离子色谱法

用离子交换树脂为固定相，电解质溶液为流动相。以电导检测器为通用检测器，为消除流动相中强电解质背景离子对电导检测器的干扰，设置了抑制柱。试样组分在分离柱和抑制柱上的反应原理与离子交换色谱法相同。离子色谱法是溶液中阴离子分析的最佳方法。也可用于阳离子分析。

6．空间排阻色谱法

空间排阻色谱法以凝胶为固定相。它类似于分子筛的作用，但凝胶的孔径比分子筛要大得多，一般为数纳米到数百纳米。溶质在两相之间不是靠其相互作用力的不同来进行分离，而是按分子大小进行分离。分离只与凝胶的孔径分布和溶质的流动力学体积或分子大小有关。试样进入色谱柱后，随流动相在凝胶外部间隙以及孔穴旁流过。在试样中一些太大的分子不能进入胶孔而受到排阻，因此就直接通过柱子，首先在色谱图上出现，一些很小的分子可以进入所有胶孔并渗透到颗粒中，这些组分在柱上的保留值最大，在色谱图上最后出现。

（二）仪器组成

高效液相色谱仪一般由流动相贮液器和溶剂处理系统、高压泵系统、进样系统、色谱柱、检测器、恒温器、记录仪等主要部件组成。

1．流动相贮液器和溶剂处理系统

高效液相色谱仪配备一个或多个流动相储器，一般为玻璃瓶，也可以为耐腐蚀的不锈钢、氟塑料或聚醚醚酮特种塑料制成的容器。储器位置要高于泵体，以保持一定的输液净压差，在泵启动时易于让残留的溶剂和泵体中微量气体通过放空阀排出。储器常装有脱除溶剂中溶解的氧、氮等气体装置，这些溶解气可能形成气泡引起谱带展宽，并干扰检测器正常工作。溶剂脱气主要有两种方式，一种是搅拌下真空或超声脱气；另一种是通入氦或氮等惰性气体带出溶解在溶剂中的空气。储器的溶剂导管入口处装有过滤器，以进一步除去溶剂中灰尘或微粒残渣，防止损坏泵、进样阀或堵塞色谱柱。

2．高压泵系统

高效液相色谱仪使用的色谱柱是很细的（1～6 mm），所用固定相的粒度也非常小（几微米到几十微米），所以流动相在柱中流动受到的阻力很大，在常压下，流动相流速十分缓慢，柱效低且费时。为了达到快速、高效分离，必须给流动相施加很大的压力，以加快其在柱中的流动速度。为此，须用高压泵进行高压输液。高压、高速是高效液相色谱的特点之一，使用的高压泵应满足下列条件：①流量恒定，无脉动，并有较大的调节范围（一般为 $1 \sim 10$ mL/min）；②能抗溶剂腐蚀；③有较高的输液压力；对一般分离，60×10^5 Pa 的压力就满足了，对高效分离，要求达到（$150 \sim 300$）$\times 10^5$ Pa。高效液相色谱仪常使用往复式柱塞泵和气动放大泵。

（1）往复式柱塞泵。当柱塞推入缸体时，泵头出口（上部）的单向阀打开，同时，流动相进入的单向阀（下部）关闭，这时就输出少量的流体。反之，当柱塞向外拉时，流动相入口的单向阀打开，出口的单向阀同时关闭，一定量的流动相就由其储液器吸入缸体中。这种泵的特点是不受整个色谱体系中其余部分阻力稍有变化的影响，连续供给恒定体积的流动相。

（2）气动放大泵。其工作原理是：压力为 p_1 的低压气体推动大面积（S_A）活塞 A，则在小面积（S_B）活塞 B 输出压力增大至 p_2 的液体。压力增大的倍数取决于 A 和 B 两活塞的面积比，如果 A 与 B 的面积之比为 50:1，则压力为 5×10^5 Pa 的气体就可得到压力为 250×10^5 Pa 的输出液体。这是一种恒压泵。

3．梯度洗脱

高效液相色谱仪的梯度洗脱类似于气相色谱仪中的程序升温，已成为现代高效液相色谱中不可缺少的部分。梯度洗脱就是载液中含有两种（或更多）不同极性的溶剂，在分离过程中按一定的程序连续改变载液中溶剂的配比和极性，通过载液中极性的变化来改变被分离组分的分离因素，以提高分离效果。梯度洗脱可以分为两种：①低压梯度（也叫外梯度）。在常压下，预先按一定程序将两种或多种不同极性的溶剂混合后，再用一台高压泵输入色谱柱。②高压梯度（或称内梯度系统）。利用两台高压输液泵，将两种不同极性的溶剂按设定的比例送入梯度混合室，混合后，进入色谱柱。

4．进样装置

隔膜式注射进样器是采用硅橡胶或亚硝基氟橡胶作隔垫片的注射器进样口，用高效液相色谱仪专用注射器取一定体积试样穿过垫片注入色谱柱头。当进样压力大于 150×10^5 Pa 时，高压下注射进样可能引起溶剂泄露，此时必须采用停流进样。最常见的是高压定量阀进样，其原理与气相色谱法用的六通法相似，能在高压下（500×10^5 Pa）进样。近年来，自动进样系统已基本普及，可由计算机程序控制，带定量管的试样阀取样、进样、复位、试样管路清洗和试样盘转动，全部按照程序自动进行，一次可连续进行几十至上百个试样分析，适用于大批量试样自动化分析操作。

5．色谱柱

色谱柱是色谱仪最重要的核心部件。通常用后壁玻璃管或内壁抛光的不锈钢管制作的，对于一些有腐蚀性的样品且要求耐高压时，可用铜管、铝管或聚四氟乙烯管。柱子内径一般为 $1 \sim 6$ mm。常用的标准柱型是内径为 4.6 mm 或 3.9 mm，长度为 $15 \sim 30$ cm 的直形不锈钢柱。填料颗粒度为 $5 \sim 10$ μm，柱效以理论塔板数计 7 000 ~ 10 000。近年来的发展趋势是减小填料粒度和柱径以提高柱效。

6. 检测器

检测器的作用是将流动相中组分含量的变化，变成可测量的电信号，然后输入记录器。检测器应具有灵敏度高、重复性好、线性范围宽、死体积小以及对温度和流量的变化不敏感等特点。

高效液相色谱的检测器很多，包括光学（紫外、荧光、折光）检测器和电化学（极谱、电导、库仑、利息选择电极）检测器等。下面介绍几种常见的检测器。

（1）紫外吸收检测器。它的作用原理是基于被分析试样组分对特定波长紫外光的选择性吸收，组分浓度与吸光度的关系遵守朗伯－比尔定律。紫外吸收检测器为最常用的检测器，应用最广，对大部分有机化合物有响应。其灵敏度高，最小检测量为 10^{-9} g/mL，故即使对紫外光吸收很弱的物质也可以检测；线性范围宽；流通池可以很小（1 mm ×10 mm，容积 8 μL）；对流动相的流速和温度变化不敏感，可用于梯度洗脱；波长可选，易于操作。但它对紫外光完全不吸收的试样不能检测，同时溶剂的选择受到限制。

（2）光二极管阵列检测器。光二极管阵列检测器是一种新型的紫外吸收检测器，与一般紫外吸收检测器的区别是进入流通池不是单色光，而是获得全部紫外波长的色谱检测信号，可提供组分的光谱定性信息。光源发出的复合光聚焦后照射到流通池上，透过光经全息凹面衍射光栅色散，投射到由 1 024 个光电二极管组成的二极管阵列而被检测，可同时检测 190～700 nm 波长范围的全部信号。

（3）荧光检测器。荧光检测器是一种高灵敏度、高选择性检测器，其结构及工作原理和荧光光度计相似，利用化合物具有光致发光性质，受紫外光激发，能发射比激发波长较长的荧光对组分进行检测。荧光检测器对多环芳烃，维生素 B、黄曲霉素、卟啉类化合物、农药、药物、氨基酸、甾类化合物等有响应。对不产生荧光的物质可通过与荧光试剂反应，生成可发生荧光的衍生物进行检测。

（4）示差折光检测器。示差折光检测器是借连续测定流通池中溶液折射率的方法来测定试样浓度的检测器。溶液的折射率是纯溶剂（流动相）和纯溶质（试样）折射率乘以各物质的浓度之和。因此，溶有试样的流动相和纯流动相之间折射率之差表示试样在流动相中的浓度。示差折光检测器是一种通用型检测器，对所有物质均有响应，灵敏度一般低于紫外检测器。但因折射率对温度和流速敏感，检测器需要恒温，不适用于梯度洗脱。

（5）电导检测器。电导检测器其作用原理是根据物质在某些介质中电离后所产生电导变化来测定电离物质含量。

（三）定性、定量分析方法

气相色谱中的定性、定量方法也适用于高效液相色谱。

（四）方法条件选择

1. 分离类型的选择

要正确地选择色谱分离方法，首先必须尽可能多地了解样品的有关性质，其次必须熟悉各种色谱方法的主要特点及其应用范围。选择色谱分离方法的主要依据是样品的相

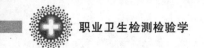

对分子质量的大小，在水中和有机溶剂中的溶解度，极性和稳定程度以及化学结构等物理、化学性质。

（1）相对分子质量。对于相对分子质量较低（一般在200以下），挥发性比较好，加热又不易分解的样品，可以选择气相色谱法进行分析。相对分子质量在200～2 000的化合物，可用液固吸附、液－液分配和离子交换色谱法。相对分子质量高于2 000，则可用空间排阻色谱法。

（2）溶解度。水溶性样品最好用离子交换色谱法和液液分配色谱法；微溶于水，但在酸或碱存在下能很好电离的化合物，也可用离子交换色谱法；脂溶性样品或相对非极性的混合物，可用液－固色谱法。

（3）化学结构。若样品中包含离子型或可离子化的化合物，或者能与离子型化合物相互作用的化合物（如配位体及有机螯合剂），可首先考虑用离子交换色谱，但空间排阻和液液分配色谱也都能顺利地应用于离子化合物；异构体的分离可用液固色谱法；具有不同官能团的化合物、同系物可用液液分配色谱法；对于高分子聚合物，可用空间排阻色谱法。

2. 固定相及分离柱的选择

气相色谱中的固定相及分离柱选择原则也适用于液相色谱。

3. 流动相选择

在气相色谱中，载气是惰性的（与组分分子之间的作用力可忽略不计），常用的只有三四种，它们的性质差异也不大，所以要提高柱子的选择性，只要选择合适的固定相即可。但在液相色谱中，当固定相选定后，流动相的种类、配比能显著的影响分离效果，因此，流动相的选择非常重要。

选择流动相时应注意下列几个因素：

（1）流动相纯度。防止微量杂质长期累积损坏色谱柱和使检测器噪声增加。

（2）避免流动相与固定相发生作用而使柱效下降或损坏柱子。如在液－液色谱中，流动相应与固定液互不相溶，否则，会使固定液溶解流失，酸性溶剂破坏氧化铝固定相等。

（3）对试样要有适宜的溶解度。试样在流动相中应有适宜的溶解度，防止产生沉淀并在柱中沉积。

（4）溶剂的黏度小些为好，否则，会降低试样组分的扩散系数，造成传质速率缓慢，柱效下降。

（5）应与检测器相匹配。例如，当使用紫外检测器时，流动相不应有紫外吸收。

在选择溶剂时，溶剂的极性是选择的重要依据。例如，采用正相液－液分配分离时，首先选择中等极性溶剂，若组分的保留时间太短，降低溶剂极性，反之增加。也可在低极性溶剂中，逐渐增加其中的极性溶剂，使保留时间缩短。

常用溶剂的极性顺序为：

水＞甲酰胺＞乙腈＞甲醇＞乙醇＞丙醇＞丙酮＞二氧六环＞四氢呋喃＞甲乙酮＞正丁醇＞乙酸乙酯＞乙醚＞异丙醚＞二氯甲烷＞氯仿＞溴乙烷＞苯＞四氯化碳＞二硫化碳＞环己烷＞己烷＞煤油。

　　除此之外，在选择溶剂时，溶剂的极性是最重要的依据，有时还需要采用二元或多元组合溶剂作为流动相，以灵活调节流动相的极性或增加选择性，以改进分离或调整出峰时间。选择时要参阅有关手册，并通过实验确定。

（周丽屏　吴邦华　刘移民）

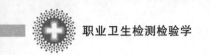

第四章 工作场所粉尘危害因素的监测

第一节　粉尘采样的基本原则

一、概述

生产性粉尘指在生产活动中产生的能够较长时间漂浮在生产环境中的颗粒物，是污染作业环境、损害劳动者健康的重要职业性有害因素，可引起包括尘肺病在内的多种职业性肺部疾病。

生产性粉尘按照其性质可分为无机粉尘和有机粉尘，但多数情况下为多种粉尘混合存在，即混合粉尘。生产性粉尘主要来源于矿山开采的凿岩、爆破、破碎，冶金和机械制造业中原材料的粉碎、筛分、配料等，以及皮毛、纺织工业的原料处理。

所有的粉尘颗粒对身体均是有害的，不同特性的生产性粉尘，可能引起机体不同部位、不同程度的损害。生产性粉尘对机体的损害是多方面，直接的健康损害以呼吸系统为主，局部以刺激和炎性作用为主。对呼吸系统的损害主要包括尘肺病、粉尘沉着症、呼吸道炎症和呼吸系统肿瘤等疾病。

二、生产性粉尘的理化特性

影响粉尘对人体的危害性质和程度取决于生产性粉尘的来源、分类及其理化性质。

1. 粉尘的化学成分、浓度和接触时间

工作场所空气中粉尘的化学成分和浓度决定其对人体危害性质和严重程度，不同化学成分的粉尘可导致纤维化、刺激、中毒和致敏作用等，同一种粉尘在作业环境中浓度越高，暴露时间越长，对人体危害越严重。

2. 粉尘的分散度

分散度是指粉尘颗粒大小的组成，以粉尘粒径大小的数量或质量组成百分比来表示，粒径或质量越小的颗粒越多，分散度越高。粉尘粒子分散度越高，其在空气中飘浮的时间越长，沉降速度越慢，被人体吸入的机会越多；而且分散度越高，比表面积越

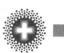

大，越容易参与理化反应，对人体的危害越大。

3. 粉尘的硬度

粒径越大、外形越不规则且坚硬的尘粒可能引起呼吸道黏膜机械性损伤。

4. 粉尘的溶解度

有毒粉尘溶解度越高，对人体毒性越大；相对无毒的粉尘，溶解度越高作用越低。

5. 粉尘的荷电性

同性电荷相斥增强了空气中粒子的稳定程度，异性电荷相吸使尘粒碰撞、聚集并沉降；荷电尘粒在呼吸道内容易被阻留。

6. 粉尘的爆炸性

可氧化的粉尘，如煤、面粉、硫黄、铝等，在适宜的浓度下一旦遇到明火、电火花和放电时，可发生爆炸。

三、生产性粉尘的监测原则

工作场所空气中粉尘的监测是职业病危害因素检测的一个重要方面，其检测内容主要包括粉尘浓度的测定、粉尘分散度的测定、粉尘中游离二氧化硅含量的测定、石棉纤维的测定等内容。

（一）采样前准备

1. 现场调查

为了正确选择采样点、采样对象、采样方法和采样时机，采样前必须对工作场所进行现场调查。必要时可进行预采样。调查内容主要包括：

（1）工作过程中使用的原料、辅助材料，生产的产品、副产品和中间产物等的种类、数量、纯度、杂质及其理化性质。

（2）工作流程包括原料投入方式、生产工艺、加热温度和时间、生产方式和生产设备的完好程度等。

（3）劳动者的工作状况，包括劳动者数、在工作地点停留时间、工作方式、接触有害物质的程度、频度及持续时间等。

（4）工作地点空气中粉尘的产生和扩散规律、存在状态、估计浓度等。

（5）工作地点的卫生状况和环境条件、卫生防护设施及其使用情况、个人防护设施及使用状况等。

2. 采样仪器的准备

（1）检查所用的粉尘采样仪、滤膜的性能和规格是否符合采样要求。

（2）校正粉尘采样仪的采样流量。

（3）使用定时装置控制采样时间的采样，校正定时装置。

（二）采集空气中粉尘样品的基本要求

（1）应满足工作场所有害物质职业接触限值、职业卫生评价和工作场所环境条件对采样的要求。

（2）在采样的同时应做对照试验，即将粉尘采样头（装有滤膜）带至采样点，除

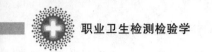

不连接粉尘采样器采集粉尘外，其余操作步骤与样品采集一致，作为样品的空白对照。

（3）采样时应避免有害物质直接飞溅入粉尘滤膜中；粉尘采样头的进气口应避免被衣物等阻隔；用无泵型采样器采样时，应避免风扇等直吹。

（4）在易燃易爆工作场所采样时，应采用防爆型粉尘采样器。

（5）采样过程中应保持采样流量稳定。长时间采样时应记录采样前后的流量，计算是用流量均值。

（6）工作场所空气样品的采样体积，在采样点温度低于 5 ℃和高于 35 ℃、大气压低于 98.8 kPa 和高于 103.4 kPa 时，应将采样体积换算成标准采样体积：

$$V_0 = V_t \times \frac{293}{273 + t} \times \frac{P}{101.3} \qquad\qquad （式 4 - 1）$$

式中：V_0——标准采样体积，L；

V_t——在温度为 t ℃，大气压为 P 时的采样体积，L；

t——采样点的气温，℃；

P——采样点的大气压，kPa。

（7）在粉尘采集、运输和保存的过程中，应注意防止样品的污染。

（8）采样时，采样人员应注意个体防护。

（9）采样时，应在专用的粉尘采样记录表上，边采样边记录。

（三）粉尘监测的类型及其采样要求

粉尘的监测能够真实、准确地定量反映工作场所存在的粉尘浓度和防尘设施的防护效果，客观评价建设项目粉尘危害程度以及防尘设施的防护水平。根据监测的目的，粉尘监测可分为评价监测、日常监测、监督监测和事故性监测等四类。

评价监测适用于建设项目粉尘职业病危害评价，需连续采样和监测 3 个工作日。日常监测是粉尘的日常定期检测，采样和检测 1 个工作班。监督监测是职业卫生监督部门对用人单位进行监督时，对工作场所粉尘的采样和检测。事故性监测则是发生职业危害事故所采取的紧急采样和监测，此时需要根据事故现场具体情况，确定测尘点，必须一直监测至空气中粉尘浓度低于粉尘的 PC-TWA 的 2 倍（粉尘的超限倍数）。

（四）定点采样

1. 采样点选择的原则

（1）测尘点设在有代表性的劳动者接尘点，其中应包括空气中粉尘浓度最高、劳动者接触时间最长的工作地点。

（2）测尘位置选择在作业工人活动的范围内，且粉尘分布较均匀处的呼吸带，有气流影响时，选择在作业地点的下风侧或回风侧，应远离排气口和可能产生涡流的地点。

（3）在评价工作产生防尘设备或措施的防护效果时，应根据设备的情况选定采样点，在工作地点劳动者工作时的呼吸带进行采样。

2. 采样点数目的确定

（1）工作场所按产品的生产工艺流程，凡逸散或存在粉尘的工作地点，至少应设置 1 个采样点。

（2）一个有代表性的工作场所内有多台产生粉尘的同类生产设备时，1～3 台设置 1 个采样点；4～10 台设置 2 个采样点；10 台以上，至少设置 3 个采样点。

（3）劳动者在多个工作地点工作时，在每个工作地点设置 1 个采样点。

（4）劳动者工作是流动的时，在流动的范围内，一般每 10 m 设置 1 个采样点。

3. 采样时段的选择

（1）采样必须在正常工作状态和环境下进行，避免人为因素的影响。

（2）空气中粉尘浓度随季节发生变化的工作场所，应将空气中粉尘浓度最高的季节选择为重点采样季节。

（3）在工作周内，应将空气中粉尘浓度最高的工作日选择为重点采样日。

（4）在工作日内，应将空气中粉尘浓度最高的时段选择为重点采样时段。

（五）个体采样

1. 采样对象的选定

（1）要在现场调查的基础上，根据检测的目的和要求，选择采样对象。

（2）在工作过程中，凡接触和可能接触粉尘的劳动者都列为采样对象。

（3）采样对象中必须包括不同岗位的、接触粉尘浓度最高和接触时间最长的劳动者，其余的采样对象应随机选择。

2. 采样对象数量的确定

（1）在采样对象范围内，能够确定接触粉尘浓度最高和接触时间最长的劳动者时，每种工作岗位按表 4-1 选定采样对象的数量，其中应包括接触粉尘浓度最高和接触时间最长的劳动者。

表 4-1　采样对象数量的确定（1）

劳动者数/人	采样对象数/人
<3	全部
3～5	2
6～10	3
>10	4

（2）在采样对象范围内，不能确定接触粉尘浓度最高和接触时间最长的劳动者时，每种工作岗位按表 4-2 选定采样对象的数量。

表 4-2　采样对象数量的确定（2）

劳动者数/人	采样对象数/人
<6	全部
6	5
7～9	6
10～14	7

续表 4 - 2

劳动者数/人	采样对象数/人
15 ~ 26	8
27 ~ 50	9
50 ~	11

（六）职业接触限值为超限倍数的粉尘样品采集

用定点、短时间采样的方法进行采样，选择有代表性、空气中粉尘浓度最高的工作地点作为重点采样检测点，选择有代表性、空气中粉尘浓度最高的工作时间作为重点采样时段，也可采用个体采样方法进行样品采集，采样时间一般为 15 min。一次采样时间不足 15 min，可进行 1 次以上采样，短时间接触的浓度按 15 min 时间加权平均浓度计算。换算的短时间接触的浓度与粉尘的 TWA 值进行比较，粉尘的超限倍数为 2。

$$C_S = \frac{c \cdot v}{F \cdot t} \qquad （式 4 - 2）$$

式中：C_s——空气中粉尘的最高浓度，mg/m^3；

c——测得样品溶液中有害物质的浓度，$\mu g/mL$；

v——样品溶液体积，mL；

F——采样流量，L/min；

t——采样时间，min。

（七）职业接触限值为时间加权平均容许浓度的样品采集

根据工作场所空气中粉尘浓度的存在状况或采样仪器的操作性能，可选择个体采样、定点采样、短时间采样或长时间采样方法。

1. 采用个体采样方法的采样

一般采用长时间采样方法；选择有代表性的、接触空气中粉尘浓度最高的劳动者作为重点采样对象；确定采样对象的数目；将个体粉尘采样仪佩戴在采样对象的前胸上部，进气口尽量接近呼吸带；采样仪器能够满足全工作日连续一次性采样时，空气粉尘 8 h 时间加权平均浓度按式 4 - 3 进行计算：

$$C_{TWA} = \frac{c \cdot v}{F \cdot 480} \times 1000 \qquad （式 4 - 3）$$

式中：C_{TWA}——空气中粉尘 8 h 时间加权平均浓度，mg/m^3；

c——测得空气中粉尘的浓度，$\mu g/mL$；

v——样品溶液体积，mL；

F——采样流量，L/min；

480——时间加权平均容许浓度规定的以 8 h 计，min。

采样仪器不能满足全工作日连续一次性采样时，可根据采样仪器的操作时间，在工作日内进行 2 次或 2 次以上的采样。空气中 C_{TWA} 按式 4 - 4 计算：

$$C_{TWA} = \frac{C_1 T_2 + C_2 T_2 + \cdots + C_n T_n}{15} \qquad （式 4 - 4）$$

式中：C_{TWA}——空气中粉尘 8 h 时间加权平均浓度，mg/m^3；

C_1，C_2，C_n——测得样品溶液中粉尘的浓度，$\mu g/mL$；

T_1，T_2，T_n——劳动者在相应的粉尘浓度下工作时间，h；

8——时间加权平均容许浓度规定的以 8 h 计，h。

2. **采用定点采样方法的采样**

（1）劳动者在一个工作地点工作时，可采用长时间采样方法或短时间采样方法。

长时间采样方法：选择有代表性的、空气中粉尘浓度最高的工作地点作为重点采样点；将粉尘采样仪的进气口尽量安装在劳动者工作时的呼吸带；全工作日连续一次性采样或进行 2 次或 2 次以上的采样，空气中粉尘的 C_{TWA} 按上述 C_{TWA} 的公式进行计算。

短时间采样方法：在空气中粉尘不同浓度的时段分别进行采样，并记录每个时段劳动者的工作时间；每次采样时间一般为 15 min。

（2）劳动者在一个以上工作地点工作或移动作业时，在劳动者的每个工作地点或移动范围内设立采样点，分别进行采样；并记录每个测尘点劳动者的工作时间；在每个测尘点，应在劳动者工作时，粉尘浓度最高的时段进行采样，每次采样时间一般为 15 min。

第二节　总粉尘浓度测定

一、概述

总粉尘是指可进入整个呼吸道（鼻、咽和喉、胸腔支气管、细支气管和肺泡）的粉尘，简称为总尘。

总粉尘浓度的测定方法采用滤膜称量法。

二、原理

抽取一定体积的含尘空气，将粉尘阻留在已知质量的测尘滤膜上，由采样前后滤膜的增量，计算出单位体积空气中粉尘的质量。

三、仪器与材料

（1）测尘滤膜。过氯乙烯滤膜或其他测尘滤膜。空气中粉尘浓度 ≤50 mg/m^3 时，用直径 37 mm 或 40 mm 的滤膜；粉尘浓度 >50 mg/m^3 时，用直径 75 mm 的滤膜。

（2）粉尘采样器。包括采样夹和采样器两部分。

1）采样夹：应满足总粉尘采样效率的要求，采样前需进行气密性检查。

气密性检查方法：将滤膜夹上装有塑料薄膜的采样头放于盛水的烧杯中，向采样头内送气加压，但压差达到 1 000 Pa 时，水中应无气泡产生。或用手指完全堵住采样头的

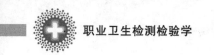

进气口，转子应能迅速下降到流量计底部。自动控制流量的采样器，则进入停滞运转状态。

粉尘采样夹可安装直径40 mm和75 mm的滤膜，用于定点采样；小型塑料采样夹可安装直径≤37 mm的滤膜，用于个体采样。

2）采样器：用于个体采样时，流量范围为1～5 L/min；用于定点采样时，流量范围为5～80 L/min。用于长时间采样时，连续运转时间应≥8 h。

采样前检查仪器外观和配件，应完整无缺损；打开电源时，电源容量指示灯和电池电压应正常；操作应严格按照仪器使用说明书的规定；应定期对仪器进行计量检定，采样前做好流量校准。

需要防爆的工作场所应使用防爆型粉尘采样器。

（3）分析天平。感量应为0.1 mg或0.01 mg，应严格按天平使用说明操作，应定期计量检定。

（4）其他辅助器材。计时器、除静电器、手套、镊子、干燥器（内装变色硅胶）。

四、空气中粉尘的采集

（一）滤膜准备

测量前，将滤膜置于干燥器内2 h以上。

用镊子取下滤膜的衬纸，将滤膜通过除静电器，除去滤膜的静电，在分析天平上准确测量。在衬纸上和记录表上记录滤膜的质量和编号。打开滤膜夹，将直径40 mm的滤膜毛面向上平铺于锥形杯上，旋紧固定环，务必使滤膜无皱褶或裂隙，放入样品盒中。直径75 mm的滤膜折叠做成漏斗状转入采样夹。

（二）采样

现场采样参照本章第一节。

1. 定点采样

根据粉尘检测的目的和要求，可以采用短时间采样或长时间采样。

（1）短时间采样。在采样点，将装好滤膜的粉尘采样夹，在呼吸带高度以15～40 L/min流量采集15 min空气样品。

（2）长时间采样：在采样点，将装好滤膜的粉尘采样夹，在呼吸带以1～5 L/min流量采集1～8 h空气样品（由现场的粉尘浓度和采样器的性能等确定）。

2. 个体采样

将装好滤膜的粉尘采样夹，佩戴在采样对象的前胸上部，进气口尽量接近呼吸带，以1～5 L/min流量采集1～8 h空气样品（由现场的粉尘浓度和采样器的性能等确定）。

采样前，要通过调节使用的采样流量和采样时间，防止滤膜上粉尘增量超过上述要求（即过载）。采样过程中，若有过载可能，应及时更换采样夹。

五、样品的运输和保存

采样后，取出滤膜的接尘面朝里对折2次，置于清洁容器内。或将滤膜或滤膜夹取下，放入原来的滤膜盒中。室温下运输和保存。携带运输过程中应防止粉尘脱落或二次污染。

六、测定

分别于采样前和采样后，将滤膜和含尘滤膜置于干燥器内 2 h 以上，除静电后，在同一台分析天平上准确称量并记录其质量 m_1 和 m_2，$m_2 - m_1$ 即为滤膜增量 Δm。当 $\Delta m \geq$ 1 mg 时，可用感量为 0.1 mg 分析天平称量；当 $\Delta m \leq 1$ mg 时，应用感量为 0.01 mg 分析天平称量。

七、粉尘浓度的计算

空气中总粉尘浓度：

$$C = \frac{m_2 - m_1}{Q \times t} \times 1000 \qquad (式 4 - 5)$$

式中：C——空气中总粉尘浓度，mg/m^3；

m_2——采样后的滤膜质量，mg；

m_1——采样前的滤膜质量，mg；

Q——采样流量，L/min；

t——采样时间，min。

八、滤膜上总粉尘的增量要求

无论定点采样或个体采样，要根据现场空气中粉尘的浓度、使用采样夹的规格、采样流量及采样时间，估算滤膜上总粉尘的增量（Δm）。滤膜粉尘 Δm 的要求与称量使用的分析天平感量和采样使用的测尘滤膜直径有关。采样时要通过调节采样流量和采样时间，控制滤膜粉尘 Δm 在表 4-3 要求范围内。否则，有可能过载造成粉尘脱落。采样过程中，若有过载可能，应及时更换采样夹。

表 4-3 滤膜总粉尘的增量要求

分析天平感量/mg	滤膜直径/mm	Δm 的要求/mg
0.1	≤37	$1 \leq \Delta m \leq 5$
	40	$1 \leq \Delta m \leq 10$
	75	$\Delta m \geq 1$，最大增量不限
0.01	≤37	$0.1 \leq \Delta m \leq 5$
	40	$0.1 \leq \Delta m \leq 10$
	75	$\Delta m \geq 0.1$，最大增量不限

九、注意事项

（1）本方法的最低检出限浓度为 0.2 mg/m^3（以 0.01 mg 感量的天平称量，采集

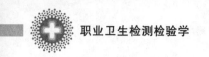

500 L 空气样品计）。

（2）当过氯乙烯滤膜不适用时（如在高温情况下采样），可用超细玻璃纤维滤纸。

（3）采样前后，滤膜称量应使用同一台分析天平。

（4）测尘滤膜通常带有静电，影响称量的准确性，因此应在每次称量前去除静电。

（5）若粉尘浓度过高，应缩短采样时间，或跟更换滤膜后继续采样。

第三节　呼吸性粉尘浓度测定

一、概述

尘粒的空气动力学直径（aerodynamic equivalent diameter，AED），是指某一种类的粉尘粒子，不论其形状、大小和密度如何，如果它在空气中的沉降速度与一种密度为 1 的球形粒子的沉降速度一样时，则这种球形粒子的直径即为该种粉尘粒子的空气动力学直径。在同一空气动力学直径的尘粒，在空气中具有相同的沉降速度和悬浮时间，并趋向于沉降在人体呼吸道内的相同区域。

呼吸性粉尘是指按呼吸性粉尘标准测定方法所采集的可进入肺泡的粉尘粒子，其 AED 直径均在 7.07 μm 以下，空气动力学直径 5 μm 以下粉尘粒子的采集效率为 50%，简称为呼吸性粉尘。

呼吸性粉尘浓度的测定一般采用预分离 - 滤膜称量法。

二、原理

空气中粉尘通过采样器上的预分离器，分离出的呼吸性粉尘颗粒采集在已知质量的滤膜上，有采样后滤膜的增量和采气体积，计算出空气中呼吸性粉尘浓度。

三、器材与材料

（1）测尘滤膜。过氯乙烯滤膜或其他测尘滤膜。

（2）呼吸性粉尘采样器。主要分为预分离器和采样器。

1）预分离器：对粉尘粒子的分离性能应符合呼吸性粉尘采样的要求，即采集的粉尘空气动力学直径应在 7.07 μm 以下，且直径为 5 μm 的粉尘粒子的采集率应为 50%。

2）采样器：性能和技术指标应满足采样要求，采样流量应与预分离器相匹配。需要防爆的工作场所应使用防爆型采样器。

采样前应检查仪器外观和配件应完整无缺损；打开电源后，电源容量指示灯，电池电压应正常；操作应严格按照使用说明书的规定；定期计量检定，采样前后进行流量校准；需要防爆时应使用防爆型采样器。

（3）分析天平。感量为 0.01 mg，应严格按照天平使用说明操作，定期计量检定。

（4）其他辅助器材。计时器、干燥器、除静电器、手套、镊子等。

四、粉尘样品的采集

（一）滤膜的准备

称量前，将滤膜置于干燥器内 2 h 以上。用镊子取下滤膜两面的衬纸，置于天平上称量，记录初始质量，然后将滤膜装入滤膜夹中，确认无皱褶或裂缝后，放入带编号的样品盒中备用。如用冲击式呼吸性粉尘采样器时，需将硅油或黏着剂涂在冲击片上，涂片时应把黏着剂涂均匀，量不宜过多，以 5～8 mg 为宜。涂后在天平上称量，记录初始质量，然后将冲击片编号，放在存储盒中备用。

（二）采样

1. 定点采样

根据粉尘检测的目的和要求，可以采用短时间采样或长时间采样。

（1）短时间采样。在采样点，将装好滤膜的呼吸性粉尘采样器，在呼吸带高度以预分离器要求的流量采集空气样品 15 min。

（2）长时间采样。在采样点，将装好滤膜的呼吸性粉尘采样器，在呼吸带高度以预分离器要求的流量采集空气样品 1～8 h（具体由采样现场粉尘浓度和采样器性能等确定）。

2. 个体采样

将装好滤膜的呼吸性粉尘采样器，佩戴在采样对象的前胸上部，进气口尽量接近呼吸带，以预分离器要求的流量采集空气样品 1～8 h（具体由采样现场粉尘浓度和采样器性能等确定）。

采样后，从预分离器中取出滤膜，将滤膜的接尘面朝里对折 2 次，置于清洁容器内运输和保存。运输和保存过程中应防止粉尘脱落或污染。

无论定点采样或个体采样，采样前，要根据现场空气中粉尘浓度、采样夹大小、采样流量及采样时间，估算滤膜上粉尘的增量（Δm），通过调节采样时间，确保 $0.1 \leq \Delta m \leq 5$。否则，有可能滤膜过载或造成粉尘脱落。采样过程中若有过载可能，应及时更换测尘滤膜。

五、样品的运输和保存

采样后，从预分离器中取出滤膜，将滤膜的接尘面朝里对折 2 次，置于清洁容器内运输和保存。运输和保存过程中应防止粉尘脱落或污染。

六、测定

测量前，将采样后的滤膜置于干燥器内 2 h 以上，除静电后，在分析天平上准确称量，记录滤膜和粉尘的质量（m_2）。

七、结果计算

在分析天平上准确称量并记录滤膜采样前和采样后的质量 m_1 和 m_2，按式 4 - 6 进行

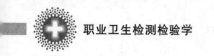

计算呼吸性粉尘的浓度：

$$C = \frac{m_2 - m_1}{V \cdot t} \times 1000 \qquad (式 4 - 6)$$

式中：C——空气中总粉尘浓度，mg/m³；

m_2——采样后的滤膜质量，mg；

m_1——采样前的滤膜质量，mg；

Q——采样流量，L/min；

t——采样时间，min。

八、注意事项

（1）本方法的最低检出浓度为 0.2 mg/m³（以 0.01 mg 感量天平，采集 500 L 空气样品计）。

（2）测尘滤膜通常带有静电，影响称量准确性，因此在每次称量前去除静电。

（3）长时间采样和个体采样主要用于 PC-TWA 评价时采样，短时间采样主要用于超限倍数评价时采样；也可在以下情况，用于 PC-TWA 评价时采样：①工作日内，空气中粉尘浓度比较稳定，没有大的波动，可用短时间采样方法采集 1 个或数个样品。②工作日内，空气中粉尘浓度变化有一定规律，即有几个浓度不同但稳定的时段时，可以在不同时段内，进行短时间采样，并记录劳动者在此浓度下接触的时间。

（4）采样前后，滤膜称量应使用同一台分析天平。

第四节　粉尘分散度测定

一、概述

粉尘分散度是指粉尘颗粒大小的组成，即物质被粉碎的程度，以粉尘粒径大小的数量或质量组成百分比表示，前者称为粒子分散度，后者称为质量分散度，粒径或质量小的颗粒越多，分散度越高。粉尘粒子分散度越高，其在空气中飘浮的时间越长，沉降速度越慢，被机体吸入的机会就越大；粉尘分散度越高，比表面积越大，越易参与化学反应，对于机体危害也就越大。

粉尘分散度测定有滤膜溶解法和自然沉降法两种方法。

二、原理

（一）滤膜溶解涂片法

将采集有粉尘的过氯乙烯滤膜溶于有机溶剂中，形成粉尘颗粒的混悬液，制成标本，在显微镜下测量和计数粉尘的大小及数量，计算不同大小粉尘颗粒的百分比。

（二）自然沉降法

将含尘空气采集在沉降器内，粉尘自然沉降在盖玻片上，在显微镜下测量和计数粉尘的大小及数量，计算不同大小粉尘颗粒的百分比。对于可溶于乙酸丁酯的粉尘选用本法。

三、器材与试剂

（1）器材：①瓷坩埚或烧杯，25 mL；②格林沉降器；③盖玻片，18 mm×18 mm；④载物玻片，75 mm×25 mm×1 mm；⑤显微镜；⑥目镜测微尺；⑦物镜测微尺，为一标准尺度，其总长为1 mm，分为100等分刻度，每一分度值为0.01 mm，即10 μm（图4-1）。使用前，所用仪器必须擦洗干净。

（2）试剂：乙酸乙酯；乙醇。

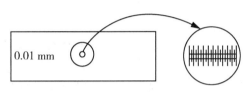

图4-1 物镜测微尺

四、粉尘样品的采集

（一）滤膜溶解涂片法

将粉尘采样器架设在选定测尘点上，在呼吸带高度以15～40 L/min的流量，将空气中的粉尘采集到直径40 mm的过氯乙烯滤膜上。

（二）自然沉降法

（1）清洗沉降器，将盖玻片用洗涤液清洗，用水冲洗干净后，再用95%乙醇擦洗干净，采样前将盖玻片放在沉降器底座的凹槽内，推动滑板至与底座平齐，盖上圆筒盖。

（2）采样点的选择参照第一节的采样点选择原则，可从总粉尘浓度测定的采样点中选择有代表性的采样点。

（3）采样方法：将滑板向凹槽方向推动，直至圆筒位于底座之外，取下筒盖，上下移动几次，使含尘空气进入圆筒内；盖上圆筒盖，推动滑板至与底座平齐。然后将沉降器水平静止3 h，使尘粒自然沉降在盖玻片上。

五、测定

（一）滤膜溶解涂片法

将采集有粉尘的过氯乙烯滤膜放入瓷坩埚或烧杯中，用吸管加入1～2 mL乙酸丁酯，用玻璃棒充分搅拌，制成均匀的粉尘混悬液。立即用滴管吸取1滴，滴于载物玻片上；用另一载物玻片成45°角推片，待乙酸丁酯自然挥发，制成粉尘（透明）标本，贴上标签，注明样品标识。

目镜测微尺的标定：将待标定目镜测微尺放入目镜筒内，物镜测微尺置于载物台上，先在低倍镜下找到物镜测微尺的刻度线，移至视野中央，然后换成400～600放大倍率，调至刻度线清晰，移动载物台，使物镜测微尺的任一刻度与目镜测微尺的任一刻度相重合，刻度线间物镜测微尺和目镜测微尺的刻度数（图4-2）。

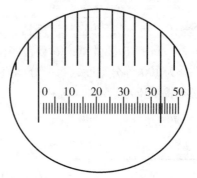

图4-2　目镜测微尺的标定

然后找出两种测微尺另外一条重合的刻度线，分别数出两种测微尺重合部分的刻度数，按照式4-7计算出目镜测微尺刻度的间距。

$$D = \frac{a}{b} \times 10 \qquad\qquad （式4-7）$$

式中：D——目镜测微尺刻度的间距数值，μm；

　　　a——物镜测微尺刻度数；

　　　b——目镜测微尺刻度数；

　　　10——物镜测微尺每刻度间距数值，μm。

图4-2中，目镜测微尺45个刻度相当于物镜测微尺10个刻度，则目镜测微尺尺寸1个刻度相当于：

$$10/45 \times 10 = 2.2 （\mu m）$$

分散度的测定：取下物镜测微尺，将粉尘标本放在载物台上，先用低倍镜找到粉尘颗粒，然后在标定目镜测微尺所用的放大倍率下观察，用目镜测微尺随机地依次测定每个粉尘颗粒的大小，遇长径量长径，遇短径量短径。至少测量200个尘粒（图4-3）。按表4-4分组记录，算出百分数。

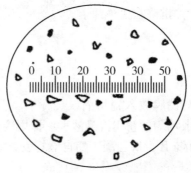

图4-3　粉尘分散度的测量

表 4 – 4　粉尘分散度测量记录表

粒径/μm	<2	2～	5～	≥10
尘粒数/个				
百分数				

（二）自然沉降法

制备测定标本：将滑板推出底座外，取出盖玻片，采尘面向下贴在有标签的载物玻片上，标签上注明样品的采集地点和时间。

分散度测定：在显微镜下测量和计算，同滤膜溶解涂片法。

六、注意事项

（一）滤膜溶解涂片法

（1）所用仪器在用前必须擦拭干净，避免粉尘污染，已制好的涂片标本应置于玻璃平皿内保存，避免外来粉尘的污染。

（2）镜检时，如发现涂片上粉尘密集而影响测量时，可向粉尘悬液中再加乙酸丁酯稀释，重新制备标本。

（3）已标定的目镜测微尺，只能在标定时所用的目镜和物镜放大倍率下应用。

（4）应选择涂片标本中粉尘分布较均匀的部位进行测量，以减少误差。

（5）本方法不能测定可溶于有机溶剂中的粉尘（可用自然沉降法）和纤维状粉尘。

（6）粉尘涂片制作好后，需晾干方可放在显微镜下观测。

（7）每个样本至少测量 200 个尘粒，注意不要重复计算相同的尘粒，要求每个样品分别计算 2 次。

（二）自然沉降法

本方法适用于各种颗粒性粉尘，包括能溶于乙酸丁酯的粉尘；使用的盖玻片和载物玻片均应无尘粒；沉降时间不能 <3 h。

第五节　游离二氧化硅测定

一、概述

在自然界中，游离二氧化硅分布很广，在 16 km 以内的地壳中约占 5%，在 95% 的矿石中均含有数量不等的游离二氧化硅。游离二氧化硅粉尘，俗称为矽尘，石英中的游离二氧化硅达到 99%，故常以石英尘作为矽尘的代表。

粉尘中游离二氧化硅含量的测定可选择使用焦磷酸法、红外分光光度法或 X 射线衍射法。

二、焦磷酸法

（一）方法原理

游离二氧化硅指结晶型的二氧化硅（即石英），粉尘中游离二氧化硅含量高于 10% 时，均按矽尘容许浓度对待。粉尘中硅酸盐及金属氧化物能溶于加热到 245～250 ℃的焦磷酸中，游离二氧化硅几乎不溶，而实现分离，然后称量分离出二氧化硅，计算其在粉尘中百分含量。

（二）器材与试剂

（1）器材：①采样器（同本章第二节和第三节）。②恒温干燥箱。③干燥器（内盛变色硅胶）。④分析天平（感量为 0.1 mg）。⑤锥形瓶，50 mL。⑥可调电炉。⑦高温电炉。⑧瓷坩埚或铂坩埚，25 mL，带盖。⑨坩埚钳或铂尖坩埚钳。⑩量筒（25 mL）。⑪烧杯（200～400 mL）。⑫玛瑙研钵。⑬慢速定量滤纸。⑭玻璃漏斗及其架子。⑮温度计（0～360 ℃）。

（2）试剂：①焦磷酸，将 85%（W/W）的磷酸加热到沸腾，至 250 ℃不冒泡为止，放冷，贮存于试剂瓶中；②氢氟酸（40%）；③硝酸铵；④盐酸溶液（0.1 mol/L）。

（三）样品的采集

现场采样参照本章第一节。

本方法需要的粉尘样品量一般应大于 0.1 g，可用直径 75 mm 滤膜大流量采集空气中的粉尘，也可在采样点采集呼吸带高度的新鲜沉降尘，并记录采样方法和样品来源。

（四）测定步骤

（1）将采集的粉尘样品放在（105 ±3）℃的烘箱内干燥 2 h，稍冷，贮于干燥器备用。如果粉尘粒子较大，需用玛瑙研钵研磨至手捻有滑感为止。

（2）准确称取 0.100 0～0.200 0 g（G）粉尘样品于 25 mL 锥形瓶中，加入 15 mL 焦磷酸及数毫克硝酸铵，搅拌，使样品全部湿润。将锥形瓶放在可调电炉上，迅速加热到 245～250 ℃，同时用带有温度计的玻璃棒不断搅拌，保持 15 min。

（3）若粉尘样品含有煤、其他碳素及有机物，应放在瓷坩埚或铂坩埚中，在 800～900 ℃下灰化 30 min 以上，使碳及有机物完全灰化。取出冷却后，将残渣用焦磷酸洗入锥形瓶。若含有硫化矿物（如黄铁矿、黄铜矿、辉铜矿等），应加数毫克结晶硝酸铵于锥形瓶中。再按照上述测定步骤（2）加焦磷酸和数毫克硝酸铵加热处理。

（4）取下锥形瓶，在室温下冷却至 40～50 ℃，加 50～80 ℃的蒸馏水至 40～45 mL，一边加蒸馏水一边搅拌均匀。将锥形瓶中内容物小心转移入烧杯，并用热蒸馏水冲洗温度计、玻璃棒和锥形瓶，洗涤液倒入烧杯中，加蒸馏水至 150～200 mL。取慢速定量滤纸折叠成漏斗状，放于漏斗并用蒸馏水湿润。将烧杯放在电炉上煮沸内容物，稍静置，待混悬物略沉降，趁热过滤，滤液不超过滤纸的 2/3 处。过滤后，用 0.1 mol 盐酸洗涤烧杯，并移入漏斗中，将滤纸上的沉渣冲洗 3～5 次，再用热蒸馏水洗至无酸性反应为止（用 pH 试纸试验）。如用铂坩埚时，要洗至无磷酸根反应后再洗 3 次。上述过程应在当天完成。

（5）将有沉渣的滤纸折叠数次，放入已称至恒量（m_1）的瓷坩埚中，在电炉上干燥、炭化；炭化时要加盖并留一小缝。然后放入高温电炉内，在 800 ～ 900 ℃ 灰化 30 min；取出，室温下稍冷后，放入干燥器中冷却 1 h，在分析天平上称至恒量（m_2），并记录。

（6）按式 4 - 8 计算粉尘中游离二氧化硅的含量：

$$SiO_2(F) = \frac{m_2 - m_1}{G} \times 1000 \qquad （式 4 - 8）$$

式中：SiO_2（F）——游离二氧化硅含量,%；

　　　m_1——坩埚质量，g；

　　　m_2——坩埚加沉渣质量，g；

　　　G—粉尘样品质量，g。

（7）焦磷酸难溶物质的处理。若粉尘中含有焦磷酸难溶的物质时，如碳化硅、绿柱石、电气石、黄玉等，需用氢氟酸在铂坩埚中处理。

方法如下：将带有沉渣的滤纸放入铂坩埚内，如步骤（5）灼烧至恒量（m_2），然后加入数滴 9 mol/L 硫酸溶液，使沉渣全部湿润。在通风柜内加入 5 ～ 10 mL 40% 氢氟酸，稍加热，使沉渣中游离二氧化硅溶解，继续加热至不冒白烟为止（要防止沸腾）。再于 900 ℃ 下灼烧，称至恒量（m_3）。氢氟酸处理后游离二氧化硅含量按式 4 - 9 进行计算：

$$SiO_2(F) = \frac{m_2 - m_3}{G} \times 100 \qquad （式 4 - 9）$$

式中：SiO_2（F）——游离二氧化硅含量,%；

　　　m_2——氢氟酸处理前坩埚加沉渣（游离二氧化硅 + 焦磷酸难溶的物质）质量，g；

　　　m_3——氢氟酸处理后坩埚加沉渣（焦磷酸难溶的物质）质量，g；

　　　G——粉尘样品质量，g。

（五）注意事项

（1）焦磷酸溶解硅酸盐时温度不得超过 250 ℃，否则容易形成胶状物。

（2）酸与水混合时应缓慢并充分搅拌，避免形成胶状物。

（3）样品中含有碳酸盐时，遇酸产生气泡，宜缓慢加热，以免样品溅失。

（4）用氢氟酸处理时，必须在通风柜内操作，注意防止污染皮肤和吸入氢氟酸蒸气，造成中毒。

（5）用铂坩埚处理样品时，过滤沉渣必须洗至无磷酸根反应，否则会损坏铂坩埚。

磷酸根检验方法：

原理：磷酸和钼酸铵在 pH 4.1 时，用抗坏血酸还原成蓝色。

试剂：①乙酸盐缓冲液（pH 4.1）：0.025 mol 乙酸钠溶液与 0.1 mol 乙酸溶液等体积混合；②1% 抗坏血酸溶液（于 4 ℃ 保存）；③钼酸铵溶液：取 2.5 g 钼酸铵，溶于

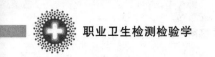

100 mL 的 0.025 mol 硫酸中（临用时配制）。

检验方法：分别将试剂②和③用①稀释成 10 倍，取滤过液 1 mL，加上述稀释试剂各 4.5 mL，混匀，放置 20 min，若有磷酸根离子，溶液呈蓝色。

三、红外分光光度法

（一）原理

α - 石英在红外光谱中于 12.5 μm（800 cm^{-1}）、12.8 μm（780 cm^{-1}）及 14.4（694 cm^{-1}）μm 处出现特异性强的吸收带，在一定范围内，其吸光度值与 α - 石英质量呈线性关系。通过测量吸光度，进行定量测定。

（二）器材与试剂

（1）器材

①瓷坩埚和坩埚钳；②箱式电阻炉或低温灰化炉；③分析天平（感量为 0.01 mg）；④干燥箱及干燥器；⑤玛瑙乳钵；⑥压片机及锭片模具；⑦200 目粉尘筛；⑧红外分光光度计，以 X 轴横坐标记录 900 cm^{-1}～600 cm^{-1} 的谱图，在 900 cm^{-1} 处校正零点和 100%，以 Y 轴纵坐标表示吸光度。

（2）试剂：①溴化钾（优级纯或光谱纯），过 200 目筛后，用湿式法研磨，于 150 ℃ 干燥后，贮于干燥器中备用；②无水乙醇（分析纯）；③标准 α - 石英尘，纯度在 99% 以上，粒度 <5 μm。

（三）样品的采集

根据测定目的，样品的采集方法参照本章第一至第三节，滤膜上采集的粉尘量大于 0.1 mg 时，可直接用于本法测定游离二氧化硅含量。

（四）粉尘中游离二氧化硅的测定

1. 样品处理

准确称量采有粉尘的滤膜上粉尘的质量（G）。然后将受尘面向内对折 3 次，放在瓷坩埚内，置于低温灰化炉或电阻炉（小于600 ℃）内灰化，冷却后，放入干燥器内待用。称取 250 mg 溴化钾和灰化后的粉尘样品一起放入玛瑙乳钵中研磨混匀后，连同压片模具一起放入干燥箱（110 ℃ ±5 ℃）中 10 min。将干燥后的混合样品置于压片模具中，加压 25 MPa，持续 3 min，制备出的锭片作为测定样品。同时取空白滤膜一张，同样处理，作为空白对照样品。

2. 石英标准曲线的绘制精确称取不同质量的标准

α - 石英尘（0.01～1.00 mg），分别加入 250 mg 溴化钾，置于玛瑙乳钵中充分研磨均匀，按上述样品制备方法做出透明的锭片。将不同质量的标准石英锭片置于样品室光路中进行扫描，以 800 cm^{-1}、780 cm^{-1} 及 694 cm^{-1} 三处的吸光度值为纵坐标，以石英质量（mg）为横坐标，绘制 3 条不同波长的 α - 石英标准曲线，并求出标准曲线的回归方程式。在无干扰的情况下，一般选用 800 cm^{-1} 标准曲线进行定量分析。

3. 样品测定

分别将样品锭片与空白对照样品锭片置于样品室光路中进行扫描，记录 800 cm^{-1}

（或 694 cm^{-1}）处的吸光度值，重复扫描测定 3 次，测定样品的吸光度均值减去空白对照样品的吸光度均值后，由 α - 石英标准曲线得样品中游离二氧化硅的质量（m）。

4. 计算

按式 4 - 10 计算粉尘中游离二氧化硅的含量：

$$SiO_2(F) = \frac{m}{G} \times 100 \qquad （式 4 - 10）$$

式中：SiO_2（F）——粉尘中游离二氧化硅（α - 石英）的含量,%；

　　　m——测得的粉尘样品中游离二氧化硅的质量，mg；

　　　G——粉尘样品质量，mg。

（五）注意事项

（1）本方法的 α - 石英检出量为 0.01 mg；相对标准差（RSD）为 0.64% ～ 1.41%。平均回收率为 96.0% ～ 99.8%。

（2）粉尘粒度大小对测定结果有一定影响，因此样品和制作标准曲线的石英尘应充分研磨，使其粒度小于 5 μm 者占 95% 以上，方可进行分析测定。

（3）灰化温度对煤矿尘样品定量结果有一定影响，若煤尘样品中含有大量高岭土成分，在高于 600 ℃ 灰化时发生分解，于 800 cm^{-1} 附近产生干扰，如灰化温度小于 600 ℃ 时，可消除此干扰带。

（4）在粉尘中若含有黏土、云母、闪石、长石等成分时，可在 800 cm^{-1} 附近产生干扰，则可用 694 cm^{-1} 的标准曲线进行定量分析。

（5）为降低测量的随机误差，实验室温度应控制在 18 ～ 24 ℃，相对湿度小于 50% 为宜。

（6）制备石英标准曲线样品的分析条件应与被测样品的条件完全一致，以减少误差。

四、X 射线衍射法

（一）原理

当 X 线照射游离二氧化硅结晶时，将产生 X 线衍射；在一定的条件下，衍射线的强度与被照射的游离二氧化硅的质量成正比。利用测量衍射线强度，对粉尘中游离二氧化硅进行定性和定量测定。

（二）器材与试剂

（1）器材：①测尘滤膜；②粉尘采样器；③滤膜切取器；④样品板；⑤分析天平（感量为 0.01 mg）；⑥镊子，直尺，秒表，圆规等；⑦玛瑙乳钵或玛瑙球磨机；⑧X 线衍射仪。

（2）试剂：①实验用水为双蒸馏水；②盐酸溶液（6 mol/L）；③氢氧化钠溶液（100 g/L）。

（三）样品的采集

根据测定目的，样品的采集方法参见本章第一节，滤膜上采集的粉尘量大于 0.1 mg

时，可直接用于本法测定游离二氧化硅含量。

（四）测定步骤

1. 样品处理

准确称量采有粉尘的滤膜上粉尘的质量（G）。按旋转样架尺度将滤膜剪成待测样品 4～6 个。

2. 标准曲线

（1）标准 α–石英粉尘制备。将高纯度的 α–石英晶体粉碎后，首先用盐酸溶液浸泡 2 h，除去铁等杂质，再用水洗净烘干。然后用玛瑙乳钵或玛瑙球磨机研磨，磨至粒度小于 10 μm 后，于氢氧化钠溶液中浸泡 4 h，以除去石英表面的非晶形物质，用水充分冲洗，直到洗液呈中性（pH =7），干燥备用。

（2）标准曲线的制作。将标准 α–石英粉尘在发尘室中发尘，用与工作环境采样相同的方法，将标准石英粉尘采集在已知质量的滤膜上，采集量控制在 0.5～4.0 mg 之间，在此范围内分别采集 5～6 个不同质量点，采尘后的滤膜称量后记下增量值，然后从每张滤膜上取 5 个标样，标样大小与旋转样台尺寸一致。在测定 α–石英粉尘标样前，首先测定标准硅在（111）面网上的衍射强度（CPS）。然后分别测定每个标样的衍射强度（CPS）。计算每个点 5 个 α–石英粉尘样的算术平均值，以衍射强度（CPS）均值对石英质量（mg）绘制标准曲线。

3. 样品测定

（1）定性分析。在进行物相定量分析之前，首先对采集的样品进行定性分析，以确认样品中是否有 α–石英存在。

仪器操作参考条件：靶：CuKα；管电压：30 kV；管电流：40 mA；量程：4 000 CPS；时间常数：1 s；扫描速度：2 °/min；记录纸速度：2 cm/min；发散狭缝：1 °；接收狭缝：0.3 mm；角度测量范围：10°≤2θ≤60°

物相鉴定：将待测样品置于 X 线衍射仪的样架上进行测定，将其衍射图谱与《粉末衍射标准联合委员会（JCPDS）》卡片中的 α–石英图谱相比较，当其衍射图谱与 α–石英图谱相一致时，表明粉尘中有石英存在。

（2）定量分析。X 线衍射仪的测定条件与制作标准曲线的条件完全一致。

首先测定样品（101）面网的衍射强度，再测定标准硅（111）面网的衍射强度。测定结果按式 4–11 计算：

$$I_B = I_i \times \frac{I_s}{I} \qquad\qquad （式 4-11）$$

式中：I_B——粉尘中石英的衍射强度，CPS；

I_i——采尘滤膜上石英的衍射强度，CPS；

I_s——在制定石英标准曲线时，标准硅（111）面网的衍射强度，CPS；

I——在测定采尘滤膜上石英的衍射强度时，测得的标准硅（111）面网衍射强度，CPS。

如仪器配件没有配标准硅，可使用标准石英（101）面网的衍射强度（CPS）表示 I 值。

由计算得到的 I_B 值（CPS），从标准曲线查出滤膜上粉尘中石英的质量（m）。

（4）计算。粉尘中的游离二氧化硅（α - 石英）含量按式 4 - 12 计算：

$$SiO_2(F) = \frac{m}{M_2 - M_1} \times 1000 \qquad （式 4 - 12）$$

式中：SiO_2（F）——粉尘中游离二氧化硅（α - 石英）含量，%；

　　　　m——滤膜上粉尘中游离二氧化硅（α - 石英）的质量，mg；

　　　　G——粉尘样品质量，mg。

将 $M_2 - M_1$ 改为 G，与红外法一致。

（五）注意事项

（1）本方法测定的粉尘中游离二氧化硅是指 α - 石英，其检出限受仪器性能和被测物的结晶状态影响较大；一般 X 线衍射仪中，当滤膜采尘量在 0.5 mg 时，α - 石英含量的检出限可达 1%。

（2）粉尘粒径大小影响衍射线的强度，粒径在 10 μm 以上时，衍射强度减弱；因此制作标准曲线的粉尘粒径应与被测粉尘的粒径相一致。

（3）单位面积上粉尘质量不同，石英的 X 线衍射强度有很大差异。因此滤膜上采尘量一般控制在 2 ~ 5 mg 范围内为宜。

（4）当有与 α - 石英衍射线相干扰的物质或影响 α - 石英衍射强度的物质存在时，应根据实际情况进行校正。

第六节　石棉纤维粉尘浓度测定

一、概述

硅酸盐是指二氧化硅、金属氧化物和结晶水组成的无机物，按其来源分为天然和人造两种。硅酸盐有纤维在和非纤维状两类。纤维是指纵横之比大于 3：1 的粉尘。直径 <3 μm、长度 ≥5 μm 的纤维称为可吸入性纤维；直径 ≥3 μm、长度 ≥5 μm 的纤维称非可吸入性纤维。

石棉属于硅酸盐类矿物，化学成分为羟基硅酸镁，含有氧化镁、铝、钾、铁、硅等成分。石棉纤维计数浓度指 1 cm^3 空气中石棉纤维的根数，单位为 f/cm^3。

石棉纤维粉尘计数浓度的测定采用滤膜/相差显微镜法。

二、原理

用滤膜采集空气中的石棉纤维粉尘，滤膜经透明固定后，在相差显微镜下计数石棉纤维数，计算单位体积空气中石棉纤维根数。

三、器材与试剂

（1）器材：①微孔滤膜或过氯乙烯纤维滤膜（孔径 0.8 μm）。②石棉纤维采样器（采样头为采集纤维的采样头；采样器为流量按照采集石棉纤维的要求确定。需要防爆的工作场所应使用防爆型采样器）。③相差显微镜，带有 X－Y 方向移位的推片器，总放大倍率为 400×～600×，至少应具有 10× 及 40× 两个相差物镜；目镜可采用 10× 或 15×，应能放入目镜测微尺（图 4－4）。④目镜测微尺，在显微镜下能测量纤维的长度和宽度（图 4－4）。⑤物镜测微尺，每个刻度的间距为 10 μm。⑥载物玻片（75 mm×25 mm×0.8 mm），盖玻片（22 mm×22 mm×0.17 mm），使用前放在无水乙醇中浸泡，蒸馏水冲洗后，用清洁的绸布擦干净。⑦无齿小镊子。⑧剪刀或手术刀片。⑨带盖玻璃瓶（25～50 mL），滴管。⑩计时器或秒表。⑪丙酮蒸气发生装置（图 4－2）。⑫注射器（1 mL，带皮内注射针头）。

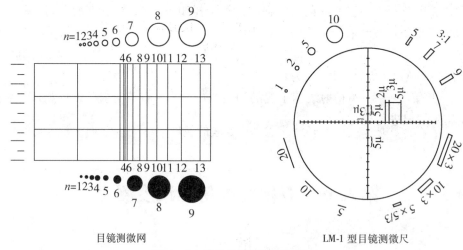

目镜测微网　　　　　　　　　　　LM-1 型目镜测微尺

图 4－4　纤维观测用目镜测微尺

（2）试剂：①丙酮（分析纯）；②三乙酸甘油酯；③邻苯二甲酸二甲酯；④草酸二乙酯；⑤酯溶液，将邻苯二甲酸二甲酯和草酸二乙酯 1∶1 混合，每毫升溶液中加入 0.05 g 洁净滤膜，摇匀，放置 24 h 后离心，除去杂质。取上清液置于带盖玻璃瓶中备用，可使用 1 个月。

四、样品的采集

现场采样参照本章第一节。样本采集步骤参照本章第二节。

（1）采样流量。由失眠采样器决定，一般个体采样可采用 2 L/min，定点采样可采用 2～5 L/min。

（2）采样时间。可采用 8 h 连续采样或分时段采样。每张滤膜的采样时间应根据空气中石棉纤维的浓度及采样流量来确定，要求在每 100 个视野中，石棉纤维应不低于 20 根，每个视野中不高于 10 根。当工作场所石棉纤维浓度高时，可缩短每张滤膜的采样时间或及时更换滤膜。

（3）采样结束后，小心取下采样头，取出滤膜，使受尘面向上放入滤膜盒中，不可将滤膜折叠或叠放。在运输过程中，应避免振动，以防止石棉纤维落失而影响测定结果。

五、测定

（一）样品处理

（1）用无齿小镊子小心取出采样后的滤膜，粉尘面向上置于干净的玻璃板或白瓷板上，用手术刀片或用剪子将测尘滤膜剪成楔形小块。取 1/8 ～ 1/6 楔形小块滤膜，放在载玻片上。

（2）滤膜的透明固定。

1）丙酮蒸气法。用于微孔滤膜。打开丙酮蒸气发生装置的活塞，将载有楔形滤膜的载玻片置于丙酮蒸气之下（图 4－5）。由远至近移动到丙酮蒸气出口 15 ～ 25 mm 处，熏制 3 ～ 5 s，使滤膜透明。同时慢慢移动载玻片，使滤膜全部透明为止。不要使丙酮蒸气过多，也不要将丙酮液滴到滤膜上。处理完毕后，先关电源，再关丙酮蒸气发生装置的活塞。用装有三乙酸甘油酯的注射器立即向已透明的滤膜滴上 2 ～ 3 滴，并小心盖上盖玻片。操作时，先将盖玻片的一边与载玻片接触，再与液滴接触，使它扩散，然后放下盖玻片，应避免发生气泡。

用记号笔在载玻片的背面画出楔形小块滤膜的轮廓，以免镜检时找不到透明的滤膜边缘，同时做好样品编号。

如果透明效果不好时，可将载玻片放入 50 ℃ 左右的烘箱中加热 15 min，以加速滤膜的清晰过程。

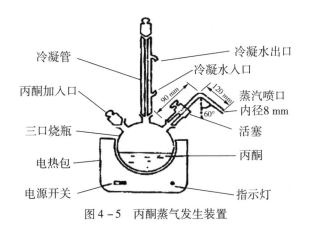

图 4－5　丙酮蒸气发生装置

2）苯－草酸透明溶液法。用于过氯乙烯纤维滤膜。用滴管加 2 ～ 3 滴酯溶液于载玻片的中央，将滤膜的粉尘面向上放在酯溶液上，滤膜慢慢湿解变透明，30 min 后，放上盖玻片。应避免生成气泡。如有气泡，可用小镊子在盖玻片上轻轻加压，排除气泡，不能用力过大，以防止滤膜的面积扩大。

（二）石棉纤维的计数测定

（1）按使用说明书调节好相差显微镜。

（2）目镜测微尺的校正：利用物镜测微尺对目镜测微尺的刻度进行校正，算出计数区的面积（mm²）及各标志的实际尺寸（μm）。

（3）将样品先放在低倍镜（10×）下，找到滤膜边缘，对准焦点，然后换成高倍镜（40×），用目镜测微尺观察计数。

（4）石棉纤维的计数规则。

1）计数符合下列条件的纤维：长度大于 5 μm、宽度小于 3 μm，长度与宽度之比大于 3:1 的石棉纤维。

2）一根纤维完全在计数视野内时计为 1 根；只有一端在计数视野内者计为 0.5 根；纤维在计数区内而两端均在计数区之外计为 0 根，但计数视野数应统计在内；弯曲纤维两端均在计数区而纤维中段在外者计为 1 根（图 4-6）。

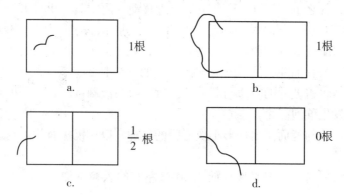

图 4-6　石棉纤维在测微尺中的位置及计数法

3）不同形状和类型纤维的计数。

单根纤维按本节 4 石棉纤维计数规则中的 1）并参照图 4-6 中 a. 进行计数。

分裂纤维按 1 根计数，参照图 4-6 中 b. 。

交叉纤维或成组纤维，如能分辨出单根纤维者按单根计数原则计数；如不能分辨者则按一束计，束的宽度小于 3 μm 者按本节 4 石棉纤维计数规则中的 1）计为 1 根，大于 3 μm 者不计，参照图 4-6 中 c. 。

纤维附着尘粒时，如尘粒小于 3 μm 者计为 1 根，大于 3 μm 者不计，参照图 4-6 中 d. 。

（5）计数指标：随机计数测定 20 个视野，当纤维数达到 100 根时，即可停止计数。如纤维数不足 100 根时，则应计数测定到 100 个视野。

（6）计数完一个视野后，移动推片器找下一个视野。移动时应按行列顺序，不能挑选，要随时停留在视野上，以避免重复计数测定和减少系统误差。

（7）计数时，滤膜上的纤维分布数量应合适，每 100 个视野中不应低于 20 根纤维，每个视野中不应多于 10 根。如不符合此要求，应重新制备样品计数测定；如仍不符合时，应重新采样进行计数测定（图 4-7）。

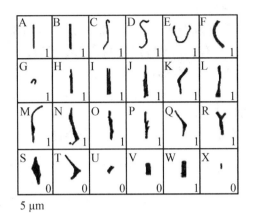

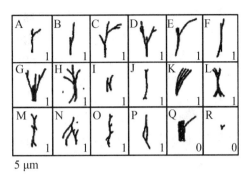

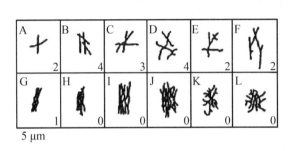

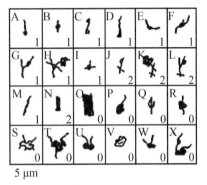

图 4 - 7　各种类型石棉纤维的计数规则

六、结果计算

（1）石棉纤维计数浓度按式 4 - 13 进行计算：

$$C = \frac{A \times N}{a \times n \times F \times t \times 1000} \qquad （式 4 - 13）$$

式中：C——空气中石棉纤维的数量浓度数值，f/cm^3；

　　　A——滤膜的采尘面积数值，mm^2；

　　　N——计数测定的纤维总根数，f；

　　　A——目镜测微尺的计数视野面积数值，mm^2；

　　　n——计数测定的视野总数；

　　　F——采样流量数值，L/min；

　　　t——采样时间数值，min。

（2）空气中石棉纤维的 8 h 时间加权平均计数浓度见本章第一节 C_{TWA} 相应计算。

（3）石棉总尘质量浓度的测定方法见本章第二节。

七、注意事项

（1）为了确定滤膜是否可以使用，在每盒滤膜中随机抽取 1 张按上述方法进行计数测定，在 100 个视野中不超过 3 根纤维为清洁滤膜，证明此盒滤膜可以使用。

（2）本方法有系统误差和随机误差存在于采样和分析过程中，这种误差可用相对标准偏差（RSD）来衡量；RSD 与计数的纤维总数有关，当纤维总数达 100 根时，RSD 应 <20%；当纤维总数只有 10 根时，RSD 应 <40%。检测人员应定期对同一滤膜切片按本法要求计数测定 10 次以上，并求出各自的测定 RSD，并要达到上述要求。

（3）本法不能区别纤维的性质。若要区别不同纤维，需采用电子显微镜观测。呈链状排列的颗粒粉尘和其他纤维会干扰记数，若非纤维状粉尘浓度过高，会使视野内的纤维变得模糊，观测困难。

（苏艺伟　王继宇　杜伟佳）

第 五 章 常见职业性金属化学毒物检验

第一节 常见职业性金属化学毒物概述

一、理化特性

金属是元素周期表中由硼（B）至砹（At）连接线左侧除氢之外的所有元素的总称。金属和非金属没有明显的界限，由金属向非金属过渡的中间元素（如硅、锗、砷、锑、硒、碲等）称为类金属。重金属是指相对密度在40以上的约60种金属元素或相对密度在5.0以上的45种金属元素。由于砷和硒的毒性和某些性质与重金属相似，所以将砷、硒也列入重金属范围内。

在常温下，除汞是液体以外，其余金属都是固体。除金、铜、铋等少数金属具有特殊的颜色外，大多数金属呈银白色。金属都是不透明的，整块金属具有金属光泽，但当金属处于粉末状态时，常显不同的颜色。金属的密度、硬度、熔点等性质的差别很大。

金属一般都是电和热的良导体。银是电的最好导体，其次是在电力工业上广泛应用的铜，汞和铋的导电性较弱。金属的导电能力随着温度的升高而减弱。

金属导热性强弱的顺序和金属导电性强弱的顺序是基本一致的。也就是说，导电性强的金属其导热性也强，导电性弱的，导热性也弱。

延展性也是金属特有的一种性质，所以金属可以用锻造、冲压、拉制、轧制等方法加工，制成各种线材、带材、薄型片材和各种特定形状的部件。例如，铜、银、金、铂等都是富有延性的金属，可将它们拉制成直径细达 $0.5~\mu m$，比头发丝更细的细丝。金、锡可打成远比纸更薄的金箔和锡箔，厚度可薄至 $0.01~\mu m$。

化学元素的特性是由原子的电子层排列决定的，并随原子序而呈现有规律的变化。元素周期表可显现出其特征的周期性。

金属根据其电子结构而分成 s、p、d 和 f 四个部分。

s 部分包括碱金属（锂、钠、钾、铷、铯、钫）、铍、镁和碱土金属（钙、锶、钡、镭）。

d 部分包括 34 个能进一步分为 3d、4d 和 5d 的金属元素。除了锌、锡和汞外，d 部分的金属属于有一个 d 轨道未完全充填的过渡元素。过渡元素的第一组包括几个在生物学上具有重要意义的元素，人体必需微量元素，如钒、铬、锰、铁、铭、铜。

f 部分的金属也属于过渡元素，它们的电子结构特点是 4f 和 5f 轨道部分填满。4f 的元素叫镧系元素，它们的化学性质很简单，与 s 部分的金属相似。5f 的金属元素（锕系元素）则有复杂得多的化学性质，且有放射性。

p 部分包括 25 个元素，其中只有 9 个通常认为是金属（铝、镓、铟、铊、锗、锡、铅、锑、铋），但砷、硒、碲、钋也表现出一些金属性质。

金属元素在不同的氧化状态下可形成各种不同的化合物，如无机合物（又分盐类和类盐化合物）、金属络合物或配位化合物和有机金属化合物。

金属化合物在水中及类脂质中的溶解度在毒理学上具有重要意义。因溶解度影响金属的生物学效能和吸收。金属化合物在水中和体液中的溶解度存在差别，由于金属化合物在体液中的溶解度实验数据很少，因此有时也将其在水中溶解度的一些规则，用作了解其在体液中溶解度的参考。在周期表各族中，金属化合物的溶解度一般都随原子序的增加而减少。金属化合物的溶解度除与溶剂的 pH 值及其他离子的存在等因素有关外，还与金属的氧化状态和氧化 - 还原速率有关。微溶的金属化合物其溶解度还与其颗粒大小有关。粉末状的化合物通常易溶解些。

二、毒理学特性

（一）吸收

环境中的重金属一般是通过被其污染的食物、饮水、空气及职业性接触而被吸收，主要经消化道吸收，其次经呼吸道吸收，经皮肤吸收的较少。

1. 经消化道吸收

有些金属元素在食物中以离子状态存在，处于溶解状态，可直接被消化道吸收。有些元素结合在食物的有机成分上，有的与食物中的有机物形成复合物，这些元素在食物有机成分的消化过程中被释放出来，转化成为可溶性物质，再被消化道吸收。

整个消化道都可以吸收溶解性金属元素及其化合物，但各部位吸收速度不同。小肠中段是金属元素的主要吸收部位；回肠末端吸收较慢，但由于食糜在此停留时间较长，肠壁的分节运动使食糜与肠绒毛密切接触，故也有一定的吸收。

影响消化道吸收金属盐类的因素有：

（1）元素的化学形式。元素的化学形式决定其脂溶性和溶解度等，对元素的吸收有较大影响。脂溶性强的元素有机化合物的形式和水溶性强的元素的无机盐形式均容易被吸收。

（2）元素的种类。消化道对不同金属盐类的吸收率相差甚大。正常人对铜的吸收率约 32%，对水溶性钒离子的吸收率约为 10%，对锰的吸收率为 3%～4%，对有机锡的吸收率为 2%～10%，对无机锡的吸收更弱。

（3）胃肠道内的 pH。金属元素在胃液的酸性环境中可从食物成分中解离出来，呈离子状态，如铁、锌、铜、锰、铬等均可形成可溶性氯化物，再在胃内与配体（如氨基酸等）形成复合物后进入小肠被吸收，其吸收率不受肠内碱性环境的干扰；绝大部分金属离子在胃液内未形成复合物，进入小肠后在碱性环境中形成不溶性复合物，则不易被吸收而被排出体外。

（4）其他因素。如肠道微生物与肠道黏膜竞争金属元素、膳食成分、金属间的竞争抑制作用等。

2. 经呼吸道吸收

大气中悬浮的颗粒物和气体中的金属元素可从鼻咽腔至肺泡的整个呼吸道进入机体。然而，愈进入呼吸道深部、面积愈大、停留时间愈长，吸收愈多。由于肺泡壁表面积大（55 m^2）、毛细血管丰富，进入肺泡的金属元素易被吸收，其吸收速度仅次于静脉注射。金属颗粒物的吸收与其在呼吸道不同部位的沉着、纤毛清除和肺泡廓清活动有关。沉着在呼吸道黏膜上的较大颗粒物可经黏液纤毛清除作用而随痰排出，其中部分（约占5%）可被咽下转入消化道；沉着在肺泡内的微粒，大部分经吞噬细胞的吞噬作用进入淋巴系统或存留于附近淋巴结内，或通过血液运至肝、胃肠道；沉着在肺泡内的微粒，可溶解者则可被吸收入血，进入血液循环。长期沉着于肺内的不溶性化合物可造成局部损伤，如铁肺（Fe_2O_3）、钡肺（$BaSO_4$）、铝肺（Al_2O_3）、铍肺（BeO）、矽肺（SiO_2）等。

3. 经皮肤吸收

皮肤是保护机体的有效屏障，金属及其化合物一般不易通过皮肤吸收。但是，一些脂溶性的金属及其化合物（如四乙基铅、有机汞化合物、有机锡化合物等）可通过皮肤进入体内。一般脂/水分配系数接近1的化合物最易被皮肤吸收；未电离的分子比离子态易吸收。

（二）转运

血液是金属元素在体内转运的主要介质。由消化道吸收的金属元素可直接进入血液，由肺泡吞噬细胞吞噬吸收的微粒中的金属元素需通过淋巴再进入血液。进入血液的金属元素，可以游离状态存在，也可与血中氨基酸、白蛋白等结合，或吸附在红细胞膜上并可进入红细胞内，或与特异转运蛋白结合而运输。

金属在血液中与何种成分结合直接影响着金属向组织器官的转运速度，与血球结合的金属转运速度比与血浆结合的金属慢，与血浆成分结合的金属转运速度比血浆中游离金属离子要慢。金属与血球及血浆结合的分配比，随金属种类和化学形式而异，对金属的转运影响很大。正常生理状态下，Cd、Cu、Cr、Ni 的血浆血球结合比为 1；Pb 为 0.01；无机汞为 2.5，汞蒸气为 1.0，甲基汞为 0.1～0.2。

（三）分布

金属元素被机体吸收后在体内各脏器的分布随元素的不同而异，同一种元素在不同组织器官的分布情况也不相同。不同器官对不同金属的选择性明显不同。在开始阶段，元素的分布主要取决于器官的血流量，血液供应越丰富的器官，元素分布越多。随时间的延长，元素发生再分布，主要受其与器官亲和力大小的影响，从而选择性地分布在定器官内。经过再分布后，元素浓度较高的部位往往是该元素作用的靶部位、代谢转化部

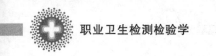

位、排泄部位及贮存库。

金属元素的分布受多种因素的影响。例如，经肺吸入的汞蒸气主要随血流分布在脑组织中，引起脑损伤；水溶性的汞离子则很难通过血脑屏障，进入脑组织很少；脂溶性较强的烷基汞则可通过血脑屏障进入脑组织中。不同的金属元素在体内各有特定分布的组织和器官：铁的70.5%分布于血红素，锌的65.2%、锂的50%、铜的34.7%分布于肌肉，碘的37.4%分布于甲状腺，铬的37%分布于皮肤，锶的99%分布于骨骼。

（四）排泄

金属及其代谢产物主要是通过胆汁和消化道随粪、经肾由尿、经肺随呼吸等途径排出体外；也可随上皮和黏膜细胞脱落、呼吸道黏液、泪、汗、唾液、乳汁、月经等途径排出少量；毛发和指甲也可排出微量的金属元素。毛发和指甲含有的蛋白质代谢活性很低，其中的角蛋白富含巯基（—SH），巯基可与 As、Hg、Pb、Zn 等金属牢固结合。因此，重金属在指甲、毛发中的含量常用以监测重金属对环境的污染、人体的接触和负荷等情况。一般毛发和指甲中金属元素的浓度是血液的 5～10 倍或更高。

（五）体内蓄积

当金属的吸收量大于排出体外的量时，金属就可在体内蓄积起来，尤其是人体内固有金属的贮存库（如骨骼）和金属蓄积机制（如各种金属巯蛋白可与金属结合而沉积在某些细胞内）等为多数金属在体内的蓄积提供了生理条件。镉可与巯蛋白结合成无活性络合物在某些细胞内沉积。无机汞、镉和其他些金属可与硒化合物结合形成无活性络合物在体内存留。有毒金属，特别是那些有致癌作用的金属（如 As、Cd、Cr、Ni 等）由于在环境中一般是低浓度、长时期侵入人体，且每次进入机体的量很少，因而在青少年时期在体内的负荷较轻，但是随着年龄的增长，这些金属在体内的量就会逐年增多。这可能是中老年癌症发病率增高的原因之。

三、对人体健康的危害

重金属污染环境进入人体后不易排泄，逐渐蓄积，当超过人体的生理负荷时，就会引起生理功能改变，导致急、慢性或远期危害。金属对健康的危害主要包括：

（1）慢性中毒。重金属污染环境后，由于受到稀释而浓度较低，因此主要产生慢性危害，如汞污染引起的水俣病，镉污染引起的痛痛病等。

（2）致癌作用。金属致癌潜力受其晶体结构、粒子大小、表面电荷的影响，也与其氧化状态（如三价铬致癌甚弱，而六价铬则致癌较强）、跨膜能力和对 DNA 的作用有关。长期吸入镍（特别是羰基镍）能引起鼻癌和肺癌。铬酸盐烟雾可引起肺癌。长期饮用高砷水可引起皮肤癌、肺癌和肝癌。过量的铁可使铁在细胞内的隔室破坏，诱发肿瘤。但金属在致癌过程中是作为启动剂或是促进剂，仍未阐明。

（3）致畸作用。汞和铅均可引起胎儿先天畸形。一些动物实验表明，砷、镉、汞、铅、镍等对动物有致畸作用。

（4）变态反应与炎症。镍可引起接触性皮炎、肺炎，五氧化二钒可引起迟发性呼吸器官变态反应，铬可引起眼结膜炎、支气管哮喘、接触性皮炎等。

（5）对免疫功能的影响。铅、镉可使动物对革兰氏阴性细菌感染的抵抗力降低。例如，接触铅 30 天的小鼠虽未见一般中毒表现，但感染低剂量沙门氏菌后，小鼠死亡率比对照组高。又如，小鼠饮含铅水 10 周，对病毒感染的抵抗力降低。研究还发现，铅可使中性粒细胞减少，其吞噬作用和杀菌活性减弱，唾液溶菌酶活性降低；铅与镉可使抗体形成减少；汞能使机体形成抗肾小球基底膜抗体，并通过免疫复合物的形成引起肾损害；锰是抗体生成的先决条件，但锰过多反而抑制抗体的形成；砷、铁和硒过多也对免疫功能有影响。值得注意的是，重金属污染物对免疫机能的影响一般发生在其他毒性之前，是一个重要的早期毒性作用指标。

四、常用检验方法

（一）原子吸收光谱法

原子吸收光谱法（AAS）是利用气态原子可以吸收一定波长的光辐射，使原子中外层的电子从基态跃迁到激发态的现象而建立的。由于各种原子核外电子的能级不同，将有选择性地共振吸收一定波长的辐射光，这个共振吸收波长恰好等于该原子受激发后发射光谱的波长，由此可作为元素定性的依据，而吸收辐射的强度在一定的浓度范围中遵循朗伯－比尔定律，作为定量的依据进行元素的定量分析。原子吸收光谱法在当前职业卫生金属样品的检测中应用最为广泛。工作场所空气中有害物质的原子吸收检测方法见表 5-1。

表 5-1　工作场所空气中有害物质的原子吸收检测方法

类别	有害物质名称	职业卫生标准	方法名称
锑	金属锑、氧化锑	工作场所空气有毒物质测定锑及其化合物（GBZ/T 160.1—2004）	火焰原子吸收光谱法、石墨炉原子吸收光谱法
铋	碲化铋	工作场所空气有毒物质测定铋及其化合物（GBZ/T 160.4—2004）	火焰原子吸收光谱法
镉	金属镉、氧化镉	工作场所空气有毒物质测定镉及其化合物（GBZ/T 160.5—2004）	火焰原子吸收光谱法
钙	氧化钙、氰氨化钙	工作场所空气有毒物质测定钙及其化合物（GBZ/T 160.6—2004）	火焰原子吸收光谱法
铬	铬酸盐、重铬酸盐、三氧化铬	工作场所空气有毒物质测定铬及其化合物（GBZ/T 160.7—2004）	火焰原子吸收光谱法
钴	金属钴、氧化钴	工作场所空气有毒物质测定钴及其化合物（GBZ/T 160.8—2004）	火焰原子吸收光谱法
铜	金属铜、氧化铜	工作场所空气有毒物质测定铜及其化合物（GBZ/T 160.9—2004）	火焰原子吸收光谱法

续表 5-1

类别	有害物质名称	职业卫生标准	方法名称
铅	金属铅、氧化铅、硫化铅和四乙基铅	工作场所空气有毒物质测定铅及其化合物（GBZ/T 160.10—2004）	火焰原子吸收光谱法、氢化物-原子吸收光谱法、四乙基铅的石墨炉原子吸收光谱法
镁	金属镁、氧化镁	工作场所空气有毒物质测定镁及其化合物（GBZ/T 160.12—2004）	火焰原子吸收光谱法
锰	金属锰、二氧化锰	工作场所空气有毒物质测定锰及其化合物（GBZ/T 160.13—2004）	火焰原子吸收光谱法
汞	金属汞、氯化汞	工作场所空气有毒物质测定汞及其化合物（GBZ/T 160.14—2004）	冷原子吸收光谱法
镍	金属镍、氧化镍、硝酸镍	工作场所空气有毒物质测定镍及其化合物（GBZ/T 160.16—2004）	火焰原子吸收光谱法
钾	氢氧化钾、氯化钾	工作场所空气有毒物质测定钾及其化合物（GBZ/T 160.17—2004）	火焰原子吸收光谱法
钠	氢氧化钠、氯化钠	工作场所空气有毒物质测定钠及其化合物（GBZ/T 160.18—2004）	火焰原子吸收光谱法
锶	氧化锶、氯化锶	工作场所空气有毒物质测定锶及其化合物（GBZ/T 160.19—2004）	火焰原子吸收光谱法
铊	金属铊、氧化铊	工作场所空气有毒物质测定铊及其化合物（GBZ/T 160.21—2004）	石墨炉原子吸收光谱法
锡	金属锡、二氧化锡	工作场所空气有毒物质测定锡及其化合物（GBZ/T 160.22—2004）	火焰原子吸收光谱法
锌	金属锌、氧化锌、氯化锌	工作场所空气有毒物质测定锌及其化合物（GBZ/T 160.25—2004）	火焰原子吸收光谱法
硒	硒、二氧化硒	工作场所空气有毒物质测定硒及其化合物（GBZ/T 160.34—2004）	氢化物-原子吸收光谱法
碲	碲、氧化碲、碲化铋	工作场所空气有毒物质测定碲及其化合物（GBZ/T 160.35—2004）	火焰原子吸收光谱法
铟	铟	工作场所空气有毒物质测定铟及其化合物（GBZ/T 160.83—2007）	火焰原子吸收光谱法

（二）原子荧光光谱法

气态自由原子吸收光源的特征辐射后，原子的外层电子跃迁到较高能级，然后又跃迁返回基态或较低能级，同时发射出与原激发辐射波长相同或不同的辐射即为原子荧光。原子荧光属光致发光，也是二次发光。

原子荧光光谱法是以原子在辐射能激发下发射的荧光强度进行定量分析的发射光谱分析法。工作场所空气中有害物质的原子荧光光谱检测方法见表5-2。

表5-2　工作场所空气中有害物质的原子荧光光谱检测方法

类别	有害物质名称	职业卫生标准	方法名称
汞	金属汞、氧化汞	工作场所空气有毒物质测定汞及其化合物（GBZ/T 160.14—2004）	原子荧光光谱法
砷	三氧化二砷、五氧化二砷、砷化氢	工作场所空气有毒物质测定砷及其化合物（GBZ/T 160.31—2004）	氢化物-原子荧光光谱法
硒	硒、二氧化硒	工作场所空气有毒物质测定硒及其化合物（GBZ/T 160.34—2004）	氢化物-原子荧光光谱法
碲	碲、氧化碲、碲化铋	工作场所空气有毒物质测定碲及其化合物（GBZ/T 160.35—2004）	氢化物-原子荧光光谱法

（三）电感耦合等离子体发射光谱法

电感耦合等离子体发射光谱法（ICP），是依据各种元素的原子或离子在电感耦合等离子炬激发源的作用下变成激发态，利用受激发态原子或离子返回到基态时所发射的特征光谱来测定物质中元素组成和含量的分析方法。

等离子体（plasma）是指电离度大于0.1%的被电离气体，这种气体含有大量电子和离子，是电的良导体。电感耦合等离子炬ICP，是指利用高频电流通过电感（感应线圈）耦合，电离加热工作气体而产生的火焰状等离子体。ICP具有温度高，离子线的发射强度大等许多优良特性。工作场所空气中有害物质的电感耦合等离子体发射光谱检测方法见表5-3。

表5-3　工作场所空气中有害物质的电感耦合等离子体发射光谱检测方法

类别	有害物质名称	职业卫生标准	方法名称
钡	金属钡、氧化钡、氢氧化钡和氯化钡	工作场所空气有毒物质测定钡及其化合物（GBZ/T 160.2—2004）	等离子体发射光谱法
锂	金属锂、氢化锂	工作场所空气有毒物质测定锂及其化合物（GBZ/T 160.11—2004）	等离子体发射光谱法
钼	金属钼、氢化钼	工作场所空气有毒物质测定钼及其化合物（GBZ/T 160.15—2004）	等离子体发射光谱法
钇	金属钇	工作场所空气有毒物质测定钇及其化合物（GBZ/T 160.84—2007）	电感耦合等离子体发射光谱法

（四）紫外可见分光光度法

根据被测物质在紫外－可见光的特定波长处或一定波长范围内对光的吸收特性而对该物质进行定性定量分析的方法称紫外－可见分光光度法。紫外－可见分光光度法是工作场所职业病化学危害因素检测中的常用方法。工作场所空气中常见金属及类金属的分光光度检测方法见表5-4。

表5-4　工作场所空气中常见金属及类金属的分光光度检测方法

类别	有害物质名称	职业卫生标准	方法名称
铍	金属铍、氧化铍	工作场所空气有毒物质测定铍及其化合物（GBZ/T 160.3—2004）	桑色素荧光分光光度法
铬	铬酸盐、重铬酸盐、三氧化铬	工作场所空气有毒物质测定铬及其化合物（GBZ/T 160.7—2004）	二苯碳酰二肼分光光度法
铅	金属铅、氧化铅、硫化铅和四乙基铅	工作场所空气有毒物质测定铅及其化合物（GBZ/T 160.10—2004）	双硫腙分光光度法
锰	金属锰、二氧化锰	工作场所空气有毒物质测定锰及其化合物（GBZ/T 160.13—2004）	磷酸－高碘酸钾分光光度法
钼	金属钼、氢化钼	工作场所空气有毒物质测定钼及其化合物（GBZ/T 160.15—2004）	硫氰酸盐分光光度法
钽	五氧化二钽	工作场所空气有毒物质测定钽及其化合物（GBZ/T 160.20—2004）	碘绿分光光度法
锡	金属锡、二氧化锡、二月桂酸二丁基锡	工作场所空气有毒物质测定锡及其化合物（GBZ/T 160.22—2004）	二氧化锡的栎精分光光度法、二月桂酸二丁基锡的双硫腙分光光度法
钨	金属钨、碳化钨	工作场所空气有毒物质测定钨及其化合物（GBZ/T 160.23—2004）	硫氰酸钾分光光度法
钒	钒铁合金、五氧化二钒	工作场所空气有毒物质测定钒及其化合物（GBZ/T 160.24—2004）	N－肉桂酰－邻－甲苯羟胺分光光度法
锌	金属锌、氧化锌、氯化锌	工作场所空气有毒物质测定锌及其化合物（GBZ/T 160.25—2004）	双硫腙分光光度法
锆	金属锆、氧化锆	工作场所空气有毒物质测定锆及其化合物（GBZ/T 160.26—2004）	二甲酚橙分光光度法
硼	三氟化硼	工作场所空气有毒物质测定硼及其化合物（GBZ/T 160.27—2004）	苯羟乙酸分光光度法
砷	三氧化二砷、五氧化二砷、砷化氢	工作场所空气有毒物质测定砷及其化合物（GBZ/T 160.31—2004）	二乙氨基二硫代甲酸银分光光度法

第二节　铅及化合物

一、常用检验方法与实验基本原理

工作场所空气中的铅及化合物的常用检验方法有火焰原子吸收光谱法、双硫腙分光光度法、氢化物-原子吸收光谱法、微分电位溶出法。

下面以最常用的火焰原子吸收光谱法作具体介绍。其实验基本原理为：空气中铅尘、铅烟和硫化铅用微孔滤膜采集，消解后，在 283.3 nm 波长下，用乙炔-空气火焰原子吸收光谱法测定铅含量。

二、器材与试剂

（1）器材：①火焰原子吸收分光光度计；②微孔滤膜（孔径 0.8 μm）；③采样夹（滤料直径 40 mm）；④小型塑料采样夹（滤料直径 25 mm）；⑤空气采样器（流量 0～3 L/min 和 0～10 L/min）；⑥电热板；⑦具塞刻度试管（10 mL 和 25 mL）。

（2）试剂：①本实验用水均为一级水；②硝酸（优级纯，$\rho20 = 1.42$ g/mL）；③硝酸溶液（0.16 mol/L，10 mL 硝酸加到 990 mL 一级水中）；④标准溶液，用国家认可的 1 000 μg/mL 铅标准物质作为标准储备液，用硝酸溶液稀释成 10.0 μg/mL 铅标准应用液。

三、实验操作规程

1. 样品的采集、运输和保存

现场采样按照 GBZ 159 执行。

（1）短时间采样。在采样点，将装好微孔滤膜的采样夹以 5 L/min 流量采集 15 min 空气样品。

（2）长时间采样。在采样点，将装好微孔滤膜的小型塑料采样夹以 1 L/min 流量采集 2～8 h 空气样品。

（3）个体采样。将装好微孔滤膜的小型塑料采样夹佩戴在监测对象的前胸上部，进气口尽量接近呼吸带，以 1 L/min 流量采集 2～8 h 空气样品。

采样后，将滤膜的接尘面朝里对折 2 次，放入清洁的塑料袋或纸袋内，置清洁容器内运输和保存。在室温下，样品可长期保存。

2. 对照试验

将装好微孔滤膜的采样夹带至采样点，除不连接空气采样器采集空气样品外，其余操作同样品，作为样品空白对照。

3. 样品处理

将采过样的滤膜放入烧杯中，加入 1 mL 硝酸，置于电热板上消解，保持温度在

200 ℃ 左右。待硝酸基本挥发干时，取下稍冷后，用硝酸溶液溶解残渣，并定量转移入具塞刻度试管中，稀释至一定体积，摇匀，供测定。若样品液中铅浓度超过测定范围，用硝酸溶液稀释后测定，计算时乘以稀释倍数。

4. 标准曲线的绘制

取 6 只具塞刻度试管，按表 5 - 5 配制标准系列。

表 5 - 5　标准曲线的绘制

管号	1	2	3	4	5	6
标准溶液/mL	0	1.0	2.0	3.0	4.0	5.0
硝酸溶液	加至 10.0 mL	加至 10.0 mL	加至 10.0 mL	加至 10.0 mL	加至 10.0 mL	加至 10.0 mL
铅浓度/$\mu g \cdot mL^{-1}$	0	1.0	2.0	3.0	4.0	5.0

将原子吸收分光光度计调节至最佳测定状态，在 283.3 nm 波长下，用贫燃气火焰分别测定标准系列，每个浓度重复测定 3 次，以吸光度均值对铅浓度（$\mu g/mL$）绘制标准曲线。

5. 样品测定

用测定标准系列的操作条件测定样品溶液和空白对照溶液；由测得的样品吸光度值减去空白对照吸光度值后，由标准曲线得铅浓度（$\mu g/mL$）。

6. 计算

（1）按式 5 - 1 将采样体积换算成标准采样体积：

$$V_0 = V \times \frac{293}{273 + t} \times \frac{P}{101.3} \qquad (式 5 - 1)$$

式中：V_0——标准采样体积，L；

V——采样体积，L；

t——采样点的温度，℃；

P——采样点的大气压，kPa。

（2）按式 5 - 2 计算空气中铅的浓度：

$$C = \frac{kc}{V_0} \qquad (式 5 - 2)$$

式中：C——空气中铅的浓度，mg/m^3；

k——样品溶液的体积，mL；

c——测得样品溶液中铅的浓度，$\mu g/mL$；

V_0——标准采样体积，L。

7. 说明

（1）本法的检出限为 0.06 $\mu g/mL$；最低检出浓度为 0.004 mg/m^3（以采集 75 L 空气样品计）；测定范围为 0.5 ~ 20 $\mu g/mL$；平均相对标准偏差为 4.0%。平均采样效率 98.5%。铅尘、铅烟不能分别采集测定。

（2）样品中含有 100 $\mu g/mL$ Sn^{4+} 或 Zn^{2+} 会产生一定的正干扰；在微酸性溶液中，

W^{6+} 也有干扰，加入酒石酸可消除。

四、实验数据分析

以上实验分析得到的工作场所空气中铅及其化合物的浓度，可根据《工作场所有害因素职业接触限值》（GBZ 2.1—2007）来判断其是否达标。

铅及其化合物（按 Pb 计）的职业接触限值：铅尘的 PC-TWA（时间加权平均容许浓度）为 0.05 mg/m³，铅烟的 PC-TWA（时间加权平均容许浓度）为 0.03 mg/m³。铅及其化合物未制定 PC-STEL（短时间接触容许浓度），故采用超限倍数控制其短时间接触水平的过高波动。由于 PC-TWA < 1，故最大超限倍数为 3。

第三节　锰及化合物

一、常用检验方法与实验基本原理

工作场所空气中的锰及化合物的常用检验方法有火焰原子吸收光谱法、磷酸 – 高碘酸钾分光光度法。

下面以最为常用的是火焰原子吸收光谱法作具体介绍。其实验基本原理为：空气中气溶胶态锰及其化合物用微孔滤膜采集，消解后，在 279.5 nm 波长下，用乙炔 – 空气火焰原子吸收光谱法测定。

二、器材与试剂

（1）器材：①火焰原子吸收分光光度计；②微孔滤膜（孔径 0.8 μm）；③采样夹（滤料直径 40 mm）；④小型塑料采样夹（滤料直径 25 mm）；⑤空气采样器（流量 0 ～ 3 L/min 和 0 ～ 10 L/min）；⑥电热板；⑦具塞刻度试管（10 mL 和 25 mL）。

（2）试剂：①本实验用水均为一级水；②硝酸（优级纯，$\rho 20 = 1.42$ g/mL）；③硝酸溶液（0.16 mol/L），10 mL 硝酸加到 990 mL（一级水中）；④标准溶液，用国家认可的 1 000 μg/mL 锰标准物质作为标准储备液。用硝酸溶液稀释成 10.0 μg/mL 锰标准应用液。

三、实验操作规程

1. 样品的采集、运输和保存

现场采样按照 GBZ 159 执行。

（1）短时间采样。在采样点，将装好微孔滤膜的采样夹以 5 L/min 流量采集 15 min 空气样品。

（2）长时间采样。在采样点，将装好微孔滤膜的小型塑料采样夹以 1 L/min 流量采

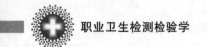

集 2～8 h 空气样品。

（3）个体采样。将装好微孔滤膜的小型塑料采样夹佩戴在监测对象的前胸上部，进气口尽量接近呼吸带，以 1 L/min 流量采集 2～8 h 空气样品。

采样后，将滤膜的接尘面朝里对折 2 次，放入清洁的塑料袋或纸袋内，置清洁容器内运输和保存。在室温下，样品可长期保存。

2. 对照试验

将装好微孔滤膜的采样夹带至采样点，除不连接空气采样器采集空气样品外，其余操作同样品，作为样品空白对照。

3. 样品处理

将采过样的滤膜放入烧杯中，加入 1 mL 硝酸，置于电热板上消解，保持温度在 200 ℃ 左右。待硝酸基本挥发干时，取下稍冷后，用硝酸溶液溶解残渣，并定量转移入具塞刻度试管中，稀释至一定体积，摇匀，供测定。若样品液中锰的浓度超过测定范围，可用盐酸溶液稀释后测定，计算时乘以稀释倍数。

4. 标准曲线的绘制

取 6 只具塞刻度试管，按表 5 - 6 配制标准系列。

表 5 - 6   标准曲线的绘制

管号	1	2	3	4	5	6
标准溶液/mL	0	0.2	0.5	1.0	2.0	3.0
硝酸溶液	加至 10.0 mL	加至 10.0 mL	加至 10.0 mL	加至 10.0 mL	加至 10.0 mL	加至 10.0 mL
锰浓度/$\mu g \cdot mL^{-1}$	0	0.2	0.5	1.0	2.0	3.0

将原子吸收分光光度计调节至最佳测定状态，在 279.5 nm 波长下，用贫燃气火焰分别测定标准系列，每个浓度分别测定 3 次，以吸光度均值对锰浓度（$\mu g/mL$）绘制标准曲线。

5. 样品测定

用测定标准系列的操作条件测定样品溶液和空白对照溶液；测得的样品吸光度值减去空白对照吸光度值后，由标准曲线得锰浓度（$\mu g/mL$）。

6. 计算

（1）按式 5 - 3 将采样体积换算成标准采样体积：

$$V_0 = V \times \frac{293}{273 + t} \times \frac{P}{101.3} \qquad \text{（式 5 - 3）}$$

式中：V_0——标准采样体积，L；

V——采样体积，L；

t——采样点的温度，℃；

P——采样点的大气压，kPa。

（2）按式 5 - 4 计算空气中锰的浓度：

$$C = \frac{kc}{V_0} \qquad\qquad (式 5 - 4)$$

式中：C——空气中锰的浓度，乘以 1.58 为二氧化锰的浓度，mg/m^3；

　　　k——样品溶液的体积，mL；

　　　c——测得样品溶液中锰的浓度，$\mu g/mL$；

　　　V_0——标准采样体积，L。

7. 说明

（1）本法的检出限为 0.026 $\mu g/mL$；最低检出浓度为 0.004 mg/m^3（以采集 75 L 空气样品计）。测定范围为 0.03 ～ 3 $\mu g/mL$；平均相对标准偏差为 2.5%；平均采样效率为 99.4%。

（2）样品中含有 100 倍 Al^{3+}、Ca^{2+}、Cd^{2+}、Cr^{6+}、Cu^{2+}、Pb^{2+}、Zn^{2+} 等不产生干扰；100 倍 Fe^{3+}、Fe^{2+} 有轻度正干扰；Mo^{6+}、Si^{4+} 有轻度负干扰。若有白色沉淀可离心除去。

四、实验数据分析

以上实验分析得到的工作场所空气中锰及其化合物的浓度，可根据《工作场所有害因素职业接触限值》（GBZ 2.1—2007）来判断其是否达标。

锰及其无机化合物（按 MnO_2 计）的职业接触限值：PC-TWA（时间加权平均容许浓度）为 0.15 mg/m^3。锰及其无机化合物未制定 PC-STEL（短时间接触容许浓度），故采用超限倍数控制其短时间接触水平的过高波动。由于 PC-TWA < 1，故最大超限倍数为 3。

第四节　汞及化合物

一、常用检验方法与实验基本原理

工作场所空气中的汞及化合物的常用检验方法有冷原子吸收光谱法、原子荧光光谱法、双硫腙分光光度法。

下面以原子荧光光谱法作具体介绍。其实验基本原理为：空气中蒸气态汞及其化合物被吸收液吸收，汞被硼氢化钠还原成汞蒸气，在原子化器中，汞原子吸收 193.7 nm 波长，发射出原子荧光，测定原子荧光强度，以峰高或峰面积进行定量。

二、器材与试剂

（1）器材：①原子荧光光度计，具汞空心阴极灯；②微波消化器；③液体混旋器；④大型气泡吸收管；⑤空气采样器（流量 0 ～ 1 L/min）；⑥具盖聚乙烯塑料瓶

（50 mL）；⑦具塞塑料管（25 mL）；⑧具塞比色管（25 mL）。

（2）试剂：①本实验用水均为一级水；②高锰酸钾溶液（0.1 mol/L），3.16 g 高锰酸钾溶于 1 L 水中；③硫酸溶液 A（1.8 mol/L），取 100 mL 硫酸慢慢加入到 900 mL 水中；④硫酸溶液 B（0.18 mol/L），取 10 mL 硫酸慢慢加入到 990 mL 水中；⑤硝酸溶液（0.8 mol/L），10 mL 硝酸加入到 190 mL 水中；⑥汞吸收液，临用前，取 100 mL 高锰酸钾溶液与 100 mL 硫酸溶液 A 等体积混合；⑦氯化汞吸收液（0.5 mol/L 硫酸溶液：取 26.6 mL 硫酸慢慢注入水中，定容至 1 000 mL）；⑧汞保存液，称取 0.1 g 重铬酸钾，溶于 1 L 硝酸溶液中；⑨盐酸羟胺（优级纯）溶液（200 g/L）；⑩氯化亚锡溶液，称取 10 g 氯化亚锡，溶于硫酸溶液 B 中，并稀释至 50 mL，临用前配制；⑪硼氢化钠溶液：称取 1 g 硼氢化钠和 0.5 g 氢氧化钠，溶于水，并定容至 100 mL；⑫盐酸溶液（1.2 mol/L），10 mL 盐酸（优级纯）用水稀释至 100 mL；⑬标准溶液，用 1 000 μg/mL 或其他浓度的汞标准物质作为原液，配置标准储备液，临用前，用 5%（V/V）盐酸溶液逐级稀释成 50 μg/L 汞标准溶液，或使用国家认可标准配制。

三、实验操作规程

1. 样品的采集、运输和保存

现场采样按照 GBZ 159 执行。

在采样点，串联 2 个各装 5.0 mL 吸收液的大型气泡吸收管，以 500 mL/min 流量采集 15 min 空气样品。采样后，立即向采集氯化汞的吸收管加入 0.5 mL 高锰酸钾溶液，摇匀。封闭吸收管进出气口，置清洁容器内运输和保存。样品应尽快测定。

2. 对照试验

将装 5.0 mL 吸收液的大型气泡吸收管带至采样点，除不连接空气采样器采集空气样品外，其余操作同样品，作为样品的空白对照。

3. 样品处理

用吸收管中的吸收液洗涤进气管内壁 3 次，将后管吸收液倒入前管，摇匀，取 5.0 mL 于具塞比色管中，供测定。若样品液中汞的浓度超过测定范围，可用吸收液稀释后测定，计算时乘以稀释倍数。

4. 标准曲线的绘制

取 6 只具盖聚乙烯塑料管，按表 5-7 配制标准系列。

表 5-7　标准曲线的绘制

管号	1	2	3	4	5	6
标准溶液/mL	0	0.05	0.10	0.20	0.40	0.50
硝酸溶液	加至 5.0 mL	加至 5.0 mL	加至 5.0 mL	加至 5.0 mL	加至 5.0 mL	加至 5.0 mL
汞浓度/μg·L⁻¹	0	0.5	1.0	2.0	4.0	5.0

5. 标准样与测试样品的测定

（1）仪器操作条件设置。原子化器高度：8 mm；原子化器温度：200 ℃；空心阴极灯电流：15 mA；载气（Ar）流量：400 mL/min；屏蔽气流量：1 000 mL/min。

（2）标准样品的测定。按照仪器操作条件，将原子荧光分光光度计调整到最佳测定状态，测定各标准管的吸光度；从 2～6 号管的吸光度值中减去 1 号管的吸光度值后。以吸光度对汞浓度（μg/L）绘制标准曲线。

（3）测试样品的测定。用测定标准系列的操作条件对样品溶液和试剂空白溶液进行测定；测得的样品峰高或峰面积值减去空白对照峰高或峰面积值后，由标准曲线得汞浓度（μg/mL）。

6. 计算

（1）按式 5 - 5 将采样体积换算成标准采样体积：

$$V_0 = V \times \frac{293}{273 + t} \times \frac{P}{101.3} \qquad (式 5 - 5)$$

式中：V_0——标准采样体积，L；

V——采样体积，L；

t——采样点的温度，℃；

P——采样点的大气压，kPa。

（2）按式 5 - 6 计算空气中汞或氯化汞的浓度：

$$C = \frac{10\,c}{1\,000\,V_0} \qquad (式 5 - 6)$$

式中：C——空气中汞的浓度，乘以 1.354 为氯化汞的浓度，mg/m^3；

10——样品溶液的体积，mL；

c——测得样品溶液中汞的浓度，μg/L；

V_0——标准采样体积，L。

7. 说明

（1）本法的检出限为 0.001 μg/mL；最低检出浓度为 0.001 3 mg/m^3（以采集 7.5 L 空气样品计）。测定范围为 0.001 3～0.028 mg/m^3；相对标准偏差为 1.8%～3.4%。

（2）本法的平均采样效率为 95.3%。

（3）样品若出现二氧化锰沉淀，在用盐酸羟胺溶液褪色时，应将沉淀和颜色彻底消除。

四、实验数据分析

以上实验分析得到的工作场所空气中汞及其化合物的浓度，可根据《工作场所有害因素职业接触限值》（GBZ 2.1—2007）来判断其是否达标。

汞 - 金属汞（蒸气）的职业接触限值：PC-TWA（时间加权平均容许浓度）为 0.02 mg/m^3，PC-STEL（短时间接触容许浓度）为 0.04 mg/m^3。

汞 - 有机汞化合物（按 Hg 计）的职业接触限值：PC-TWA（时间加权平均容许浓度）为 0.01 mg/m^3，PC-STEL（短时间接触容许浓度）为 0.03 mg/m^3。

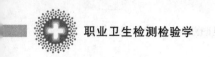

第五节　镉及化合物

一、常用检验方法与实验基本原理

工作场所空气中的镉及化合物的常用检验方法是火焰原子吸收光谱法。其实验基本原理为：空气中气溶胶态镉及其化合物用微孔滤膜采集，消解后，在 442.7 nm 波长下，用乙炔–空气火焰原子吸收光谱法测定。

二、器材与试剂

（1）器材：①火焰原子吸收分光光度计；②微孔滤膜（孔径 0.8 μm）；③采样夹（滤料直径 40 mm）；④小型塑料采样夹（滤料直径 25 mm）；⑤空气采样器（流量 0～3 L/min 和 0～10 L/min）；⑥电热板；⑦具塞刻度试管（10 mL 和 25 mL）。

（2）试剂：①本实验用水均为一级水；②硝酸（优级纯，$\rho20 = 1.42$ g/mL）；③硝酸溶液（0.16 mol/L，10 mL 硝酸加到 990 mL 一级水中）；④标准溶液，用国家认可的 1 000 μg/mL（镉标准物质作为标准储备液，用硝酸溶液稀释成 10.0 μg/mL 镉标准应用液）。

三、实验操作规程

1. 样品的采集、运输和保存

现场采样按照 GBZ 159—2004 执行。

（1）短时间采样。在采样点，将装好微孔滤膜的采样夹以 5 L/min 流量采集 15 min 空气样品。

（2）长时间采样。在采样点，将装好微孔滤膜的小型塑料采样夹以 1 L/min 流量采集 2～8 h 空气样品。

（3）个体采样。将装好微孔滤膜的小型塑料采样夹佩戴在监测对象的前胸上部，进气口尽量接近呼吸带，以 1 L/min 流量采集 2～8 h 空气样品。

采样后，将滤膜的接尘面朝里对折 2 次，放入清洁的塑料袋或纸袋内，置清洁容器内运输和保存。在室温下，样品可长期保存。

2. 对照试验

将装好微孔滤膜的采样夹带至采样点，除不连接空气采样器采集空气样品外，其余操作同样品，作为样品空白对照。

3. 样品处理

将采过样的滤膜放入烧杯中，加入 1 mL 硝酸，置于电热板上消解，保持温度在 200 ℃ 左右。待硝酸基本挥发干时，取下稍冷后，用硝酸溶液溶解残渣，并定量转移入具塞刻度试管中，稀释至一定体积，摇匀，供测定。

4. 标准曲线的绘制

取 6 只具塞刻度试管，按表 5 - 8 配制标准系列。

表 5 - 8　标准曲线的绘制

管号	1	2	3	4	5	6
标准溶液/mL	0	0.25	0.75	1.50	2.00	2.50
硝酸溶液（1%）	加至 25.0 mL	加至 25.0 mL	加至 25.0 mL	加至 25.0 mL	加至 25.0 mL	加至 25.0 mL
镉浓度/$\mu g \cdot mL^{-1}$	0	0.10	0.30	0.60	0.80	1.00

将原子吸收分光光度计调节至最佳测定状态，在 228.8 nm 波长下，用贫燃气火焰分别测定标准系列，每个浓度重复测定 3 次，以吸光度均值对镉浓度（$\mu g/mL$）绘制标准曲线。

5. 样品测定

用测定标准系列的操作条件，测定样品溶液和空白对照溶液；测得的样品吸光度值减去空白对照吸光度值后，由标准曲线得镉浓度（$\mu g/mL$）。

6. 计算

（1）按式 5 - 7 将采样体积换算成标准采样体积：

$$V_0 = V \times \frac{293}{273 + t} \times \frac{P}{101.3} \qquad （式 5 - 7）$$

式中：V_0——标准采样体积，L；

　　　V——采样体积，L；

　　　t——采样点的温度，℃；

　　　P——采样点的大气压，kPa。

（2）按式 5 - 8 计算空气中镉的浓度：

$$C = \frac{kc}{V_0} \qquad （式 5 - 8）$$

式中：C——空气中镉的浓度，mg/m^3；

　　　k——样品溶液的体积，mL；

　　　c——测得样品溶液中镉的浓度，$\mu g/mL$；

　　　V_0——标准采样体积，L。

7. 说明

（1）本法的检出限为 0.005 $\mu g/mL$；最低检出浓度为 0.002 mg/m^3（以采集 75 L 空气样品计）。测定范围为 0.005 ～ 1.000 $\mu g/mL$；平均相对标准偏差为 1.8%。平均采样效率为 98%，平均消解回收率在 95% 以上。

（2）样品中含有 100 $\mu g/mL$ Al^{3+}、Fe^{3+}、Fe^{2+}、Pb^{2+}、Zn^{2+}、Sn^{2+} 等不产生干扰。

四、实验数据分析

以上实验分析得到的工作场所空气中镉及其化合物的浓度，可根据《工作场所有害

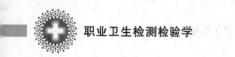

因素职业接触限值》（GBZ 2.1—2007）来判断其是否达标。

镉及其化合物（按 Cd 计）的职业接触限值：PC-TWA（时间加权平均容许浓度）为 0.01 mg/m³，PC-STEL（短时间接触容许浓度）为 0.02 mg/m³。

第六节　铬及化合物

一、常用检验方法与实验基本原理

工作场所空气中的铬及化合物的常用检验方法有火焰原子吸收光谱法、六价铬的二苯碳酰二肼分光光度法、三价铬和六价铬的分别测定法（二苯碳酰二肼分光光度法）。

下面以最为常用的是火焰原子吸收光谱法作具体介绍。其实验基本原理为：空气中气溶胶态铬及其化合物用微孔滤膜采集，消解后，在 357.9 nm 波长下，用乙炔－空气火焰原子吸收光谱法测定。

二、器材与试剂

（1）器材：①火焰原子吸收分光光度计；②微孔滤膜（孔径 0.8 μm）；③采样夹（滤料直径 40 mm）；④小型塑料采样夹（滤料直径 25 mm）；⑤空气采样器（流量 0 ～ 3 L/min 和 0 ～ 10 L/min）；⑥电热板；⑦具塞刻度试管（10 mL 和 25 mL）。

（2）试剂：①本实验用水均为一级水；②硝酸（优级纯，ρ_{20} = 1.42 g/mL）；③硝酸溶液（0.16 mol/L，10 mL 硝酸加到 990 mL 一级水中）；④标准溶液，用国家认可的 1 000 μg/mL 铬标准物质作为标准储备液，用硝酸溶液稀释成 10.0 μg/mL 铬标准应用液）。

三、实验操作规程

1. 样品的采集、运输和保存

现场采样按照 GBZ 159 执行。

（1）短时间采样。在采样点，将装好微孔滤膜的采样夹以 5 L/min 流量采集 15 min 空气样品。

（2）长时间采样。在采样点，将装好微孔滤膜的小型塑料采样夹以 1 L/min 流量采集 2 ～ 8 h 空气样品。

（3）个体采样。将装好微孔滤膜的小型塑料采样夹佩戴在监测对象的前胸上部，进气口尽量接近呼吸带，以 1 L/min 流量采集 2 ～ 8 h 空气样品。

采样后，将滤膜的接尘面朝里对折 2 次，放入清洁的塑料袋或纸袋内，置清洁容器内运输和保存。在室温下，样品可长期保存。

2. 对照试验

将装好微孔滤膜的采样夹带至采样点，除不连接空气采样器采集空气样品外，其余

操作同样品，作为样品空白对照。

3. 样品处理

将采过样的滤膜放入烧杯中，加入 1 mL 硝酸，置于电热板上消解，保持温度在 160 ℃ 左右。待硝酸基本挥发干时，取下稍冷后，用硝酸溶液溶解残渣，并定量转移入具塞刻度试管中，稀释至一定体积，摇匀，供测定。若样品液中铬浓度超过测定范围，可用硝酸溶液稀释测定，计算时乘以稀释倍数。

4. 标准曲线的绘制

取 6 只具塞刻度试管，按表 5 - 9 配制标准系列。

表 5 - 9　标准曲线的绘制

管号	1	2	3	4	5	6
标准溶液/mL	0	1.0	2.0	3.0	4.0	5.0
硝酸溶液	加至 10.0 mL	加至 10.0 mL	加至 10.0 mL	加至 10.0 mL	加至 10.0 mL	加至 10.0 mL
铬浓度/$\mu g \cdot mL^{-1}$	0	1.0	2.0	3.0	4.0	5.0

将原子吸收分光光度计调节至最佳测定状态，在 357.9 nm 波长下，用富燃气火焰分别测定标准系列，每个浓度重复测定 3 次，以吸光度均值对铬浓度（$\mu g/mL$）绘制工作曲线。

5. 样品测定

用测定标准系列的操作条件，测定样品溶液和空白对照溶液；测得的样品吸光度值减去空白对照吸光度值后，由标准曲线得铬浓度（$\mu g/mL$）。

6. 计算

（1）按式 5 - 9 将采样体积换算成标准采样体积：

$$V_0 = V \times \frac{293}{273 + t} \times \frac{P}{101.3} \qquad （式 5 - 9）$$

式中：V_0——标准采样体积，L；

$\quad\quad V$——采样体积，L；

$\quad\quad t$——采样点的温度，℃；

$\quad\quad P$——采样点的大气压，kPa。

（2）按式 5 - 10 计算空气中铬的浓度：

$$C = \frac{kc}{V_0} \qquad （式 5 - 10）$$

式中：C——空气中铬的浓度，mg/m^3；

$\quad\quad k$——样品溶液的体积，mL；

$\quad\quad c$——测得样品溶液中铬的浓度，$\mu g/mL$；

$\quad\quad V_0$——标准采样体积，L。

7. 说明

（1）本法的检出限为 0.1 $\mu g/mL$；最低检出浓度为 0.013 mg/m^3（以采集 75 L 空气样品计）。测定范围为 0.1 ～ 10 $\mu g/mL$；平均相对标准偏差为 1%。平均采样效率

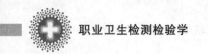

为 95%。

（2）消解温度对铬的回收率有影响，应控制温度在 200 ℃以下，挥发干时降至 160 ℃。平均消解回收率 >95%。本法测定的是三价铬和六价铬的总量。

（3）在标准和样品溶液中各加入 3 mL 100 g/L 硫酸钠溶液，加 1 滴酚酞指示剂，用 100 g/L 氢氧化钠溶液调至红色，再用 1 +2 硫酸溶液（取 1 体积浓硫酸慢慢加入到 2 体积水中）褪去红色。然后用硝酸溶液稀释至 10 mL。这样处理后，1 000 μg Cu^{2+}、Ca^{2+}、Co^{2+}、Mo^{6+}、Ni^{2+}、SiO_3^{2-}、Al^{3+}、Fe^{3+}、Zn^{2+}，200 μg Mn^{2+}、Pb^{2+} 等不产生干扰。

四、实验数据分析

以上实验分析得到的工作场所空气中铬及其化合物的浓度，可根据《工作场所有害因素职业接触限值》（GBZ 2.1—2007）来判断其是否达标。

三氧化铬、铬酸盐、重铬酸盐（按 Cr 计）的职业接触限值：PC-TWA（时间加权平均容许浓度）为 0.05 mg/m³。铬及其化合物未制定 PC-STEL（短时间接触容许浓度），故采用超限倍数控制其短时间接触水平的过高波动。由于 PC-TWA <1，故最大超限倍数为 3。

第七节　砷及化合物

一、常用检验方法与实验基本原理

工作场所空气中的砷及化合物的常用检验方法有氢化物 – 原子荧光光谱法、氢化物 – 原子吸收光谱法、二乙氨基二硫代甲酸银分光光度法。

下面以最常用的氢化物 – 原子荧光光谱法作具体介绍。其实验基本原理为：空气中气溶胶态砷及其化合物（除砷化氢外）用微孔滤膜采集，消解后，砷被硼氢化钠或钾还原成砷化氢，在原子化器中，生成的砷基态原子吸收 193.7 nm 波长，发射出原子荧光，测定原子荧光强度，进行定量。

二、器材与试剂

（1）器材：①原子荧光光度计，具汞空心阴极灯；②微波消化器；③液体混旋器；④微孔滤膜（孔径为 0.8 μm）；⑤采样夹（滤料直径为 40 mm）；⑥小型塑料采样夹（滤料直径为 25 mm）；⑦空气采样器（流量 0 ～ 5 L/min）；⑧具塞塑料管（5 mL）；⑨具塞塑料管（25 mL）。

2. 试剂：①本实验用水均为一级水；②硝酸（ρ_{20} = 1.42 g/mL）；③过氧化氢（优级纯）；④盐酸溶液（1.2 mol/L），10 mL 盐酸用水稀释至 100 mL；⑤预还原剂溶液，称取 12.5 g 硫脲，加热溶于约 80 mL 去离子水中；冷却后，加入 12.5 g 抗坏血酸，溶解后，加水到 100 mL；贮存于棕色瓶中，可保存 1 个月；⑥硼氢化钠（或钾）溶液，称取 7 g 硼氢化钠或 10 g 硼氢化钾和 2.5 g 氢氧化钠，溶于去离子水中并稀释至 500 mL；⑦标准溶液，用 100.0 μg/mL 砷标准物质或其他国家认可标准溶液作为原液，配置标准储备液；临用前用 10%（V/V）盐酸溶液逐级稀释成 1.0 μg/mL 砷标准溶液。

三、实验操作规程

1. 样品的采集、运输和保存

现场采样按照 GBZ 159 执行。

（1）短时间采样。在采样点，将装好微孔滤膜的采样夹以 3 L/min 流量采集 15 min 空气样品。

（2）长时间采样。在采样点，将装好微孔滤膜的小型塑料采样夹以 1 L/min 流量采集 2～8 h 空气样品。

（3）个体采样。将装好微孔滤膜的小型塑料采样夹佩戴在采样对象的前胸上部，进气口尽量接近呼吸带，以 1 L/min 流量采集 2～8 h 空气样品。

采样后，将滤膜的接尘面朝里对折 2 次，放入清洁塑料袋或纸袋内，置于清洁的容器内运输和保存。在低温下，样品至少可保存 15 天。

2. 对照试验

将装有微孔滤膜的采样夹带至采样点，除不连接空气采样器采集空气样品外，其余操作同样品，作为样品的空白对照。

3. 样品处理

将采过样的滤膜放入微波消解器的消化罐中，加入 3 mL 硝酸和 2 mL 过氧化氢后，置于微波消解器内消解。消解完成后，在水浴中挥发硝酸至近干。用盐酸溶液定量转移入具塞刻度试管中，定容至 25 mL。取出 10 mL 于另一具塞刻度试管中，加入 2.0 mL 预还原剂溶液，混匀，供测定。若样品液中待测物的浓度超过测定范围，可用盐酸溶液稀释后测定，计算时乘以稀释倍数。

4. 标准曲线的绘制

在 5 只消化罐中，按表 5-10 配制标准系列。

表 5-10 标准曲线的绘制

管号	1	2	3	4	5
标准溶液/mL	0	0.10	0.20	0.40	0.50
砷含量/μg	0	0.10	0.20	0.40	0.50

各加入 3 mL 硝酸和 2 mL 过氧化氢，按样品处理操作，制成 25 mL 溶液。吸取 10.0 mL 于具塞刻度试管中，加入 2.0 mL 预还原剂溶液，摇匀。参照仪器操作条件，将原子荧光光度计调节至最佳测定条件，分别测定标准系列，每个浓度重复测定 3 次，以荧光强度均值对相应的砷含量（μg）绘制标准曲线。

5. 标准样与测试样品的测定

（1）仪器操作条件设置。原子化器高度：8 mm；原子化器温度：200 ℃；空心阴极灯电流：15 mA；载气（Ar）流量：400 mL/min；屏蔽气流量：1 000 mL/min。

（2）标准样品的测定。按照仪器操作条件，将原子荧光分光光度计调整到最佳测定状态，测定各标准管的吸光度；从 1～5 号管的吸光度值中减去 0 号管的吸光度值后。以吸光度对砷浓度（μg/L）绘制标准曲线。

（3）测试样品的测定。用测定标准系列的操作条件对样品溶液和试剂空白溶液进行测定；用样品的吸光度值减去试剂空白的吸光度值，通过标准曲线得稀释砷的浓度（μg/L）。

6. 计算

（1）按式 5 - 11 将采样体积换算成标准采样体积：

$$V_0 = V \times \frac{293}{273 + t} \times \frac{P}{101.3} \qquad (式 5 - 11)$$

式中：V_0——标准采样体积，L；

V——采样体积，L；

t——采样点的温度，℃；

P——采样点的大气压，kPa。

（2）按式 5 - 12 计算空气中砷的浓度：

$$C = \frac{2.5\, m}{V_0} \qquad (式 5 - 12)$$

式中：C——空气中砷的浓度，乘以系数 1.32 或 1.53，分别为三氧化二砷或五氧化二砷的浓度，mg/m³；

m——测得样品溶液中砷的含量，μg；

V_0——标准采样体积，L。

7. 说明

（1）本法的检出限为 0.22 ng/mL；最低检出浓度为 1.2×10^{-4} mg/m³（以采集 45 L 空气样品计）；测定范围为 0.000 2～0.0200 μg/mL；相对标准偏差为 1.7%～2.6%。平均采样效率 >95%。使用浸渍滤膜，可以采集空气中三氧化二砷或五氧化二砷的蒸气和粉尘，本法只能采集气溶胶态的砷化物。

（2）样品挥发硝酸时，温度不能过高，不能将溶液挥发干。

四、实验数据分析

以上实验分析得到的工作场所空气中砷及其化合物的浓度，可根据《工作场所有害因素职业接触限值》（GBZ 2.1—2007）来判断其是否达标。

砷及其无机化合物（按 As 计）的职业接触限值：PC-TWA（时间加权平均容许浓度）为 0.01 mg/m³，PC-STEL（短时间接触容许浓度）为 0.02 mg/m³。

砷化氢（胂）的职业接触限值：MAC（最高容许浓度）为 0.03 mg/m³。

（陈纠　郭晓婧　周丽屏）

第六章　常见职业性有机溶剂化学毒物检验

第一节　常见职业性有机溶剂化学毒物概述

一、理化特性

溶剂常态下为液体，通常是有机物，主要用做清洗剂、去污剂、稀释剂和萃取剂，许多溶剂也用作原料以制备其他化学产品。工业溶剂约30 000余种，具有相似或不同的理化特性。

1. 挥发性、可溶性和易燃性

有机溶剂多易挥发，脂溶性是有机溶剂的重要特性，部分有机溶剂又兼具水溶性。有机溶剂大多具有可燃性，如汽油、乙醇等，可用作燃料；但有些则属非可燃物而用作灭火剂，如卤代烃类化合物。

2. 化学结构

可按化学结构将有机溶剂分为若干类（族），同类者毒性相似，例如氯代烃类多具有肝脏毒性，醛类具有刺激性等。有机溶剂的基本化学结构为脂肪族、脂环族和芳香族，其功能团包括卤素、醇类、酮类、乙二醇类、酯类、羧酸类、胺类和酰胺类基团。

二、毒理学特性

1. 接触途径

由于有机溶剂多数具有挥发性，故接触途径以吸入为主。有机溶剂的脂溶性使其进入体内后易与神经组织亲和而具麻醉作用；部分有机溶剂兼具脂溶性、水溶性，故易经皮肤吸收进入体内。

2. 吸收与分布

挥发性有机溶剂经呼吸道吸入后经肺泡－毛细血管膜（alveolar-capilary membrane）吸收，有40%～80%在肺内滞留；体力劳动时，经肺摄入量增加2～3倍。因有机溶剂多具脂溶性，摄入后分布于富含脂肪的组织，包括神经系统、肝脏等。由于血－组织膜屏障富含脂肪，有机溶剂可分布于血流充足的骨骼和肌肉组织。肥胖者接触有机溶剂后，机体吸收、蓄积增多，排出慢。大多数有机溶剂可通过胎盘，亦可经母乳排出，从而影响胎儿和乳儿健康。

3. 生物转化与排出

不同个体的生物转化能力有差异，对不同溶剂的代谢速率各异，有些可充分代谢，有些则几乎不被代谢。代谢转化与有机溶剂的毒作用密切相关。例如，正己烷的毒性与其主要代谢物 2,5 - 己二酮有关；有些溶剂，如三氯乙烯的代谢，与乙醇相似，可由于有限的醇和醛脱氢酶的竞争，而产生毒性的"协同作用"。有机溶剂主要以原形物经呼出气排出，少量以代谢物形式经尿排出。多数有机溶剂的生物半减期较短，一般从数分钟至数天，故对大多数有机溶剂来说，生物蓄积不是影响毒作用的重要因素。

三、对人体健康的危害

1. 皮肤

由有机溶剂所致的职业性皮炎，约占总例数的 20%。几乎全部有机溶剂都能使皮肤脱脂或使脂质溶解而成为原发性皮肤刺激物。典型溶剂皮炎具有急性刺激性皮炎的特征，如红斑和水肿；亦可见慢性裂纹性湿疹。有些工业溶剂能引起过敏性接触性皮炎；少数有机溶剂甚至诱发严重的剥脱性皮炎，如三氯乙烯。

2. 中枢神经系统

几乎全部易挥发的脂溶性有机溶剂都能引起中枢神经系统的抑制，多属非特异性的抑制或全身麻醉。有机溶剂的麻醉效能与脂溶性密切相关，麻醉效能还与化学物结构有关，如碳链长短，有无卤基或乙醇基取代，是否具有不饱和（双）碳键等。

急性有机溶剂中毒时出现的中枢神经系统抑制症状与酒精中毒类似，可表现为头痛、恶心、呕吐、眩晕、倦怠、嗜睡、衰弱、言语不清、步态不稳、易激惹、神经过敏、抑郁、定向力障碍、意识错乱或丧失，甚至死于呼吸抑制。上述急性影响可带来继发性危害，如伤害事故增加等。这些影响与神经系统内化学物浓度有关。虽然大多数工业溶剂的生物半减期较短，24 h 内症状大都缓解，但因常同时接触多种有机溶剂，它们可呈相加作用甚至增强作用。接触半减期长、代谢率低的化学物时，则易产生对急性作用的耐受性；严重过量接触后中枢神经系统出现持续脑功能不全，并伴发昏迷，甚至脑水肿。

慢性接触有机溶剂可导致慢性神经行为障碍，如性格或情感改变（抑郁、焦虑）、智力功能失调（短期记忆丧失、注意力不集中）等；还可因小脑受累导致前庭-动眼失调。此外，有时接触低浓度溶剂蒸气后，虽前庭试验正常，但仍出现眩晕、恶心和衰弱，称为获得性有机溶剂超耐量综合征。

3. 周围神经和脑神经

有机溶剂可引起周围神经损害，甚至有少数溶剂对周围神经系统呈特异毒性。如二硫化碳、正己烷和甲基-正丁酮能使远端轴突受累，引起感觉运动神经的对称性混合损害，主要表现为：手套、袜子样分布的肢端末梢神经炎，感觉异常及衰弱感；有时疼痛和肌肉抽搐，而远端反射则多表现为抑制。三氯乙烯能引起三叉神经麻痹，因而三叉神经支配区域的感觉功能丧失。

4. 呼吸系统

有机溶剂对呼吸道均有一定刺激作用。高浓度的醇、酮和醛类还会使蛋白变性而致呼吸道损伤。溶剂引起呼吸道刺激的部位通常在上呼吸道，接触溶解度高、刺激性强的溶剂如甲醛类，尤为明显。过量接触溶解度低、对上呼吸道刺激性较弱的溶剂，常在抵达呼吸道深部时，引起急性肺水肿如光气。长期接触刺激性较强的溶剂还可致慢性支气管炎。

5. 心脏

有机溶剂对心脏的主要影响是心肌对内源性肾上腺素的敏感性增强。曾报道健康工人过量接触工业溶剂后发生心律不齐，如发生心室颤动，可致猝死。

6. 肝脏

在接触剂量大、接触时间长的情况下，任何有机溶剂均可导致肝细胞损害。其中一些具有卤素或硝基功能团的有机溶剂，其肝毒性尤为明显。芳香烃（如苯及其同系物）对肝毒性较弱。丙酮本身无直接肝脏毒性，但能加重乙醇对肝脏的作用。作业工人短期内过量接触四氯化碳可产生急性肝损害，而长期较低浓度接触可出现慢性肝病（包括肝硬化）。

7. 肾脏

四氯化碳急性中毒时，常出现肾小管坏死性急性肾衰竭。多种溶剂或混合溶剂慢性接触可致。肾小管性功能不全，出现蛋白尿、尿酶尿（溶菌酶、β - 葡萄糖苷酸酶、氨基葡萄糖苷酶的排出增高）。溶剂接触还可能与原发性肾小球性肾炎有关。

8. 血液

苯可损害造血系统，导致白细胞减少甚至全血细胞减少症，以至再生障碍性贫血和白血病。某些乙二醇醚类能引起溶血性贫血（渗透脆性增加）或骨髓抑制性再生障碍性贫血。

9. 致癌

在常用溶剂中，苯是肯定的人类致癌物质，可引起急性或慢性白血病，应采取措施进行原生级预防，如控制将苯作为溶剂和稀释剂的用量。

10. 生殖系统

大多数溶剂容易通过胎盘屏障，还可进入睾丸。某些溶剂如二硫化碳对女性生殖功能和胎儿的神经系统发育均有不良影响。

四、常用检验方法

（一）气相色谱法

以气体为流动相的色谱法叫气相色谱法，它是在经典液相色谱法的基础上发展起来的一种分离分析方法，主要利用物质的沸点、极性及吸附性质的差异来实现混合物的分离。气相色谱法是实验室最常用的有机化合物定量分析方法，GBZ/T 160 系列标准中几乎每一类有机化合物、农药都有使用气相色谱进行分析检测的方法。工作场所空气中常见有害物质的气相色谱检测方法见表 6 - 1。

表6－1　工作场所空气中常见有害物质的气相色谱检测方法

类别	有害物质名称	职业卫生标准	方法名称
无机含碳化合物	一氧化碳	工作场所空气中无机含碳化合物的测定方法（GBZ/T 160.28—2004）	一氧化碳的直接进样－气相色谱法
无机含磷化合物	磷化氢	工作场所空气中无机含磷化合物的测定方法（GBZ/T 160.30—2004）	磷化氢的气相色谱法
硫化物	二硫化碳、六氟化硫、硫酰氟	工作场所空气中硫化物的测定方法（GBZ/T 160.33—2004）	二硫化碳的溶剂解吸－气相色谱法、六氟化硫、硫酰氟的直接进样—气相色谱法
烷烃类化合物	正戊烷、正己烷和正庚烷	工作场所空气中烷烃类化合物的测定方法（GBZ/T 160.38—2007）	正戊烷、正己烷和正庚烷的热解吸－气相色谱法
混合烃类化合物	溶剂汽油、液化石油气、抽余油	工作场所空气中混合烃类化合物的测定方法（GBZ/T 160.40—2004）	溶剂汽油、液化石油气和抽余油的直接进样－气相色谱法
	溶剂汽油、非甲烷总烃	工作场所空气中混合烃类化合物的测定方法（GBZ/T 160.40—2004）	溶剂汽油和非甲烷总烃的热解吸－气相色谱法
脂环烃类化合物	环己烷、甲基环己烷和松节油	工作场所空气中脂环烃类化合物的测定方法（GBZ/T 160.41—2004）	环己烷、甲基环己烷和松节油的溶剂解吸－气相色谱法
	环己烷和甲基环己烷	工作场所空气中脂环烃类化合物的测定方法（GBZ/T 160.41—2004）	环己烷和甲基环己烷的热解吸－气相色谱法
芳香烃类化合物	苯、甲苯、二甲苯、乙苯、苯乙烯	工作场所空气中芳香烃化合物的测定方法（GBZ/T 160.42—2007）	苯、甲苯、二甲苯、乙苯和苯乙烯的溶剂解吸－气相色谱法
		工作场所空气中芳香烃化合物的测定方法（GBZ/T 160.42—2007）	苯、甲苯、二甲苯、乙苯和苯乙烯的热解吸－气相色谱法

续表 6 - 1

类别	有害物质名称	职业卫生标准	方法名称
卤代烷烃类化合物	三氯甲烷、四氯化碳、二氯乙烷、六氯乙烷和三氯丙烷	工作场所空气中卤代烷烃类化合物的测定方法（GBZ/T 160.45—2007）	三氯甲烷、四氯化碳、二氯乙烷、六氯乙烷和三氯丙烷的溶剂解吸 - 气相色谱法
	氯甲烷、二氯甲烷和溴甲烷	工作场所空气中卤代烷烃类化合物的测定方法（GBZ/T 160.45—2007）	氯甲烷、二氯甲烷和溴甲烷的直接进样 - 气相色谱法
卤代不饱和烃类化合物	二氯乙烯、三氯乙烯和四氯乙烯	工作场所空气中卤代不饱和烃类化合物的测定方法（GBZ/T 160.46—2004）	二氯乙烯、三氯乙烯和四氯乙烯的溶剂解吸 - 气相色谱法
	氯乙烯、二氯乙烯、三氯乙烯和四氯乙烯	工作场所空气中卤代不饱和烃类化合物的测定方法（GBZ/T 160.46—2004）	氯乙烯、二氯乙烯、三氯乙烯和四氯乙烯的热解吸 - 气相色谱法
醇类化合物	甲醇、乙二醇、丁醇、异戊醇、丙烯醇、氯乙醇、异丙醇、异辛醇和二丙酮醇	工作场所空气中醇类化合物的测定方法（GBZ/T 160.48—2007）	甲醇、异丙醇、丁醇、异戊醇、异辛醇、糠醇、二丙酮醇、丙烯醇、乙二醇和氯乙醇的溶剂解吸 - 气相色谱法
酚类化合物	苯酚和甲酚	工作场所空气中酚类化合物的测定方法（GBZ/T 160.51—2007）	苯酚和甲酚的溶剂解吸 - 气相色谱法
脂肪族酮类化合物	丙酮、丁酮和甲基异丁基甲酮	工作场所空气中脂肪族酮类化合物的测定方法（GBZ/T 160.55—2007）	丙酮、丁酮和甲基异丁基甲酮的溶剂解吸 - 气相色谱法
	丙酮、丁酮、甲基异丁基甲酮和双乙烯酮	工作场所空气中脂肪族酮类化合物的测定方法（GBZ/T 160.55—2007）	丙酮、丁酮、甲基异丁基甲酮和双乙烯酮的热解吸 - 气相色谱法
酯环酮和芳香族酮类化合物	环己酮	工作场所空气中酯环酮和芳香族酮类化合物的测定方法（GBZ/T 160.56—2004）	环己酮的溶剂解吸 - 气相色谱法
环氧化合物	环氧乙烷、环氧丙烷和环氧氯丙烷	工作场所空气中环氧化合物的测定方法（GBZ/T 160.58—2004）	环氧乙烷、环氧丙烷和环氧氯丙烷的直接进样 - 气相色谱法
	环氧乙烷	工作场所空气中环氧化合物的测定方法（GBZ/T 160.58—2004）	环氧乙烷的热解吸 - 气相色谱法

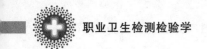

续表 6 – 1

类别	有害物质名称	职业卫生标准	方法名称
羧酸类化合物	甲酸、乙酸、丙酸、丙烯酸或氯乙酸	工作场所空气中羧酸类化合物的测定方法（GBZ/T 160.59—2004）	甲酸、乙酸、丙酸、丙烯酸或氯乙酸的溶剂解吸 – 气相色谱法
酰胺类化合物	二甲基甲酰胺、二甲基乙酰胺、丙烯酰胺	工作场所空气中酰胺类化合物的测定方法（GBZ/T 160.62—2004）	二甲基甲酰胺、二甲基乙酰胺和丙烯酰胺的溶剂采集 – 气相色谱法
饱和脂肪族酯类化合物	甲酸甲酯、甲酸乙酯、乙酸甲酯、乙酸乙酯、乙酸丙酯、乙酸丁酯、乙酸戊酯、1,4 – 丁内酯	工作场所空气中饱和脂肪族酯类化合物的测定方法（GBZ/T 160.63—2007）	甲酸酯类、乙酸酯类和1,4 – 丁内酯的溶剂解吸 – 气相色谱法
不饱和脂肪族酯类化合物	甲基丙烯酸甲酯	工作场所空气中不饱和脂肪族酯类化合物的测定方法（GBZ/T 160.64—2004）	甲基丙烯酸甲酯的直接进样 – 气相色谱法
异氰酸酯类化合物	甲苯二异氰酸酯（TDI）和二苯基甲烷二异氰酸酯（MDI）	工作场所空气中异氰酸酯类化合物的测定方法（GBZ/T 160.67—2004）	甲苯二异氰酸酯（TDI）和二苯基甲烷二异氰酸酯（MDI）的溶剂采集 – 气相色谱法

（二）高效液相色谱法

高效液相色谱法是在经典液相色谱基础上，采用了高压泵、高效固定相和高灵敏度检测器，实现了高效分离和自动化操作。高效液相色谱法具有高柱效、高选择性、分析速度快、灵敏度高、重复性好、应用范围广等优点。我国现有职业卫生检测标准中可采用液相色谱法检测的物质有多环芳烃类化合物、酚类化合物、脂肪族醛类化合物等。工作场所空气中有害物质的高效液相色谱检测方法见表 6 – 2。

表6-2 工作场所空气中有害物质的高效液相色谱检测方法

类别	有害物质名称	职业卫生标准	方法名称
多环芳香烃类	蒽、菲、3,4-苯并（a）芘	工作场所空气中多环芳香烃类化合物的测定方法（GBZ/T 160.44—2004）	蒽、菲和3,4-苯并（a）芘的高效液相色谱法
酚类	B-萘酚和三硝基苯酚、五氯苯酚	工作场所空气有毒物质测定 酚类化合物（GBZ/T 160.51—2007）	B-萘酚和三硝基苯酚的高效液相色谱法、五氯酚及其钠盐的高效液相色谱测定方法
脂肪族醛类	三氯乙醛	工作场所空气有毒物质测定脂肪族醛类化合物（GBZ/T 160.54—2007）	三氯乙醛的溶剂解吸高效液相色谱法
醌类	氢醌	工作场所空气有毒物质测定醌类化合物（GBZ/T 160.57—2004）	氢醌的高效液相色谱法
酸酐类	马来酸酐	工作场所空气有毒物质测定酸酐类化合物（GBZ/T 160.60—2004）	马来酸酐的高效液相色谱法
饱和脂肪族酯类	硫酸二甲酯	工作场所空气有毒物质测定饱和脂肪族酯类（GBZ/T 160.63—2007）	硫酸二甲酯的高效液相色谱法
芳香族酯类	邻苯二甲酸二丁酯、邻苯二甲酸二辛酯	工作场所空气有毒物质测定芳香族酯类（GBZ/T 160.66—2004）	邻苯二甲酸二丁酯和邻苯二甲酸二辛酯的高效液相色谱法
异氰酸酯类	IPDI	工作场所空气有毒物质测定异氰酸酯类（GBZ/T 160.67—2004）	IPDI的高效液相色谱法
芳香族胺类	苯胺和对硝基苯胺	工作场所空气有毒物质测定芳香族胺类（GBZ/T 160.72—2004）	苯胺和对硝基苯胺的高效液相色谱法
拟除虫菊酯类农药	溴氰菊酯、氯氰菊酯、氰戊菊酯	工作场所空气有毒物质测定拟除虫菊酯类农药（GBZ/T 160.78—2007）	溴氰菊酯、氯氰菊酯的高效液相色谱法 氰戊菊酯的高效液相色谱法
药物类	考的松、炔诺孕酮	工作场所空气有毒物质测定药物类（GBZ/T 160.79—2004）	考的松、炔诺孕酮的溶剂解吸-高效液相色谱法

（三）紫外可见分光光度法

根据被测物质在紫外 – 可见光的特定波长处或一定波长范围内对光的吸收特性而对该物质进行定性定量分析的方法称紫外 – 可见分光光度法。紫外 – 可见分光光度法是工作场所职业病化学危害因素检测中的常用方法。工作场所空气中常见有机溶剂的分光光度检测方法见表 6 – 3。

表 6 – 3　工作场所空气中常见有机溶剂的分光光度检测方法

类别	有害物质名称	职业卫生标准	方法名称
醇类	二氯丙醇	工作场所空气有毒物质测定醇类化合物（GBZ/T 160.48—2007）	二氯丙醇的变色酸分光光度法
硫醇类	乙硫醇	工作场所空气有毒物质测定　酚类化合物（GBZ/T 160.49—2004）	乙硫醇的对氨基二甲基苯胺分光光度法
酚类	苯酚、间苯二酚	工作场所空气有毒物质测定酚类化合物（GBZ/T 160.51—2007）	苯酚的对 4 – 氨基安替比林分光光度法 间苯二酚的碳酸钠分光光度法
脂肪族醛类	甲醛、糠醛	工作场所空气有毒物质测定脂肪族醛类化合物（GBZ/T 160.54—2007）	甲醛的酚试剂分光光度法 糠醛的苯胺分光光度法
羧酸类	对苯二甲酸	工作场所空气有毒物质测定羧酸类化合物（GBZ/T 160.59—2004）	对苯二甲酸的紫外分光光度法
酰胺类	甲酰胺	工作场所空气有毒物质测定酰胺类化合物（GBZ/T 160.61—2004）	甲酰胺的羟胺 – 氯化铁分光光度法
芳香族酯类	三甲苯磷酸酯	工作场所空气有毒物质测定芳香族酯类（GBZ/T 160.66—2004）	三甲苯磷酸酯的紫外分光光度法
异氰酸酯类	MDI、PMPPI	工作场所空气有毒物质测定异氰酸酯类（GBZ/T 160.67—2004）	MDI 和 PMPPI 的盐酸萘乙二胺分光光度法
腈类	丙酮氰醇	工作场所空气有毒物质测定腈类（GBZ/T 160.68—2007）	丙酮氰醇的异菸酸钠 – 巴比妥酸钠分光光度法
肼类	肼、甲基肼、偏二甲基肼	工作场所空气有毒物质测定肼类（GBZ/T 160.71—2007）	肼和甲基肼的对二甲氨基苯甲醛分光光度法 偏二甲基肼的氨基亚铁氰化钠分光光度法
芳香族胺类	对硝基苯胺	工作场所空气有毒物质测定芳香族胺类（GBZ/T 160.72—2004）	对硝基苯胺的紫外分光光度法

续表6-3

类别	有害物质名称	职业卫生标准	方法名称
硝基烷烃类	氯化苦	工作场所空气有毒物质测定硝基烷烃类（GBZ/T 160.73—2007）	氯化苦的盐酸萘乙二胺分光光度法
芳香族硝基	硝基苯、一硝基氯苯、二硝基氯苯、二硝基甲苯	工作场所空气有毒物质测定芳香族硝基（GBZ/T 160.74—2004）	硝基苯、一硝基氯苯、二硝基氯苯、二硝基甲苯的盐酸萘乙二胺分光光度法

第二节　苯、甲苯及二甲苯

一、常用检验方法与实验基本原理

工作场所空气中的苯、甲苯、二甲苯用气相色谱法进行检测，其实验基本原理为：空气中的苯、甲苯、二甲苯用活性炭管采集，二硫化碳解吸后进样，经色谱柱分离，氢焰离子化检测器检测，以保留时间定性，峰面积定量。

二、器材与试剂

（1）器材：①气相色谱仪，具有 FID 检测器；②活性炭管，溶剂解吸型，内装 100 mg/50 mg 活性炭；③空气采样器（流量 0～500 mL/min）；④溶剂解吸瓶（1.5 mL 和 4 mL）；⑤微量注射器（10 μL）。

2. 试剂：①二硫化碳，色谱鉴定无干扰杂峰；②标准物质，苯、甲苯和二甲苯的色谱纯标准物。

三、实验操作规程

1. 样品的采集、运输和保存

现场采样按照 GBZ 159 执行。

（1）短时间采样。在采样点，用活性炭管以 100 mL/min 流量采集 15 min 空气样品。

（2）长时间采样。在采样点，用活性炭管以 50 mL/min 流量采集 2～8 h 空气样品。

（3）个体采样。在采样点，将活性炭管佩戴在采样对象的前胸上部，进气口尽量接近呼吸带，以 50 mL/min 流量采集 2～8 h 空气样品。

采样后，立即封闭活性炭管两端，置清洁容器内运输和保存。室温下，样品在可保存 8 天，冰箱内可保存更长时间。

2. 对照试验

将活性炭管带至采样地点，除不连接采样器采集空气样品外，其余操作同样品，作为样品的空白对照。

3. 样品处理

将采过样的前后段活性炭分别放入溶剂解吸瓶中，各加入 1.0 mL 二硫化碳，塞紧管塞，振摇 1 min，解吸 30 min。解吸液供测定。

4. 标准溶液的配制

于 10 mL 容量瓶中，加约 5 mL 二硫化碳，用微量注射器准确加入 10 μL 苯、甲苯、二甲苯（色谱纯，20 ℃时，1 μL 苯、甲苯、邻二甲苯、间二甲苯、对二甲苯分别为 0.878 7 mg、0.866 9 mg、0.880 2 mg、0.864 2 mg、0.861 1 mg），加二硫化碳至刻度，得到标准溶液浓度（μg/mL）。标准溶液置密封棕色瓶中在冰箱内储存。

5. 标准曲线的绘制

取 6 只溶剂解吸瓶，按表 6 - 4 配制标准系列。

表 6 - 4　标准曲线的绘制

管　　号	1	2	3	4	5	6
标准溶液/mL	0	0.125	0.250	0.500	1.000	2.000
二硫化碳	加至 2.0 mL	加至 2.0 mL	加至 2.0 mL	加至 2.0 mL	加至 2.0 mL	加至 2.0 mL
苯/μg·mL^{-1}	0	54.9	109.8	219.7	439.4	878.7
甲苯/μg·mL^{-1}	0	54.2	108.4	216.7	433.5	866.9
邻二甲苯/μg·mL^{-1}	0	55.0	110.0	220.1	440.1	880.2
对二甲苯/μg·mL^{-1}	0	54.0	108.0	216.1	432.1	864.2
间二甲苯/μg·mL^{-1}	0	53.8	107.6	215.3	430.6	861.1

6. 标准系列、样品测定

（1）仪器操作条件。色谱柱 1：2 m × 4 mm，PEG 6000（或 FFAP）：6201 红色担体 = 5：100。色谱柱 2：2 m × 4 mm，邻苯二甲酸二壬酯（DNP）：有机皂土 - 34：Shimalite 担体 = 5：5：100。色谱柱 3：30 m × 0.53 mm × 0.2 μm，FFAP。也可采用相似极性的其他毛细管色谱柱进行分流或不分流测定，如：30 m × 250 μm × 0.25 μm，DB-5 ms 毛细管色谱柱；60 m × 0.32 mm × 1.8 μm，GSBP-624 毛细管色谱柱；30 m × 0.25 mm × 0.25 μm，Rtx-1 毛细管色谱柱。柱温：80 ℃；汽化室温度：200 ℃；检测室温度：250 ℃；载气（氮气）流量：1.0 mL/min。

（2）标准系列测定。按照仪器操作条件，将气相色谱仪调节至最佳测定状态，分别进样 1.0 μL，测定各标准系列。每个浓度重复测定 3 次。以测得的峰面积均值由色谱工作站分别对苯、甲苯、二甲苯浓度（μg/mL）绘制标准曲线。

（3）样品测定。用测定标准系列的操作条件，测定样品和空白对照的解吸液；测得的样品和空白对照峰面积值由标准曲线得苯、甲苯、二甲苯的浓度（μg/mL）。

7. 计算

（1）按式6-1将采样体积换算成标准采样体积：

$$V_0 = V \times \frac{293}{273 + t} \times \frac{P}{101.3} \qquad \text{（式6-1）}$$

式中：V_0——标准采样体积，L；

　　　V——采样体积，L；

　　　t——采样点的温度，℃；

　　　P——采样点的大气压，kPa。

（2）按式6-2计算空气中苯、甲苯、二甲苯的浓度：

$$C = \frac{\left[(c_1 + c_2) - c_0\right]v}{V_0 D} \qquad \text{（式6-2）}$$

式中：C——空气中苯、甲苯、二甲苯的浓度，mg/m³；

　　　c_1，c_2——测得样品前后段解吸液中苯、甲苯、二甲苯的浓度，μg/mL；

　　　c_0——测得空白对照前后段解吸液中苯、甲苯、二甲苯的浓度，μg/mL；

　　　v——解吸液的体积，mL；

　　　V_0——标准采样体积，L；

　　　D——解吸效率，%。

8. 说明

本法的性能指标（最低检出浓度以采集1.5 L空气样品计）见表6-5。

表6-5　检测方法的性能指标

化合物	检出限 /μg·mL⁻¹	最低检出浓度 /mg·m⁻³	测定范围 /μg·mL⁻¹	RSD	穿透容量 mg	解吸效率
苯	0.9	0.6	0.9～40	4.3%～6.0%	7	>90%
甲苯	1.8	1.2	1.8～100	4.7%～6.3%	13.1	>90%
二甲苯	2.2	1.5	4.9～600	4.1%～7.2%	10.8	>90%

四、实验数据分析

以上实验分析得到的工作场所空气中苯、甲苯、二甲苯的浓度，可根据《工作场所有害因素职业接触限值》（GBZ 2.1—2007）来判断其是否达标。

苯的职业接触限值：PC-TWA（时间加权平均容许浓度）为6 mg/m³，PC-STEL（短时间接触容许浓度）为10 mg/m³。

甲苯的职业接触限值：PC-TWA（时间加权平均容许浓度）为50 mg/m³，PC-STEL（短时间接触容许浓度）为100 mg/m³。

二甲苯（全部异构体）的职业接触限值：PC-TWA（时间加权平均容许浓度）为50 mg/m³，PC-STEL（短时间接触容许浓度）为100 mg/m³。

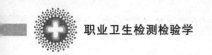

第三节　正　己　烷

一、常用检验方法与实验基本原理

工作场所空气中的正己烷用气相色谱法进行检测，其实验基本原理为：空气中的正己烷用活性炭管采集，溶剂解吸后进样，经色谱柱分离，氢焰离子化检测器检测，以保留时间定性，峰面积定量。

二、器材与试剂

（1）器材：①气相色谱仪，具有 FID 检测器；②活性炭管，溶剂解吸型，内装 100 mg/50 mg 活性炭；③空气采样器（流量 0 ～ 500 mL/min）；④溶剂解吸瓶（1.5 mL 和 4 mL）；⑤微量注射器（10 μL）。

2. 试剂：①二硫化碳，色谱鉴定无干扰杂峰；②标准物质，正己烷的色谱纯标准物。

三、实验操作规程

1. 样品的采集、运输和保存

现场采样按照 GBZ 159 执行。

（1）短时间采样。在采样点，用活性炭管以 200 mL/min 流量采集 15 min 空气样品。

（2）长时间采样。在采样点，用活性炭管以 50 mL/min 流量采集 2 ～ 8 h 空气样品。

（3）个体采样。在采样点，将活性炭管佩戴在采样对象的前胸上部，进气口尽量接近呼吸带，以 50 mL/min 流量采集 2 ～ 8 h 空气样品。

采样后，立即封闭活性炭管两端，置清洁容器内运输和保存。室温下，样品可保存 8 天，冰箱内可保存更长时间。

2. 对照试验

将活性炭管带至采样地点，除不连接采样器采集空气样品外，其余操作同样品，作为样品的空白对照。

3. 样品处理

将采过样的前后段活性炭分别放入溶剂解吸瓶中，各加入 1.0 mL 二硫化碳，塞紧管塞，振摇 1 min，解吸 30 min。解吸液供测定。

4. 标准溶液的配制

用微量注射器准确抽取 5 μL 的正己烷（色谱纯，20 ℃时，1 μL 正己烷的质量为 0.660 3 mg），注入装有少量二硫化碳的 10 mL 容量瓶中，并定容至刻度；浓度分别约为

330 μg/mL 标准溶液。标准溶液置密封棕色瓶中在冰箱内储存。

5. 标准曲线的绘制

取 5 只溶剂解吸瓶，按表 6-6 配制标准系列。

表 6-6　标准曲线的绘制

管号	1	2	3	4	5
标准溶液/mL	0	0.25	0.50	1.00	2.00
二硫化碳	加至 2.0 mL	加至 2.0 mL	加至 2.0 mL	加至 2.0 mL	加至 2.0 mL
正己烷/μg·mL^{-1}	0	41.3	82.5	165.0	330.0

6. 标准系列、样品测定

（1）仪器操作条件。色谱柱 1：3 m×4 mm，FFAP：Chromosorb WAW DMCS = 10：100。也可采用相似极性的毛细管色谱柱进行分流或不分流测定，如：30 m×250 μm×0.25 μm，DB-5 ms 毛细管色谱柱；60 m×0.32 mm×1.8 μm，GSBP-624 毛细管色谱柱；30 m×0.25 mm×0.25 μm，Rtx-1 毛细管色谱柱。柱温：50 ℃；汽化室温度：200 ℃；检测室温度：250 ℃；载气（氮气）流量：1.0 mL/min。

（2）标准系列测定。按照仪器操作条件，将气相色谱仪调节至最佳测定状态，分别进样 1.0 μL，测定各标准系列。每个浓度重复测定 3 次。以测得的峰面积均值由色谱工作站对正己烷浓度（μg/mL）绘制标准曲线。

（3）样品测定：用测定标准系列的操作条件，测定样品和空白对照的解吸液；测得的样品和空白对照峰面积值由标准曲线得正己烷的浓度（μg/mL）。

7. 计算

（1）按式 6-3 将采样体积换算成标准采样体积：

$$V_0 = V \times \frac{293}{273 + t} \times \frac{P}{101.3} \qquad （式 6-3）$$

式中：V_0——标准采样体积，L；

V——采样体积，L；

t——采样点的温度，℃；

P——采样点的大气压，kPa。

（2）按式 6-4 计算空气中正己烷的浓度：

$$C = \frac{[(c_1 + c_2) - c_0]v}{V_0 D} \qquad （式 6-4）$$

式中：C——空气中正己烷的浓度，mg/m^3；

c_1，c_2——测得样品前后段解吸液中正己烷的浓度，μg/mL；

c_0——测得空白对照前后段解吸液中正己烷的浓度，μg/mL；

v——解吸液的体积，mL；

V_0——标准采样体积，L；

D——解吸效率，%。

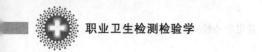

8. 说明

本法的检出限为 0.5 μg/mL；最低检出浓度为 0.2 mg/m³（以采集 3L 空气样品计）。测定范围为 0.5～330 μg/mL。*RSD* 为 1.2%～5.7%。100 mg 活性炭的穿透容量：正己烷为 9.1 mg。平均解吸效率：正己烷为 92%。

四、实验数据分析

以上实验分析得到的工作场所空气中正己烷的浓度，可根据《工作场所有害因素职业接触限值》（GBZ 2.1—2007）来判断其是否达标。

正己烷的职业接触限值：PC-TWA（时间加权平均容许浓度）为 100 mg/m³，PC-STEL（短时间接触容许浓度）为 180 mg/m³。

第四节 三 氯 乙 烯

一、常用检验方法与实验基本原理

工作场所空气中的三氯乙烯用气相色谱法进行检测。其实验基本原理为：空气中的三氯乙烯用活性炭管采集，经溶剂解吸，色谱柱分离，氢焰离子化检测器检测，保留时间定性，峰高或峰面积定量。

二、器材与试剂

（1）器材：①气相色谱仪，具有 FID 检测器；②活性炭管，溶剂解吸型，内装 100 mg/50 mg 活性炭；③空气采样器（流量 0～500 mL/min）；④溶剂解吸瓶（1.5 mL 和 4 mL）；⑤微量注射器（10 μL）。

（2）试剂：①二硫化碳，色谱鉴定无干扰杂峰；②标准物质，三氯乙烯的色谱纯标准物。

三、实验操作规程

1. 样品的采集、运输和保存

现场采样按照 GBZ 159 执行。

（1）短时间采样。在采样点，用活性炭管以 100 mL/min 流量采集 15 min 空气样品。

（2）长时间采样。在采样点，用活性炭管以 50 mL/min 流量采集 2～8 h 空气样品。

（3）个体采样。在采样点，将活性炭管佩戴在采样对象的前胸上部，进气口尽量接近呼吸带，以 50 mL/min 流量采集 2～8 h 空气样品。

采样后，立即封闭活性炭管两端，置清洁容器内运输和保存。室温下，样品可保存

10 天。

2. 对照试验

将活性炭管带至采样地点，除不连接采样器采集空气样品外，其余操作同样品，作为样品的空白对照。

3. 样品处理

将采过样的前后段活性炭分别放入溶剂解吸瓶中，各加入 1.0 mL 二硫化碳，塞紧管塞，振摇 1 min，解吸 30 min。解吸液供测定。

4. 标准溶液的配制

在 10 mL 容量瓶中，加入约 5 mL 二硫化碳，准确称量后；加入一定量的三氯乙烯（色谱纯），再准确称量。用二硫化碳定容。由两次称量之差计算溶液中三氯乙烯的浓度，此溶液为标准储备液。临用前，用二硫化碳稀释成 600 μg/mL 三氯乙烯标准溶液。

5. 标准曲线的绘制

取 5 只溶剂解吸瓶，按表 6-7 配制标准系列。

表 6-7　标准曲线的绘制

管号	1	2	3	4	5
标准溶液/mL	0	0.25	0.50	1.00	2.00
二硫化碳	加至 2.0 mL	加至 2.0 mL	加至 2.0 mL	加至 2.0 mL	加至 2.0 mL
三氯乙烯/μg·mL^{-1}	0	75	150	300	600

6. 标准系列、样品测定

（1）仪器操作条件。色谱柱 1：2 m×4 mm，FFAP：6201 红色担体 = 10：100。也可采用相似极性的毛细管色谱柱进行分流或不分流测定，如：30 m×250 μm×0.25 μm，DB-5ms 毛细管色谱柱；60 m×0.32 mm×1.8 μm，GSBP-624 毛细管色谱柱；30 m×0.25 mm×0.25 μm，Rtx-1 毛细管色谱柱。

柱温：60 ℃；汽化室温度：180 ℃；检测室温度：200 ℃；载气（氮气）流量：1.0 mL/min。

（2）标准系列测定。按照仪器操作条件，将气相色谱仪调节至最佳测定状态，分别进样 1.0 μL，测定各标准系列。每个浓度重复测定 3 次。以测得的峰面积均值由色谱工作站对三氯乙烯浓度（μg/mL）绘制标准曲线。

（3）样品测定：用测定标准系列的操作条件，测定样品和空白对照的解吸液；测得的样品和空白对照峰面积值由标准曲线得三氯乙烯的浓度（μg/mL）。

7. 计算

（1）按式 6-5 将采样体积换算成标准采样体积：

$$V_0 = V \times \frac{293}{273 + t} \times \frac{P}{101.3}$$

（式 6-5）

式中：V_0——标准采样体积，L；

V——采样体积，L；

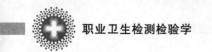

t——采样点的温度，℃；

P——采样点的大气压，kPa。

（2）按式6-6计算空气中三氯乙烯的浓度：

$$C = \frac{\left[(c_1 + c_2) - c_0\right]v}{V_0 D}$$ （式6-6）

式中：C—空气中三氯乙烯的浓度，mg/m^3；

c_1，c_2—测得样品前后段解吸液中三氯乙烯的浓度，$\mu g/mL$；

c_0—测得空白对照前后段解吸液中三氯乙烯的浓度，$\mu g/mL$；

v—解吸液的体积，mL；

V_0—标准采样体积，L；

D—解吸效率，%。

8. 说明

本法的性能指标见表6-8。

表6-8　检测方法的性能指标

化合物	检出限 /$\mu g \cdot mL^{-1}$	最低检出浓度 /$mg \cdot m^{-3}$	测定范围 /$\mu g \cdot mL^{-1}$	相对标准偏差	穿透容量/mg	解吸效率
三氯乙烯	1	0.7	1～600	<4%	42	>95%

四、实验数据分析

以上实验分析得到的工作场所空气中三氯乙烯的浓度，可根据《工作场所有害因素职业接触限值》（GBZ 2.1—2007）来判断其是否达标。

三氯乙烯的职业接触限值：PC-TWA（时间加权平均容许浓度）为30 mg/m^3。三氯乙烯未制定 PC-STEL（短时间接触容许浓度），故采用超限倍数控制其短时间接触水平的过高波动。由于 $10 \leqslant$ PC-TWA < 100，故最大超限倍数为2.0。

第五节　1,2-二氯乙烷

一、常用检验方法与实验基本原理

工作场所空气中的1,2-二氯乙烷用气相色谱法进行检测。其实验基本原理为：空气中的1,2-二氯乙烷用活性炭管采集，经溶剂解吸，色谱柱分离，氢焰离子化检测器检测，保留时间定性，以峰高或峰面积定量。

二、器材与试剂

（1）器材：①气相色谱仪，具有 FID 检测器；②活性炭管，溶剂解吸型，内装 100 mg/50 mg 活性炭。

（2）空气采样器（流量 0 ～ 500 mL/min）。

（3）溶剂解吸瓶（1.5 mL 和 4 mL）。

（4）微量注射器（10 μL）。

（2）试剂：①二硫化碳，色谱鉴定无干扰杂峰；②标准物质，1,2 - 二氯乙烷的色谱纯标准物。

三、实验操作规程

1. 样品的采集、运输和保存

现场采样按照 GBZ 159—2004 执行。

（1）短时间采样。在采样点，用活性炭管以 300 mL/min 流量采集 15 min 空气样品。

（2）长时间采样。在采样点，用活性炭管以 50 mL/min 流量采集 2 ～ 8 h 空气样品。

（3）个体采样。在采样点，将活性炭管佩戴在采样对象的前胸上部，进气口尽量接近呼吸带，以 50 mL/min 流量采集 2 ～ 8 h 空气样品。

采样后，立即封闭活性炭管两端，置清洁容器内运输和保存。室温下，样品可保存 7 天。

2. 对照试验

将活性炭管带至采样地点，除不连接采样器采集空气样品外，其余操作同样品，作为样品的空白对照。

3. 样品处理

将采过样的前后段活性炭分别放入溶剂解吸瓶中，各加入 1.0 mL 二硫化碳，塞紧管塞，振摇 1 min，解吸 30 min。解吸液供测定。若浓度超过测定范围，可用二硫化碳稀释后测定，计算时乘以稀释倍数。

4. 标准溶液的配制

于 10 mL 容量瓶中，加入 5 mL 二硫化碳，准确称量后，加入适量二氯乙烷，再准确称量；加二硫化碳至刻度，由两次称量之差计算溶液的浓度，为二氯乙烷标准储备溶液。临用前，用二硫化碳稀释成 1 200 μg/mL 的标准溶液。

5. 标准曲线的绘制

取 5 只溶剂解吸瓶，按表 6 - 9 配制标准系列。

表 6 - 9　标准曲线的绘制

管号	1	2	3	4	5
标准溶液/mL	0	0.25	0.50	1.00	2.00
二硫化碳	加至 2.0 mL	加至 2.0 mL	加至 2.0 mL	加至 2.0 mL	加至 2.0 mL
1,2 - 二氯乙烷/$\mu g \cdot mL^{-1}$	0	150	300	600	1200

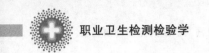

6. 标准系列、样品测定

（1）仪器操作条件。色谱柱1：2 m×4 mm FFAP：6201 红色担体 = 10：100。

也可采用相似极性的毛细管色谱柱进行分流或不分流测定，如：30 m×250 μm×0. 25 μm，DB-5ms 毛细管色谱柱；60 m×0. 32 mm×1. 8 μm，GSBP-624 毛细管色谱柱；30 m×0. 25 mm×0. 25 μm，Rtx-1 毛细管色谱柱。

柱温：60 ℃；汽化室温度：200 ℃；检测室温度：200 ℃；载气（氮气）流量：1. 0 mL/min。

（2）标准系列测定。按照仪器操作条件，将气相色谱仪调节至最佳测定状态，分别进样 1. 0 μL，测定各标准系列。每个浓度重复测定 3 次。以测得的峰面积均值由色谱工作站对 1, 2 - 二氯乙烷浓度（μg/mL）绘制标准曲线。

（3）样品测定：用测定标准系列的操作条件，测定样品和空白对照的解吸液；测得的样品和空白对照峰面积值由标准曲线得 1, 2 - 二氯乙烷的浓度（μg/mL）。

7. 计算

（1）按式 6 - 7 将采样体积换算成标准采样体积：

$$V_0 = V \times \frac{293}{273 + t} \times \frac{P}{101. 3} \tag{式6-7}$$

式中：V_0——标准采样体积，L；

　　　V——采样体积，L；

　　　t——采样点的温度，℃；

　　　P——采样点的大气压，kPa。

（2）按式 6 - 8 计算空气中 1, 2 - 二氯乙烷的浓度：

$$C = \frac{[(c_1 + c_2) - c_0]v}{V_0 D} \tag{式6-8}$$

式中：C—空气中 1, 2 - 二氯乙烷的浓度，mg/m³；

　　　c_1，c_2—测得样品前后段解吸液中 1, 2 - 二氯乙烷的浓度，μg/mL；

　　　c_0—测得空白对照前后段解吸液中 1, 2 - 二氯乙烷的浓度，μg/mL；

　　　v —解吸液的体积，mL；

　　　V_0—标准采样体积，L；

　　　D—解吸效率，%。

8. 说明

本法的性能指标见表 6 - 10。

表 6 - 10　测定方法的性能指标

化合物	检出限 /μg·mL⁻¹	最低检出浓度 /mg·m⁻³	测定范围 /μg·mL⁻¹	RSD	穿透容量/mg	解吸效率
二氯乙烷	10	2. 2	10～1 000	1.4%～2.2%	5. 1	94.5%

四、实验数据分析

以上实验分析得到的工作场所空气中1, 2 - 二氯乙烷的浓度，可根据《工作场所有害因素职业接触限值》（GBZ 2. 1—2007）来判断其是否达标。

1, 2 - 二氯乙烷的职业接触限值：PC-TWA（时间加权平均容许浓度）为 7 mg/m³，PC-STEL（短时间接触容许浓度）为 15 mg/m³。

第六节　溶 剂 汽 油

一、常用检验方法与实验基本原理

工作场所空气中的溶剂汽油用气相色谱法进行检测。其实验基本原理为：空气中的溶剂汽油用注射器采集，直接进样，经色谱柱分离，氢焰离子化检测器检测，以保留时间定性，峰高或峰面积定量。

二、器材与试剂

（1）器材：①气相色谱仪，具有 FID 检测器；②注射器（100 mL 和 1 mL）；③微量注射器（10 µL）。

（2）试剂：标准物质，正己烷的色谱纯标准物。

三、实验操作规程

1. 样品的采集、运输和保存

现场采样按照 GBZ 159—2004 执行。

在采样点，用空气样品抽洗 100 mL 注射器 3 次，然后抽取 100 mL 空气样品，立即封闭注射器进气口。垂直放置于清洁容器内运输和保存，当天尽快测定完毕。

2. 对照试验

将注射器带至采样点，除采集清洁空气外，其余操作同样品，作为样品的空白对照。

3. 样品处理

将采过样的注射器放在测定标准系列的实验室中，垂直放置，供测定。若样品液中浓度超过测定范围，用清洁空气稀释后测定，计算时乘以稀释倍数。

4. 标准气的配制

用微量注射器准确抽取一定量的正己烷（20 ℃时，1 µL 正己烷为 0.660 3 mg），注入 100 mL 注射器中，用清洁空气稀释至 100 mL，配成标准气。临用前配制。配抽余油

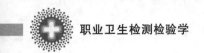

的注射器应预先在 40 ℃ 恒温箱加温，配好后也置于恒温箱内。

5. 标准曲线的绘制

在 100 mL 注射器中，用清洁空气稀释标准气成 0、0.10、0.20、0.40、0.80、1.0 μg/mL 溶剂汽油标准系列。

6. 标准系列、样品测定

（1）仪器操作条件。色谱柱1：2 m×4 mm，依次装 28 g 80～100 目玻璃微球、3 g 100～140 目玻璃微球和 2.5 g 四（2－氰乙氧基甲基）甲烷：202 红色担体=25：100。也可采用相似极性的毛细管色谱柱进行分流或不分流测定，如：30 m × 250 μm × 0.25 μm，DB-5 ms 毛细管色谱柱；60 m×0.32 mm×1.8 μm，GSBP-624 毛细管色谱柱；30 m×0.25 mm×0.25 μm，Rtx-1 毛细管色谱柱。柱温：110 ℃；汽化室温度：200 ℃；检测室温度：250 ℃；载气（氮气）流量：1.0 mL/min。

（2）标准系列测定。参照仪器操作条件，将气相色谱仪调节至最佳测定状态，进样 1.0 mL，分别测定各标准系列。每个浓度重复测定 3 次。以测得的峰面积均值对相应的溶剂汽油含量（μg）绘制标准曲线。

（3）样品测定。用测定标准系列的操作条件测定样品和空白对照样品，测得的样品峰面积值减去空白对照的峰面积值后，由标准曲线得溶剂汽油的含量（μg）。

7. 计算

按式 6－9 计算空气中溶剂汽油的浓度：

$$C = \frac{m}{V} \times 1000 \qquad\qquad （式 6－9）$$

式中：C——空气中溶剂汽油的浓度，mg/m³；

m——测得样品气中溶剂汽油的含量，μg；

V——进样体积，mL。

8. 说明

（1）本法的最低检出浓度为 2.4 mg/m³。相对标准偏差为 1.2%～6.3%。

（2）液化石油气为烷烃和烯烃的混合物，在本法的色谱条件下，溶剂汽油出一个色谱峰，其保留时间和响应值分别与正己烷相同。因溶剂汽油种类不同，本法的色谱条件应根据测定种类而调节至最佳状态。

（3）芳烃、醇、酯、酮等不干扰测定。

四、实验数据分析

以上实验分析得到的工作场所空气中溶剂汽油的浓度，可根据《工作场所有害因素职业接触限值》（GBZ 2.1—2007）来判断其是否达标。

溶剂汽油的职业接触限值：PC-TWA（时间加权平均容许浓度）为 300 mg/m³。溶剂汽油未制定 PC-STEL（短时间接触容许浓度），故采用超限倍数控制其短时间接触水平的过高波动。由于 PC-TWA≥100，故最大超限倍数为 1.5。

第七节 甲 醇

一、常用检验方法与实验基本原理

工作场所空气中的甲醇用气相色谱法进行检测。其实验基本原理为：空气中的甲醇用固体吸附剂管采集，溶剂解吸后进样，经色谱柱分离，氢焰离子化检测器检测，以保留时间定性，峰面积定量。

二、器材与试剂

（1）仪器：①气相色谱仪，具有 FID 检测器；②硅胶管，溶剂解吸型，内装 200 mg/100 mg 硅胶；③空气采样器（流量 0 ～ 500 mL/min）；④溶剂解吸瓶（1.5 mL 和 4 mL）；⑤微量注射器（10 μL）。

（2）试剂：①解吸液（蒸馏水）；②标准物质，甲醇的色谱纯标准物。

三、实验操作规程

1. 样品的采集、运输和保存

现场采样按照 GBZ 159—2004 执行。

（1）短时间采样。在采样点，用硅胶管以 100 mL/min 流量采集 15 min 空气样品。

（2）长时间采样。在采样点，用活性炭管以 50 mL/min 流量采集 2 ～ 8 h 空气样品。

（3）个体采样。在采样点，将活性炭管佩戴在采样对象的前胸上部，进气口尽量接近呼吸带，以 50 mL/min 流量采集 2 ～ 8 h 空气样品。

采样后，立即封闭硅胶管两端，置清洁容器内运输和保存。室温下，样品可保存 7 天。

2. 对照试验

将硅胶管带至采样地点，除不连接采样器采集空气样品外，其余操作同样品，作为样品的空白对照。

3. 样品处理

将采过样的前后段硅胶分别放入溶剂解吸瓶中，各加入 1.0 mL 蒸馏水，封闭后，振摇 1 min，解吸 30 min。解吸液供测定。

4. 标准溶液的配制

于 10 mL 容量瓶中，加入约 5 mL 解吸液，准确称量后，加入一定量甲醇色谱纯，再准确称量；用解吸液稀释至刻度，由两次称量之差计算出浓度，为甲醇的标准储备溶液。临用前，用解吸液稀释成 250 μg/mL 的标准溶液。

5. 标准曲线的绘制

用解吸液稀释标准溶液成表 6 - 11 所列标准系列。

表6-11　标准曲线的绘制

化合物	0	1	2	3	4	5
甲醇/$\mu g \cdot mL^{-1}$	0	10	50	100	150	250

6. 标准系列、样品测定

（1）仪器操作条件。色谱柱1：2 m×4 mm，GDX-102。也可采用相似极性的毛细管色谱柱进行分流或不分流测定，如：30 m×0.25 mm×0.25 μm，GSBP-wax 毛细管色谱柱；30 m×0.25 mm×0.25 μm，Rtx-wax 毛细管色谱柱。柱温：150 ℃；汽化室温度：200 ℃；检测室温度：220 ℃；载气（氮气）流量：1.0 mL/min。

（2）标准系列测定。按照仪器操作条件，将气相色谱仪调节至最佳测定状态，分别进样1.0 μL，测定各标准系列。每个浓度重复测定3次。以测得的峰面积均值由色谱工作站对甲醇浓度（μg/mL）绘制标准曲线。

（3）样品测定。用测定标准系列的操作条件，测定样品和空白对照的解吸液；测得的样品和空白对照峰面积值由标准曲线得甲醇的浓度（μg/mL）。

7. 计算

（1）按式6-10将采样体积换算成标准采样体积：

$$V_0 = V \times \frac{293}{273 + t} \times \frac{P}{101.3} \qquad （式6-10）$$

式中：V_0——标准采样体积，L；

V——采样体积，L；

t——采样点的温度，℃；

P——采样点的大气压，kPa。

（2）按式6-11计算空气中甲醇的浓度：

$$C = \frac{[(c_1 + c_2) - c_0]v}{V_0 D} \qquad （式6-11）$$

式中：C—空气中甲醇的浓度，mg/m^3；

c_1，c_2—测得样品前后段解吸液中甲醇的浓度，μg/mL；

c_0—测得空白对照前后段解吸液中甲醇的浓度，μg/mL；

v—解吸液的体积，mL；

V_0—标准采样体积，L；

D—解吸效率，%。

8. 说明

本法的性能指标列于表6-12。

表6-12　测定方法性能指标

化合物	检出限 /$\mu g \cdot mL^{-1}$	最低检出浓度 /$mg \cdot m^{-3}$	测定范围 /$\mu g \cdot mL^{-1}$	RSD	穿透容量/mg	解吸效率
甲醇	2	1.3	2～250	2.9%～3.7%	0.35	96%

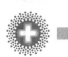

四、实验数据分析

以上实验分析得到的工作场所空气中甲醇的浓度，可根据《工作场所有害因素职业接触限值》（GBZ 2.1—2007）来判断其是否达标。

甲醇的职业接触限值：PC-TWA（时间加权平均容许浓度）为 25 mg/m³，PC-STEL（短时间接触容许浓度）为 50 mg/m³。

（陈纠　郭嘉明　周丽屏）

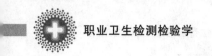

第七章 常见职业性无机有毒化学物检验

第一节　常见职业性无机有毒化学毒物概述

一、理化特性

无机物一般指除碳元素以外的各种元素的化合物，但少数含碳化合物，如一氧化碳、二氧化碳、碳酸盐、氰化物等也属于无机物。本章所述的无机物仅指非金属无机物，一般分为单质、氧化物、酸、碱、盐四大类。单质是由一种元素组成的纯净物，如氯气、氧气。氧化物是氧元素与另外一种化学元素组成的化合物，分为酸性、碱性和两性氧化物，具有很高的热稳定性，在常温下大多数为无色无味气体，但氮氧化物、硫氧化物等具有刺激气味。强酸强碱一般具有强烈的腐蚀作用，浓盐酸、浓硝酸、浓硫酸均为无色液体，有刺激性气味，常温下浓盐酸具有挥发性，而浓硝酸会形成白色雾，即硝烟。盐是指酸和碱中和后的产物，由金属离子和酸根离子构成的化合物，常见的盐类有碳酸盐、硫酸盐等，盐一般易溶于水，能产生水解。

无机有毒化学物除少数氧化物外，如一氧化碳、二氧化氮、光气等水溶性相对较差外，大部分易溶于水，有些也可溶于有机溶剂。无机有毒化学物分子量相对较小，熔沸点差异较大，如一氧化碳的沸点为 −191.4 ℃，熔点为 −205.1 ℃；二氧化氮的沸点为21.2 ℃，熔点为 −11.2 ℃。无机有毒化学物中某些常见的气体有特殊的颜色和气味，如氯气为黄绿色有强烈的刺激性气味，二氧化氮化为棕红色有强烈的刺激性气味，硫化氢有腐败臭鸡蛋气味，氰化氢有苦杏仁味。

二、毒理学特性

（一）吸收

1. 呼吸道

因肺泡呼吸膜极薄，扩散面积大，供血丰富，气体、蒸汽和气溶胶态的无机毒物就可经呼吸道进入人体，常见的如氯气、一氧化碳、硫化氢、磷蒸汽等。这些气态毒物进入呼吸道受到多种因素影响，气态毒物在空气中的浓度越高，毒物在呼吸膜内外的分压差大，进入机体就越快。毒物的分配系数越大，越易被机体吸收。毒物的水溶性越好，越易在上呼吸道停留，引发刺激症状，如水溶性强的氨引起呼吸道刺激症状，水溶性差的光气和氮氧化物不易在上呼吸道吸收进入肺泡，导致肺水肿。

2. 皮肤

皮肤的通透性不高，无机物有毒物一般很难经皮肤吸收，但是对于一些高浓度的蒸汽或者液体可直接经皮肤吸收，尤其是一些破损的皮肤。例如，氰化氢主要经呼吸道吸收，但是高浓度的蒸汽和氢氰酸液体可直接经皮肤吸收。

3. 消化道

毒物经消化道进入人体导致中毒的多见于事故性误服，比如在职业生产场所饮水、饮食等。有些毒物如氰化物可被口腔黏膜吸收。

（二）转运

毒物在机体的转运主要包括被动转运、特殊转运、膜动转运三大类。被动转运包括简单扩散、滤过；特殊转运包括被动转运、易化扩散；膜动转运包括包吞、包饮。无机有毒物由于水溶性好，且分子量相对较小，因此，通过简单扩散就可进入机体。当毒物进入机体后由于性质结构的不同，在体内分布也各不相同，排泄途径也不一样。这时，特殊转运以及膜转运就发挥作用，辅助毒物在体内的血液循环以及排泄等。

（三）分布

血液是大多数毒物在吸收后或排泄前的重要运输系统，无机毒物进入血液循环后，在血浆内呈物理溶解状态，或与血红蛋白结合，迅速通过毛细血管壁进入组织，随血液循环到达全身各处。

由于无机毒物本身所具有不同性质以及细胞膜特性不同、细胞膜渗透性的大小和细胞代谢差异，导致无机非金属毒物在体内的分布也各有不同。①能溶于体液的物质，如氟、氯、溴等，在体内均匀地分布在各种组织中。②对某些器官具有特殊亲和力，如碘对甲状腺，刺激性气体如光气、氯气、氨、臭氧、强酸类烟雾等主要损伤肺器官，导致肺水肿。强酸强碱类物质会损伤肝肾等器官，导致肝肾组织发生脂肪变性及坏死。③对骨组织具有亲和行的物质，如氟等。

（四）排泄

排泄是环境化合物及其代谢产物由体内向体外转运的过程。排泄的主要途径是经肾随尿液排出和经肝同胆汁通过肠道随粪便排出。此外，一些毒物也可随各种分泌液如汗液、乳汁、唾液、泪液、胃肠道的分泌物等途径排出。一些挥发性的物质还可经呼吸道排出。

氰化氢气体在硫氰酸酶的作用下转变为硫氰酸盐经尿液排出。硫化氢一部分以硫化氢原形经肺排出，一部分被氧化成为无毒的硫酸盐和硫代硫酸盐随尿排出。一些不易分解的气体或易挥发性毒物如一氧化碳等主要通过呼出气排出。

（五）体内蓄积

无机毒物多为酸、碱、盐、碳氧化物或者一些非金属单质等，而这些毒物尤其是一些气体化合物如光气、一氧化碳、一氧化氮、硫化氢、氰化氢等在体内无蓄积作用，大部分以原型或者其他无机盐的形式排出体外。

三、对人体健康的危害

中毒分为急性毒性、亚急性毒性和慢性毒性。急性中毒一般是短时间内接触高浓度所引起的中毒。一般发病很急，病情比较严重，病情变化也很快。慢性中毒是在长时期内不断接触低浓度毒物所引起的中毒。慢性中毒发病慢，病程进展也较慢，初期病情较轻。介于两者之间者，称之为亚急性中毒。接触毒物不同，中毒后的症状不一样。无机毒物中毒后的主要症状有以下几种：

1. 呼吸系统症状

毒物最容易通过呼吸系统进入人体，而一些无机有毒气体一般也通过呼吸系统对人体造成伤害。常见损害呼吸系统的毒物有氯气、氨、二氧化硫、光气、氮氧化物、一氧化碳以及某些酸类等，引起急性中毒。

（1）急性刺激作用。眼和上呼吸道的刺激性炎症，如流泪、结膜充血、喷嚏、咽疼、胸闷等。吸入高浓度的毒物则会导致气管、支气管炎和肺炎，严重者可导致死亡。

（2）中毒性肺水肿。导致中毒性肺水肿发生的原因主要是一些无机气体的毒性、浓度、作用时间及机体的应激能力。容易导致肺水肿的气体有光气、二氧化氮、氨、氯、臭氧、硫化氢等。

2. 神经系统症状

神经系统由中枢神经和周围神经组成。有毒物质可损害中枢神经和周围神经。主要侵犯神经系统的毒物称为"亲神经性毒物"。

（1）神经衰弱综合征。患者出现头痛、头晕、乏力、情绪不稳、记忆力减退、睡眠不好、自主神经功能紊乱、焦虑、智力障碍等。

（2）中毒性脑病。中毒性脑病多是由能引起组织缺氧的毒物如一氧化碳、硫化氢、氰化物、氮气等。急性中毒性脑病是急性中毒中最严重的病变之一，常见症状有头痛、头晕、嗜睡、视力模糊、步态蹒跚，甚至烦躁等，严重者可发生脑疝而死亡。如一氧化碳中毒，当碳氧血红蛋白浓度高于10%，主要以脑缺氧为主要表现，头痛、头晕、恶心、呕吐，但无昏迷，当碳氧血红蛋白浓度高于30%，面色潮红，口唇、指甲、皮肤黏膜呈樱桃红色，会出现嗜睡、意识障碍等，当碳氧血红蛋白浓度高于50%，会因脑水肿而迅速进入深度昏迷甚至出现急性一氧化碳中毒迟发脑病。

3. 消化系统症状

有毒物质对消化系统的损害很大。例如，氟可导致"氟斑牙"；黄磷、砷化合物等物质可致中毒性肝病。强酸强碱导致的消化道损伤主要出现口唇、口腔、咽部、舌、食管、胃肠烧伤，重者可发生消化道穿孔，出现休克，还可发生急性肾功能衰竭及酸碱中毒等。

4. 循环系统症状

某些刺激性气体和窒息性气体对心肌有损害，其表现为心慌、胸闷、心前区不适、心率快等；急性中毒可出现休克，如长期接触一氧化碳可促进动脉粥样硬化等。

5. 骨骼损害症状

长期接触氟可引起氟骨症，长期低浓度接触黄磷可引起颌骨坏死，会出现牙痛导致化脓感染，呼气有恶臭味。

6. 眼损害症状

无机性毒物导致的眼部损害主要是接触性损伤。接触性眼损害主要是指酸、碱及其他腐蚀性毒物引起的眼灼伤。眼部的化学灼伤救治不及时可造成终生失明。

7. 皮肤损害症状

职业性皮肤病主要由化学性因素引起。如酸、碱等引起的接触性皮炎，碱性物质导致的职业性角化过度和破裂，砷还会引起职业性皮肤肿瘤。

四、常用检验方法

职业性无机有毒化学物常用分光光度法进行检测，少部分化学物同时采用离子色谱法检测，一氧化碳和二氧化碳采用不分光红外气体检测仪法进行检测。GBZ/T 160 中无机有毒化学物的检测方法见表 7-1。

表 7-1　GBZ/T 160 中无机有毒化学物的检测方法

类别	职业卫生标准	有害物质名称	方法名称
无机含碳化合物	工作场所空气中无机含碳化合物的测定方法（GBZ/T 160.28—2004）	一氧化碳	不分光红外线气体分析仪法；直接进样-气相色谱法
		二氧化碳	不分光红外线气体分析仪法
无机含氮化合物	工作场所空气中无机含氮化合物的测定方法（GBZ/T 160.29—2004）	一氧化氮	盐酸萘乙二胺分光光度法
		二氧化氮	盐酸萘乙二胺分光光度法
		氨	纳氏试剂分光光度法
		氰化氢和氰化物	异菸酸钠-巴比妥酸钠分光光度法
无机含磷化合物	工作场所空气中无机含磷化合物的测定方法（GBZ/T 160.30—2004）	磷酸	钼酸铵分光光度法
		磷化氢	钼酸铵分光光度法
		五氧化二磷	钼酸铵分光光度法对氨基二甲基苯胺分光光度法
		三氯化磷	钼酸铵分光光度法对氨基二甲基苯胺分光光度法
砷及其化合物	工作场所空气中砷及其化合物的测定方法（GBZ/T 160.31—2004）	三氧化二砷	二乙氨基二硫代甲酸银分光光度法
		五氧化二砷	二乙氨基二硫代甲酸银分光光度法
		砷化氢	二乙氨基二硫代甲酸银分光光度法
氧化物	工作场所空气中氧化物的测定方法（GBZ/T 160.32—2004）	臭氧	丁子香酚分光光度法
		过氧化氢	四氯化钛分光光度法

续表 7 - 1

类别	职业卫生标准	有害物质名称	方法名称
硫化物	工作场所空气中硫化物的测定方法（GBZ/T 160.33—2004）	二氧化硫	四氯汞钾 - 盐酸副玫瑰苯胺分光光度法；甲醛缓冲液 - 盐酸副玫瑰苯胺分光光度法
		三氧化硫和硫酸	氯化钡比浊法；离子色谱法
		硫化氢	硝酸银比色法
氟化物	工作场所空气中氟化物的测定方法（GBZ/T 160.36—2004）	氟化氢	离子选择电极法；离子色谱法
氯化物	工作场所空气中氯化物的测定方法（GBZ/T 160.37—2004）	氯气	甲基橙分光光度法
		氯化氢和盐酸	硫氰酸汞分光光度法；离子色谱法

第二节　氯

一、常用检验方法与实验基本原理

氯常用分光光度法进行检测。其实验基本原理为空气中氯用装有甲基橙溶液的大气泡吸收管采集，在酸性溶液中，氯置换出溴化钾中的溴，溴破坏甲基橙分子结构使其褪色。根据褪色程度，用分光光度计在 515 nm 波长下测量吸光度，进行定量。

二、器材与试剂

（1）器材：①分光光度计（具 1 cm 比色皿）；②空气采样器（流量范围为 0 ～ 1 L/min）；③大气泡吸收管；④具塞比色管（10 mL）。

（2）试剂（实验用水为去离子水，实验用试剂为分析纯）。

1）乙醇（2.95% 体积分数）。

2）硫酸溶液（2.57 mol/L）。

3）吸收液（甲基橙溶液）的配制：取称 0.100 0 g 甲基橙溶于约 100 mL 40 ～ 50 ℃ 水中，冷却后加入 20 mL 乙醇，用水定量转移入 1 000 mL 容量瓶中，并稀释至刻度，为甲基橙贮备液。1 mL 此溶液约相当于 24 μg 氯。

4）吸收液（甲基橙溶液）的标定：取 5.0 mL 此溶液置 100 mL 锥形瓶中，加入 0.1 g 溴化钾、20 mL 水和 5 mL 硫酸溶液；用 5 mL 微量滴定管氯标准溶液。在滴定至接近终点时，每加 1 滴应振摇 5 min，待颜色完全褪去后才能再加，滴加至甲基橙红色褪去为止。根据标准溶液用量计算 1 mL 此溶液相当于氯的含量。标定后，取相当于 1.0 mg 氯的此溶液（约 42 mL）于 500 mL 容量瓶中，加约 200 mL 水，0.8 g 溴化钾，100 mL 硫酸溶液，加水至刻度，混匀。1 mL 此溶液相当于 2.0 μg 氯的吸收应用液。

5）标准溶液：准确称取 0.392 5 g 溴酸钾（经 105 ℃干燥 2 h），溶于水并定量转移入 500 mL 容量瓶中，稀释至刻度。此溶液 1 mL 相当于 1.0 mg 氯标准贮备液。临用前，用水稀释成 1 mL 相当于 10.0 μg 氯标准溶液。或用国家认可的氯标准溶液配制。

三、实验操作规程

1. 样品的采集、运输和保存

现场采样按照 GBZ 159 执行。

短时间采样：在采样点，用装有 5.0 mL 吸收液的大气泡吸收管，以 500 mL/min 流量采集 10 min 空气样品。采样时，若吸收液颜色迅速褪去，则应立即停止采样。

采样后，立即封闭吸收管的进出气口，置清洁容器内运输和保存。样品应在 48 h 内测定。

2. 对照试验

在采样点，打开装有 5.0 mL 吸收液的大气泡吸收管的进出气口，并立即封闭，然后与样品一起运输、保存和测定。每批次样品不少于 2 个样品空白。

3. 样品处理

用吸收管中的样品溶液洗涤进气管内壁 3 次后，倒入具塞比色管中，用 1.0 mL 水洗涤吸收管，洗涤液倒入具塞比色管中，摇匀，供测定。

4. 标准曲线的制备

取 5～8 只具塞比色管，分别加入 0～0.80 mL 氯标准溶液，各加水至 1.0 mL，配成 0～8.0 μg 含量范围的氯标准系列。各标准管加入 5.0 mL 吸收液，摇匀；放置 20 min，以水作参比，用分光光度计在 515 nm 波长下，分别测定标准系列各浓度的吸光度。以测得的吸光度对相应的氯含量（μg）绘制标准曲线或计算回归方程，其相关系数应≥0.999。

5. 样品测定

用测定标准系列的操作条件测定样品溶液和样品空白溶液。测得的吸光度值由标准曲线或回归方程得样品溶液中氯的含量（μg）。

6. 计算

（1）按式 7-1 将采样体积换算成标准采样体积：

$$V_0 = V \times \frac{293}{273 + t} \times \frac{P}{101.3} \qquad （式 7-1）$$

式中：V_0——标准采样体积，L；

V——采样体积，L；

t——采样点的温度，℃；

P——采样点的大气压，kPa。

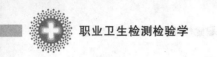

职业卫生检测检验学

（2）按式 7 - 2 计算空气中氯的浓度：

$$C = \frac{m}{V_0}$$

（式 7 - 2）

式中：C——空气中氯的浓度，mg/m^3；

　　　m——测得的样品溶液中氯的含量（减去样品空白），μg；

　　　V_0——标准采样体积，L。

7. 说明

（1）方法的定量下限为 $0.2\ \mu g/mL$。定量测定范围为 $0.2 \sim 1.6\ \mu g/mL$。以采集 5 L 空气样品计，最低定量浓度为 $0.2\ mg/m^3$；相对标准偏差为 $0.7\% \sim 2.8\%$。采样效率为 $98.5\% \sim 100\%$。

（2）标准系列和样品使用的吸收液应是同一次配制的。

（3）氯化氢和氯化物对测定无干扰。

四、实验数据或图谱分析

以上实验分析得到的工作场所空气中氯的浓度，可根据《工作场所有害因素职业接触限值》（GBZ 2.1—2007）来判断其是否达标。

氯的职业接触限值：MAC（最高容许浓度）为 $1\ mg/m^3$。

第三节　氨

一、常用检验方法与实验基本原理

氨常用光光度法进行检测。其检测原理为空气中的气态氨用装有硫酸溶液的大气泡吸收管采集，在碱性溶液中，氨与纳氏试剂反应产生黄色，用分光光度计于 420 nm 波长下测量吸光度，进行测定。

二、器材与试剂

（1）器材：①分光光度计（具 1 cm 比色皿）；②空气采样器（流量范围为 0 ～ 1 L/min）；③大气泡吸收管；④具塞比色管（10 mL）。

（2）试剂（实验用水为无氨蒸馏水，实验用试剂为分析纯）

1）氢氧化钠溶液（200 g/L）。

2）吸收液：硫酸溶液（0.005 mol/L）。

3）纳氏试剂：取 1.7 g 氯化汞溶于 30 mL 水中，另取 3.5 g 碘化钾溶于 10 mL 水中；将前液慢慢加入后液中至生成红色沉淀为止。加入 60 mL 氢氧化钠溶液和剩余的氯化汞溶液，混匀。贮存于棕色瓶内，于暗处放置数日，取出上清液置于另一棕色瓶中，

· 148 ·

用胶塞塞紧，避光保存。

4）标准溶液：用吸收液稀释国家认可的氨标准溶液成 20.0 μg/mL 氨标准应用液。

三、实验操作规程

1. 样品的采集、运输和保存

现场采样按照 GBZ 159 执行。

短时间采样：在采样点，串联两只各装有 5.0 mL 吸收液的大气泡吸收管，以 500 mL/min 流量采集 ≥15 min 空气样品。

采样后，立即封闭吸收管的进出气口，置清洁的容器内运输和保存。样品 24 h 内测定。

2. 对照试验

在采样点，打开装有 5.0 mL 吸收液的大气泡吸收管的进出气口，并立即封闭，然后同样品一起运输、保存和测定。每批次样品不少于 2 个样品空白。

3. 样品处理

用吸收管中的样品溶液洗涤进气管内壁 3 次。前后管分别取出 1.0 mL 样品溶液置两只具塞比色管中，各加吸收液至 10.0 mL，供测定。若样品溶液中氨浓度超过测定范围，用吸收液稀释后测定，计算时乘以稀释倍数。

4. 标准曲线的制备

取 5～8 只具塞比色管，分别加入 0～1.20 mL 标准应用液，各加吸收液至 10.0 mL，配成 0～24.0 μg 含量范围的氨标准系列。向各标准管加入 0.50 mL 纳氏试剂，摇匀；放置 5 min，用分光光度计于 420 nm 波长下，分别测定标准系列各浓度的吸光度。以测得的吸光度对相应的氨含量（μg）绘制标准曲线或计算回归方程，其相关系数应 ≥0.999。

5. 样品测定

用测定标准系列的操作条件测定样品溶液和样品空白溶液，测得的吸光度值由标准曲线或回归方程得样品溶液中氨含量（μg）。

6. 计算

（1）按式 7-3 将采样体积换算成标准采样体积：

$$V_0 = V \times \frac{293}{273 + t} \times \frac{P}{101.3} \qquad （式 7-3）$$

式中：V_0——标准采样体积，L；

　　　V——采样体积，L；

　　　t——采样点的温度，℃；

　　　P——采样点的大气压，kPa。

（2）按式 7-4 计算空气中氨的浓度：

$$C = \frac{5(m_1 + m_2)}{V_0} \qquad （式 7-4）$$

式中：C——空气中氨的浓度，mg/m³；

m_1，m_2——测得的样品前后管 1 mL 吸收液中氨的含量（减去样品空白），μg；

V_0——标准采样体积，L。

7. 说明

（1）方法的定量下限为 0.2 μg/mL。定量测定范围为 0.2 ～ 2.4 μg/mL。以采集 7.5 L 空气样品计，最低定量浓度为 0.13 mg/m³。相对标准偏差为 2.4%，前管的采样效率 >80%。

（2）甲醛和硫化氢对测定有干扰。在吸收管前加乙酸铅棉花管可消除硫化氢的干扰。

（3）无氨水的制备方法：用硫酸酸化普通蒸馏水后，经重蒸馏得到的水。

四、实验数据或图谱分析

以上实验分析得到的工作场所空气中氨的浓度，可根据《工作场所有害因素职业接触限值》（GBZ 2.1—2007）来判断其是否达标。

氨的职业接触限值：PC-TWA（时间加权平均容许浓度）为 20 mg/m³，PC-STEL（短时间接触容许浓度）为 30 mg/m³。

第四节　硫　化　氢

一、常用检验方法与实验基本原理

硫化氢常用光光度法进行检测。其检测原理为空气中硫化氢气体用装有乙酸锌溶液的多孔玻板吸收管采集，在强酸性溶液中，铁离子存在下，与 N, N - 二甲基对苯二胺反应生成亚乙蓝，用分光光度计在 670 nm 波长下测定吸光度，进行定量。

二、器材与试剂

（1）器材：①分光光度计（具 1 cm 比色皿）；②空气采样器，流量范围为 0 ～ 1 L/min；③多孔玻板吸收管；④具塞比色管（10 mL）；

（2）试剂（实验用水为蒸馏水，实验用试剂为分析纯）。

1）硫酸溶液 A：50 mL 硫酸（ρ_{20} =1.84 g/mL）慢慢加入到 30 mL 水中。

2）硫酸溶液 B（50%，体积分数）。

3）吸收液：乙酸锌溶液，12 g/L。

4）显色剂：12 g N, N - 二甲基对苯二胺溶于硫酸溶液 A 中，于冰箱内保存。临用前，用硫酸溶液 B 稀释 2.5 mL 此溶液至 100 mL。

5）硫酸铁铵溶液，90 g/L。

6）标准溶液：临用前，用水稀释国家认可的硫化物标准溶液成 5.0 μg/mL 硫化氢标准应用液。

三、实验操作规程

1. 样品的采集、运输和保存

现场采样按照 GBZ 159—2004 执行。

短时间采样：在采样点，串联 2 只各装有 10.0 mL 吸收液的多孔玻板吸收管，以 250 mL/min 流量采集 ≤15 min 空气样品。

采样后，立即从前后管中各取 5.0 mL 样品溶液于 2 只具塞比色管中，加入 1.0 mL 显色剂和 0.20 mL 硫酸铁铵溶液，摇匀，置清洁容器内运输和保存。样品 24 h 内测定。

2. 对照试验

在采样点，打开装有 10.0 mL 吸收液的多孔玻板吸收管的进出气口，并立即封闭，然后同样品一起运输、保存和测定。每批次样品不少于 2 个样品空白。

3. 样品处理

不需再作处理直接进行比色分析。

4. 标准曲线的制备

取 5～8 只具塞比色管，分别加入 0～0.60 mL 标准应用液，各加吸收液至 5.0 mL，配成 0～0.60 μg/mL 浓度范围的硫化氢标准系列。向各标准管加入 1.0 mL 显色剂。摇匀，放置 1 min，加入 0.20 mL 硫酸铁铵溶液，摇匀，放置 20 min。用分光光度计在波长 670 nm 下，分别测定标准系列各浓度的吸光度。以测得的吸光度对相应的硫化氢浓度（μg/mL）绘制标准曲线或计算回归方程，其相关系数应 ≥0.999。

5. 样品测定

用测定标准系列的操作条件测定样品溶液和样品空白溶液，测得的吸光度值由标准曲线或回归方程得样品溶液中硫化氢浓度（μg/mL）。

6. 计算

（1）按式 7-5 将采样体积换算成标准采样体积：

$$V_0 = V \times \frac{293}{273 + t} \times \frac{P}{101.3} \qquad （式 7-5）$$

式中：V_0——标准采样体积，L；

　　　　V——采样体积，L；

　　　　t——采样点的温度，℃；

　　　　P——采样点的大气压，kPa。

（2）按式 7-6 计算空气中硫化氢的浓度：

$$C = \frac{(c_1 + c_2)v}{V_0} \qquad （式 7-6）$$

式中：C——空气中硫化氢的浓度，mg/m³；

　　　　c_1，c_2——测得的前后管样品溶液中硫化氢的浓度（减去样品空白），μg/mL；

　　　　v——样品溶液的体积，mL；

　　　　V_0——标准采样体积，L。

7. 说明

（1）本法的定量下限为 0.01 μg/mL。定量测定范围为 0.01～0.60 μg/mL。以采集 0.5 L 空气样品计，最低定量浓度为 0.2 mg/m³。平均相对标准偏差为 3.2%，平均加标回收率为 102.8%。

（2）硫化氢标准溶液很不稳定，每次使用前应标定。

（3）显色后，颜色可稳定 4 h。

四、实验数据或图谱分析

以上实验分析得到的工作场所空气中硫化氢的浓度，可根据《工作场所有害因素职业接触限值》（GBZ 2.1—2007）来判断其是否达标。

硫化氢的职业接触限值：MAC（最高容许浓度）为 10 mg/m³。

第五节　二 氧 化 硫

一、常用检验方法与实验基本原理

二氧化硫常用光光度法进行检测。其检测原理为空气中二氧化硫用装有甲醛缓冲液的多孔玻板吸收管采集，生成稳定的羧甲基磺酸，加氢氧化钠后，释放出的二氧化硫与盐酸副玫瑰苯胺反应生成红色化合物，用分光光度计在 575 nm 波长下测定吸光度，进行定量。

二、器材与试剂

（1）器材：①分光光度计（具 1 cm 比色皿）；②空气采样器（流量范围为 0～1 L/min）；③多孔玻板吸收管；④具塞比色管（25 mL）。

2. 试剂（实验用水为蒸馏水，实验用试剂为分析纯）。

1）氢氧化钠溶液（40 g/L）。

2）吸收液（甲醛缓冲液）：1.82 g 环己二胺四乙酸溶于 10 mL 氢氧化钠溶液，用水稀释至 100 mL，置于冰箱内保存。取 20 mL 此液、5.3 mL 甲醛和 2.04 g 邻苯二甲酸氢钾，用水稀释至 100 mL，置于冰箱内保存。临用前，再用水稀释 100 倍。

3）磷酸溶液（41%，体积分数）。

4）氨基磺酸溶液（3 g/L）。

5）盐酸溶液（1 mol/L）。

6）盐酸副玫瑰苯胺溶液：准确称取 0.20 g 盐酸副玫瑰苯胺盐酸盐，溶于 100 mL 盐酸溶液中。吸取 20 mL 此液于 250 mL 容量瓶中，加入 200 mL 磷酸溶液，用水稀释至刻度，放置 24 h 后使用，可使用 4 个月。

7）标准溶液：用吸收液稀释国家认可的标准溶液成 4.0 μg/mL 二氧化硫标准应用液，置于冰箱内可使用 1 个月。

三、实验操作规程

1. 样品的采集、运输和保存

现场采样按照 GBZ 159 执行。

短时间采样：短时间采样：在采样点，用装有 10.0 mL 吸收液的多孔玻板吸收管，以 500 mL/min 流量采集≥15 min 空气样品。

采样后，立即封闭吸收管的进出气口，置清洁的容器内运输和保存。样品在室温下可保存 15 天。

2. 对照试验

在采样点，打开装有 10.0 mL 吸收液的多孔玻板吸收管的进出气口，并立即封闭，然后与样品一起运输、保存和测定。每批次样品不少于 2 个样品空白。

3. 样品处理

用吸收管中的样品溶液洗涤进气管内壁 3 次。取 5.0 mL 样品溶液于具塞比色管中，加入 5.0 mL 吸收液，供测定。若样品溶液中二氧化硫的浓度超过测定范围，用吸收液稀释后测定，计算时乘以稀释倍数。

4. 标准曲线的制备

取 5～8 只具塞比色管，分别加入 0～4.0 mL 二氧化硫标准应用液，各加吸收液至 10.0 mL，配成 0～16.0 μg 含量范围的二氧化硫标准系列。向各标准管加入 1.0 mL 氨基磺酸溶液，摇匀，放置 10 min。加 1.0 mL 氢氧化钠溶液。迅速将此溶液倒入装有 3 mL 盐酸副玫瑰苯胺溶液的具塞比色管中，塞好塞子，摇匀。在 30 ℃ 水浴中反应 15 min。取出，用分光光度计在 575 nm 波长下，以水作参比，分别测定标准系列各浓度的吸光度。以测得的吸光度对相应的二氧化硫含量（μg）绘制标准曲线或计算回归方程，其相关系数应≥0.999。

5. 样品测定

用测定标准系列的操作条件测定样品溶液和样品空白溶液，测得的吸光度值由标准曲线或回归方程得样品溶液中二氧化硫的含量（μg）。

6. 计算

（1）按式 7 - 7 将采样体积换算成标准采样体积：

$$V_0 = V \times \frac{293}{273 + t} \times \frac{P}{101.3}$$ （式 7 - 7）

式中：V_0——标准采样体积，L；

V——采样体积，L；

t——采样点的温度，℃；

P——采样点的大气压，kPa。

（2）按式 7 - 8 计算空气中二氧化硫的浓度：

$$C = \frac{2m}{V_0}$$ （式 7 - 8）

式中：C——空气中二氧化硫的浓度，mg/m^3；

m——测得的样品溶液中二氧化硫的含量（减去样品空白），μg；

V_0——标准采样体积，L。

7. 说明

（1）本法的定量下限为 0.09 $\mu g/mL$，定量测定范围为 0.09～1.6 $\mu g/mL$。以采集 7.5 L 空气样品计，最低定量浓度为 0.12 mg/m^3。平均相对标准偏差 <5.0%，平均采样效率 >99%。

（2）显色剂加入方式对吸光度影响很大，一定要按本操作步骤进行。

（3）氧化氮的干扰用氨基磺酸消除。15 μg 以下的 Mn^{2+}、Cr^{3+}、Cu^{2+} 不干扰测定；0.5 μg Cr^{6+} 即可引起褪色，故应避免用铬酸洗液洗涤玻璃仪器。

四、实验数据或图谱分析

以上实验分析得到的工作场所空气中二氧化硫的浓度，可根据《工作场所有害因素职业接触限值》（GBZ 2.1—2007）来判断其是否达标。

二氧化硫的职业接触限值：PC-TWA（时间加权平均容许浓度）为 5 mg/m^3，PC-STEL（短时间接触容许浓度）为 10 mg/m^3。

第六节　一氧化碳与二氧化碳

一、常用检验方法与实验基本原理

一氧化碳和二氧化碳常用不分光红外线气体分析仪法进行检测。其检测原理为空气样品抽入不分光红外线气体分析仪内，一氧化碳和二氧化碳选择性吸收各自的红外线；在一定范围内，吸收值与其浓度呈定量关系。根据吸收值测定一氧化碳或二氧化碳的浓度。

二、器材与试剂

（1）器材。

1）不分光红外线气体分析仪，主要参考技术指标见表 7－2。具体操作指标由使用的仪器而定。

表 7－2　不分光红外线气体分析仪的主要参考技术指标

指标	一氧化碳	二氧化碳
测量范围	0～50 mg/m^3，0～100 mg/m^3，0～200 mg/m^3，0～500 mg/m^3	0～0.5% 或 0～100%

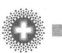

续表 7 - 2

指标	一氧化碳	二氧化碳
重复性	1% 满刻度	≤ ±1% 满刻度
零点漂移	1.5 h ≤ ±2% 满刻度	4 h ≤ ±3% 满刻度
量程漂移	3 h ≤ ±2% 满刻度	4 h ≤ ±3% 满刻度
线性度	≤ ±2% 满刻度	—
干扰误差	对 500 mg/m³ CO_2 或室温下饱和水蒸气所产生的干扰信号 ≤ ±2% 满刻度	1 250 mg/m³ CO 所产生的干扰信号 ≤ ±1% 满刻度
响应时间	≤60 s	< 15 s
指示噪音	≯0.5% 满刻度	—
抽气流量	—	0.5 L/min

1）采气袋（容积为 1～10 L）。

2）空气采样器（流量范围为 0～500 mL/min 或二连球）。

2. 试剂。

1）变色硅胶（于 120 ℃干燥 2 h）。

2）零点校准气。

3）一氧化碳校准气：高纯氮（纯度 99.99%）或经过霍加拉特氧化剂和变色硅胶管净化的清洁空气。

4）二氧化碳校准气：高纯氮（纯度 99.99%）或经过烧碱石棉或碱石灰和变色硅胶净化的清洁空气。

5）量程校准气。

6）一氧化碳校准气：CO/N_2 标准气（50 mg/m³），储存于铝合金瓶内，不确定度 <2%。

7）二氧化碳校准气：CO_2/N_2 标准气（0.5%），贮存于铝合金瓶内，不确定度 <2%。临用前，用二氧化碳零点校准气稀释成所需浓度的标准气体。

三、实验操作规程

1. 样品的采集、运输和保存

现场采样按照 GBZ 159—2004 执行。

短时间采样：在采样点，用现场空气样品清洗采气袋 5～6 次，然后采集空气样品。

采样后，立即封闭采气袋的进气阀，置清洁容器内运输和保存。样品在 24 h 内测定。

2. 对照试验

将采气袋带到采样现场，采集清洁空气后，同样品一起运输、保存和测定。每批次样品不少于 2 个样品空白（二氧化碳除外）。

3. 实验室测定

按仪器操作说明，将不分光红外线分析仪调节至最佳测定状态。将采气袋中的样品空气通过干燥管送入仪器的气室，待读数稳定后，读取一氧化碳或二氧化碳的浓度。

4. 现场测定

将不分光红外线气体分析仪带至采样点。按仪器操作说明，将不分光红外线气体分析仪调节至最佳测定状态。直接将空气样品采入仪器内测定，待读数稳定后，读取一氧化碳或二氧化碳的浓度。

5. 计算

空气中一氧化碳或二氧化碳浓度由仪器直接读取，不需进行计算。

6. 说明

（1）本法的检出限：一氧化碳为 0.1 mg/m³，二氧化碳为 0.001%。测定范围：一氧化碳为 0.1～50.1 mg/m³，二氧化碳为 0.001%～0.500%。若浓度超过测定范围，应选择较大量程进行测定。

（2）本法的精密度和准确度取决于量程校准气的不确定度和仪器稳定性等误差。

（3）由于空气中的水分对测定有干扰，在测定样品时，应将样品空气先通过变色硅胶管，除去水分。一氧化碳的特征吸收峰为 4.65 μm，二氧化碳为 4.3 μm，甲烷为 3.3 μm，因此，低浓度的甲烷不干扰本法的测定。

（4）应使用国家认可的、经指定的有关机构鉴定的不分光红外线气体分析仪。

四、实验数据或图谱分析

以上实验分析得到的工作场所空气中一氧化碳或二氧化碳的浓度，可根据《工作场所有害因素职业接触限值》（GBZ 2.1—2007）来判断其是否达标。

一氧化碳（非高原）的职业接触限值：PC-TWA（时间加权平均容许浓度）为 20 mg/m³，PC-STEL（短时间接触容许浓度）为 300 mg/m³；一氧化碳（海拔 2 000～3 000 m 高原）的职业接触限值：MAC（最高容许浓度）为 20 mg/m³；一氧化碳（＞3 000 m 高原）的职业接触限值：MAC（最高容许浓度）为 15 mg/m³。

二氧化碳的职业接触限值：PC-TWA（时间加权平均容许浓度）为 9 000 mg/m³，PC-STEL（短时间接触容许浓度）为 18 000 mg/m³。

（吴邦华　肖勇梅）

第八章　工作场所物理因素的检测

第一节　物理因素概述

一、物理因素的种类

物理因素是一种习惯性的叫法，是一大类因素的统称，其中每一种因素都是一个独立的领域。随着生产发展和技术进步，劳动者接触的物理因素种类和接触机会都越来越多。在工作环境中，与劳动者健康密切相关的物理因素常可按下列分类。

1. 噪声与振动

噪声包括噪声、次声、超声等。振动包括全身振动和手传振动。

2. 不良气象条件

包括气温、气湿、气流、气压，其中主要造成人体危害的包括高温、低温、高气压、低气压。

3. 电磁辐射

通常分为电离辐射和非电离辐射，前者如 X 射线、γ 射线等；后者如紫外线、可见光、红外线、激光、微波和射频辐射、工频电磁场等。

二、基本特点

物理因素包含许多独立的因素，每一种因素都是一个领域，相互之间有很大的区别。在职业卫生领域，与化学因素相比，物理因素具有以下共同特点。

（1）相比起化学因素是以物质状态存在，物理因素是以能量状态存在于工作场所。

（2）工作场所常见的物理因素中，除了激光是由人工产生之外，其他因素均存在于自然界中，且正常情况下不但对人体无害，反而是人体生理活动或从事生产劳动所必需的，如气温、可见光。

（3）每一种物理因素都具有特定的物理参数，如表示噪声的声压、气温的温度、振动的加速度、非电离辐射的电场强度等。这些参数决定了该物理因素对人体是否造成

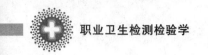

危害以及危害程度的大小。

（4）作业场所中的物理因素的来源较明确，当产生物理因素的装置或设备运行时，其产生的物理因素则可能造成健康危害。一旦装置或设备停止运行，则相应的物理因素便消失。

（5）作业场所环境中物理因素的强度一般是不均匀的，多以发生装置或设备为中心，向四周传播。如果没有阻挡，则随距离的增加呈指数关系衰减，如噪声、工频电磁场、微波辐射等。

（6）在许多情况下，物理因素对人体的损害效应与物理参数之间不呈直线的相关关系。常表现为在某一强度范围内对人体无害，高于或低于这一范围才对人体产生不良影响，并且影响的部位和表现形式可能完全不同。例如，正常气温与气压对人体生理功能是必需的，而高温可引起中暑等。

（7）人体在脱离物理因素接触后，体内不再残留。因此，对物理因素所致损伤或疾病的治疗，主要是针对损害的组织器官和病变特点采取相应的治疗措施。

（8）有些物理因素，如噪声、微波等，可有连续波和脉冲波两种传播形式。不同的传播形式使得这些因素对人体危害的程度会有较大差异，因此在制订相关标准时需要分别加以考虑。

根据物理因素的特点，在对作业场所进行劳动卫生学调查时要对有关参数进行全面测量。同时，针对物理因素采取预防措施时一般不是设法消除这些因素，也不是将其减少到越低越好，而是设法将这些因素控制在正常范围内，条件容许时使其保持在适宜范围则更好。如果由于某些原因，作业场所的物理因素超出正常范围且对人体健康构成危害，而采取技术措施和个人防护又难以达到要求时，需采用缩短接触时间的办法以保护劳动者的健康。

第二节　噪　　声

一、噪声基本知识

物体振动后，振动能在弹性介质中以波的形式向外传播，传到人耳引起的音响感觉称为声音。人耳能够感受到的声音频率在 20 ～ 20 000 Hz 之间，称为声波（sound wave）。小于 20 Hz 的声波称为次声波（infrasonic wave），大于 20 000 Hz 的声波称为超声波（ultrasonic wave）。随着科学技术的发展，这两种声波在工业生产、医疗、航海等方面均有广泛应用，对从业人员的危害已经引起了人们的重视。

声波具有一定的能量，用能量大小表示声音的强弱称为声强。声强的大小决定于单位时间内垂直传播方向的单位面积上通过的声波能量，通常用"I"表示，单位为瓦每平方米（W/m^2）。

人耳所能感受的声音，其强度范围很大，以 1 000 Hz 声音为例，正常青年人刚刚能引起音响感觉（最低可听到）的声音强度（听阈）为 10^{-12} W/m^2，而产生痛感的声音强度（痛阈）为 1 W/m^2，二者相差 10^{12} 倍。在如此宽的范围内若用声强的绝对值把声音进行分类，不仅太烦琐，而且也没有必要。因此，在实践中引用了"级"的概念，即用对数来表示声强的等级，称为声强级。通常规定以听阈声强 $I_0 = 10^{-12}$ W/m^2 作为基准值来度量任一声音的强度 I，取常用对数，则任一声音声强级的计算公式为：

$$L_I = \log I/I_0 \qquad\qquad （式 8 - 1）$$

高强级的单位是贝尔。实际中贝尔的单位显得太大，采用贝尔的 1/10 作为声强级的单位，称分贝。以分贝为单位，式 8 - 1 变为：

$$L_I = 10\log I/I_0 \qquad\qquad （式 8 - 2）$$

式中：L_I——声强级，dB；

$\quad\quad$ I——被测声强，W/m^2；

$\quad\quad$ I_0——基准声强，1 000 Hz 纯音的听阈声强，定为 0 dB。

根据式 8 - 2 可以计算出：从听阈到痛阈的声强范围为 120 dB；如果一个声音的强度 I 增加一倍，比如同样的机器由 1 台增加为 2 台且放在一起，则声强级 L_I 增加 3 dB。根据同样的道理，如果一个作业场所的声音强度通过治理以后减少了 3 dB，则表明治理措施使声音能量减少了一半。在进行卫生标准的制订、噪声控制效果评价等工作时，常常以声音能量的变化为依据。

在实际工作中，测量声强比较困难，常采用测量声压的方法，这种测量比较容易进行。目前，我们所使用的声级计就是用来测量声压级的仪器。

声波在空气中传播时，引起介质点振动，使空气产生疏密变化，这种由于声波振动而对介质（空气）产生的压力，称声压。声压是垂直于声波传播方向上单位面积所承受的压力。用"P"表示，单位为帕（Pa）。

声压便于测量，实际工作中使用的仪器通常是测量声压，为了方便，也用对数级来表示其大小，单位用分贝（dB）。声波在自由声场传播时，声强与声压的平方成正比，人的听阈声压到痛阈声压的绝对值相差 10^6 倍，由此可以计算出从听阈声压到痛域声压之间也是相差 120 dB。

（一）理化性质及分类

噪声是声音的一种，从卫生学的角度，凡是使人感到厌烦或不需要的声音都称为噪声。生产过程中产生的，频率和强度随时间变化而波动和起伏，听起来使人感到厌烦的声音，称为生产性噪声或工业噪声。此外，对从业人员（如司售人员和娱乐场所的工作人员等）的健康可产生不良影响的交通噪声和生活噪声，也可造成职业危害。

生产性噪声的分类方法有多种。

（1）按来源，生产性噪声通常分为：①机械性噪声。由于机械的撞击、摩擦、转动所产生的噪声，如冲压、打磨发出的声音。②流体动力性噪声。气体压力或体积的突然变化或流体流动所产生的声音，如空气压缩或施放（汽笛）发出的声音。③电磁性噪声。如变压器所发出的嗡嗡声。

（2）根据噪声随时间分布情况，生产性噪声可分为连续噪声和间断噪声。连续噪声按随时间的变化程度，又可分为稳态噪声和非稳态噪声。①稳态噪声是指在观察时间内，采用声级计"慢挡"动态特性测量时，声级波动 <3 dB（A）的噪声。②非稳态噪声是指在观察时间内，采用声级计"慢挡"动态特性测量时，声级波动 ≥3 dB（A）的噪声。③脉冲噪声是指噪声突然爆发又很快消失，持续时间 ≤0.5 s，间隔时间 >1 s，声压有效值变化 >40 dB。间断噪声指在测量过程中，声级保持在背景噪声之上的持续时间大于或等于 1 s，并多次下降到背景噪声水平的噪声。

对于稳态噪声，根据频率特征，可分为低频噪声（主频率在 300 Hz 以下）、中频噪声（主频率在 300～800 Hz）和高频噪声（主频率在 800 Hz 以上）。此外，还可以根据频率范围大小分为窄频噪声和宽频噪声。

（二）职业接触

噪声危害广泛存在于各行业的各个生产环节。在实际工作中可能存在噪声危害的行业举例如下。

（1）煤炭采选业：凿岩、爆破、装载、喷浆砌碹、掘进、打眼、水力采煤、机械采煤、运输。

（2）石油和天然气开采业：钻井、采油、转油、气体净化。

（3）黑色金属矿采选业：穿孔、炮采、机采、装载、运输、破碎、筛选、研磨、浮选、干燥、脱水、重选、磁选。

（4）有色金属矿采选业：打孔、炮采、机采、装载、运输、破碎、筛选、研磨、浮选、干燥、脱水、重选、磁选、电选。

（5）建筑材料及其他非金属矿采选业：打孔、炮采、机采、装载、运输、破碎、筛选、研磨、脱水、重选。

（6）自来水生产和供应业：取水。

（7）食品制造业：砻谷、碾米、擦米、分级提碎、筛麦、打麦、精选、皮磨、清粉、心磨、震动卸料、撞击杀虫、打包、油料筛分、轧坯、乳品浓缩、盐浆分离、磨浆。

（8）饮料加工业：粉碎、米精白、制麦、麦芽糖化、加工果汁、酒类灌装、原料粉碎。

（9）饲料加工业：粉碎、配料、混合、制粒。

（10）纺织业：粗纱、细纱、织造、精织、筒子、整经、经编、梳毛、制条（球）、并条、精梳、纺纱。

（11）缝纫业：缝纫。

（12）皮革、毛皮及其制品业：砂帮脚。

（13）木材加工业：制材加工、去皮、切片、开料、压刨、定型、热压、纤维粉碎、纤维筛选。

（14）家具制造业：备料、机加工。

（15）造纸及纸制品业：纸浆备料、打浆、原纸压光。

（16）印刷业：凸版制型、印刷。

（17）文教体育制品制造业：铜管打孔、琴弦加工。

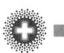

（18）工艺美术品制造业：地毯修整、簇绒、针刺、石料切割、雕石。

（19）电力、蒸气、热水生产和供应业：磨煤、司炉、汽机发电、发电运作、水坝养护、水电施工。

（20）石油加工业：萃取、汽提、页岩预处理。

（21）炼焦、煤气及煤制品业：原煤输送、备煤、洗煤、配煤、选煤、运焦、煤块破碎、煤制品制取。

（22）无机酸制造业：氯化氢合成。

（23）碱产品制造业：矿石加工、重灰挤压、碳酸氢钠精制。

（24）化学肥料制造业：煤焦气化、尿素合成、尿素加工、磷矿粉制备、多效肥制取。

（25）有机化工原料制造业：酯类合成。

（26）涂料及颜料制造业：油漆轧浆、镉红成品、钛铁矿粉碎、钛液冷却、钛白粉制备、搪瓷色素煅烧。

（27）化学度剂制造业：有机试剂提纯、无机试剂合成、无机试剂提纯。

（28）催化剂及各种化学助剂制造业：催化剂制备。

（29）其他有机化学产品制造业：磁浆制备

（30）塑料制造业：赛璐珞合成。

（31）林产化学产品制造业：原胶破碎、栲胶预处理、木材热解、炭粉干燥、炭粉精制、活化备料、活性炭粉碎、松明采集、松明加工、松根干馏。

（32）炸药及火工产品制造业：照明炬制取、雷管击穿试验。

（33）日用化学产品制造业：皂基处理、肥皂成型、粉剂制备、铝管压制。

（34）医药工业：合成药干燥、药物配料、软管冲压、中药材粉碎。

（35）化学纤维工业：浆粕打浆、水浆造粕、聚酯融体纺丝、锦纶纺丝、腈纶纺丝、合成纤维后处理。

（36）橡胶制品业：冲边清洗、编织缠绕、橡胶压延。

（37）塑料制品业：塑料筛分研磨、聚氨酯发泡、塑料切割、塑料编织。

（38）水泥制造业：生料破碎、生料研磨、熟料冷却、熟料磨粉、水泥煤粉制备、水泥输送。

（39）水泥制品和石棉水泥制品业：混合搅拌、紧实成型。

（40）砖瓦、石灰和轻质建材制造业：轻质材料粉碎、轻质材料球磨、轻质材料锯边、石灰砖瓦破碎、荒料锯切、板材研磨、板材切割。

（41）玻璃及玻璃制品业：玻璃备料、切裁、钢化、研磨、镜架备料。

（42）陶瓷制品业：粉碎、筛分、配料、搅拌、成型、装出窑、喷铝、泥浆脱水、炼泥、釉料选择、釉料粉碎。

（43）耐火材料制品业：耐材粉碎、筛分、配料、混合、成型、耐火纤维吹制、耐火纤维磨制。

（44）石墨及碳素制品业：碳素粉碎、碳素成型、沥青破碎、石墨机加工。

（45）石棉制品业：编织。

（46）云母制品业：制粉。

（47）矿物纤维及其制品业：玻纤备料、拉丝、退并、准整、织造、玻璃钢修整。

（48）炼铁业：球团矿配料、精矿造球、球团矿焙烧、炼铁备料、烧结矿配料、混合、烧结布料、炼铁烧结、冷却筛分、矿石整粒、高炉配管、高炉吹炼、高炉出铁、煤粉操作。

（49）炼钢业：转炉炼钢、平炉炼钢、炉外精炼、钢水铸锭、炼钢整模、坯钢连铸、炼钢熔铁、炼钢备料、钢铁整修、炼钢砌炉。

（50）钢压延加工业：钢锭轧制、钢锭开坯、钢材精整、管坯芽孔、无缝管轧制、管材均整、带钢卷取、高频焊管、钢材镀锌。

（51）铁合金冶炼业：筛分、备料。

（52）重有色金属冶炼业：铅锌熔炼、锌铸型、粗铅铸板、锌矿焙烧、铜矿压团、铜吹炼、铜破碎、矿石破碎、镍矿球磨、镍浮选、粗镍铸板、锌镉熔炼、镉铸型、硫化钴干燥、钴煅烧、粗钴铸板。

（53）轻有色金属冶炼业：铝铸锭。

（54）稀有色金属冶炼业：钨矿酸解洗涤、稀土过滤、稀土筛分、钽铌矿分解、氧化钇制取、碳化钽制取。

（55）有色金属压延加工业：锯切、铣面、热轧、冷轧、挤压、穿孔、矫直、焊管、卷取、剪切。

（56）金属制品业：金属拉丝、纱网编织、制绳、切割、铆接、抛丸、喷砂、修整、落料、锻打、币章压花、坯并制作，铝制品热轧、铝制品冷轧、焊药制备、焊芯制备、焊条涂药、焊丝酸洗、金属门窗加工、铰链冲制、铰链甩光、金属滚压。

（57）金属表面处理及热处理业：镀件磨光、抛光、喷砂、刷滚光、抛丸除锈、除油除锈、机加工粗糙、镍拉毛粗糙、等高子喷涂、喷砂粗糙。

（58）机械工业：铸造模型、熔炼、造型、落砂、铸件清理、铸件初加工、压铸铸造、锻造、机械部件落料、机械部件清洗、机械调试、氩弧焊、车削、刨削、铣削。

（59）交通运输设备制造业：柴油机试验、机车水阻试验、机车试运行、木机加工、机车部件组装、机车总装、船体冷加工、船体热加工、平台组装、船舶批碳、船舶管系安装、船舶钣金工、船舶电气安装、船舶锚链加工、船舶除锈、爆炸加工、弹簧加工、轴瓦加工、零部件加工、软轴加工、电缆嵌装、汽车线路整修、汽车总装、发动机装配、摩托车装配。

（60）电气机械及器材制造业：制铝粉、电线电缆拉线、电线电缆绞制、电热管填粉、瓷绝缘体制备。

（61）电子及通讯设备制造业：滚磨去毛刺、钨钼材料烧制。

（三）主要健康危害

人们在早期就注意到长期接触一定强度的噪声，可以引起听力下降和噪声性耳聋。经过近些年的研究，证明噪声对人体的影响是全身性的，除了听觉系统以外，也可以对非听觉系统产生影响。噪声对人体影响的早期主要引起生理改变，长期作用则出现病理性变化。

1. 噪声对听觉系统的影响

听觉系统是感受声音的系统，噪声危害的评价以及噪声卫生标准的制定主要以听觉系统的损害为依据。

外界声波传入听觉有两种途径。一是通过空气传导，声波经外耳道进入，使鼓膜振动，然后通过中耳的听骨链（锤骨、砧骨、镫骨）传至内耳卵圆窗的前庭膜，引起耳蜗管中的外淋巴振荡，内淋巴受影响而振荡，从而使基底膜听毛细胞感受振动，将声波所引起的振动转变成神经纤维的兴奋，这种兴奋性冲动经过第八对脑神经（位听神经）传达到中枢，产生音响感觉。另外一条途径是骨传导，即声波由颅骨直接传入耳蜗，通过耳蜗骨壁的振动传入内耳。这两种途径对于听力测量和噪声性耳聋的诊断、鉴别诊断等均有重要价值。

噪声引起听觉器官的损伤变化过程一般由暂时性听阈位移逐渐发展为永久性听阈位移。

（1）暂时性听阈位移。暂时性听阈位移（temporary threshold shift, TTS）指接触噪声后引起听阈变化，脱离噪声环境后经过一段时间听力可以恢复到原来水平。

1）短时间暴露在强烈噪声环境中，感觉声音刺耳、不适，停止接触后，听觉器官敏感性下降，脱离噪声接触后对外界的声音有"小"或"远"的感觉，听力检查听阈可提高 10 ~ 15 dB，离开噪声环境 1 min 之内可以恢复，这种现象称为听觉适应（auditory adaptation）。听觉适应是一种生理保护现象。

2）较长时间停留在强烈噪声环境中，引起听力明显下降，离开噪声环境后，听阈提高 15 ~ 30 dB 甚至更多，需要数小时甚至数十小时才能恢复，称为听觉疲劳（auditory fatigue）。一般在十几小时内可以完全恢复的属于生理性听觉疲劳。在实际工作中常以 16 h 为限，即在脱离接触后到第二天上班前的时间间隔。如果前一次接触噪声引起的听力变化未能完全恢复又需要再次接触，随着接触噪声的时间的延长，可使听觉疲劳逐渐加重，致使听力不能恢复，变为永久性听阈位移（permanent threshold shift, PTS）。永久性听阈位移具有病理变化的基础，属于不可恢复的改变。

（2）永久性听阈位移。永久性听阈位移是指噪声或其他因素引起的不能恢复到正常水平的听阈提高。出现这种情况时听觉器官具有器质性的变化，通过扫描电子显微镜可以观察到听毛倒伏、稀疏、脱落，听毛细胞出现肿胀、变性或消失。在这种情况下，听力损失不能完全恢复，听阈位移是永久性的。

根据损伤的程度，永久性听阈位移又分为听力损失（hearing loss）或听力损伤（hearing impairment）和噪声性耳聋（noise-induced deafness）。

噪声引起的永久性听阈位移早期常表现为高频听力下降，听力曲线在 3 000 ~ 6 000 Hz（多在 4 000 Hz）出现"V"型下陷（图 8-1），又称听谷（tip）。此时，患者主观无耳聋感受，交谈和社交活动能够正常进行。随着病损程度加重，除了高频听力下降以外，语言频段（500 ~ 2 000 Hz）的听力也受到影响，出现语言听力障碍。

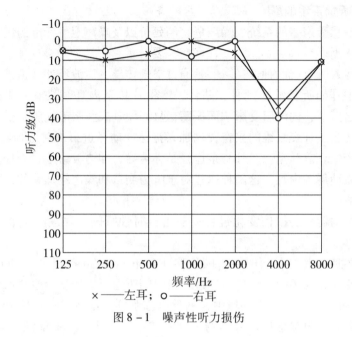

×——左耳；○——右耳

图 8 - 1　噪声性听力损伤

高频听力下降（特别是在 3 000 ～ 6 000 Hz）是噪声性耳聋的早期特征。对其发生的可能原因有几种解释。

1）耳蜗接受高频声的细胞纤毛较少且集中于基底部，而接受低频声的细胞纤毛较多且分布广泛，初期受损伤的是耳蜗基底部，故表现为高频听力下降。

2）螺旋板在感受 4 000 Hz 的部位血循环较差，且血管有一狭窄区，易受淋巴振动的冲击而引起损伤，3 个听小骨对高频声波所起的缓冲作用较小，故高频部分首先受损。

3）共振学说。外耳道平均长度 2.5 cm，根据物理学原理，对于一端封闭的管腔，波长是其 4 倍的声波能引起最佳共振作用，对于人耳，这一长度相当于 10 cm，3 000 Hz 声音的波长为 11.40 cm，因此，能引起共振的频率介于 3 000 ～ 4 000 Hz 之间。

（3）噪声聋的诊断。详见 GBZ 49—2014《职业性噪声聋的诊断》。

诊断原则：根据连续 3 年以上职业性噪声作业史，出现渐近性听力下降、耳鸣等症状，纯音测听为感音神经性聋，结合职业健康监护资料和现场职业卫生学调查，进行综合分析，排除其他原因所致听觉损害，方可诊断。

诊断分级：符合双耳高频（3 000 Hz、4 000 Hz、6 000 Hz）平均听阈≥40 dB 者，根据较好耳语频（500 Hz、1 000 Hz、2 000 Hz）和高频 4 000 Hz 听阈加权值进行诊断和诊断分级：①轻度噪声聋：26 ～ 40 dB；②中度噪声聋：41 ～ 55 dB；③重度噪声聋：≥56 dB。

2. 噪声对神经系统的影响

听觉器官感受噪声后，经听神经传入大脑，在传入过程中经脑干网状结构时发生泛化，投射到大脑皮质的有关部位，并作用于丘脑下部自主神经中枢，引起一系列神经系统反应。可出现头痛、头晕、心悸、睡眠障碍和全身乏力等类神经征，有的表现为记忆力减退和情绪不稳定（如易激怒等）。客观检查可见脑电波改变，主要为 α 节律减少及慢波增加。此外，可有视觉运动反应时潜伏期延长，闪烁融合频率降低，视力清晰度及稳定性下降等。自主神经中枢调节功能障碍主要表现为皮肤划痕试验反应迟钝。

3. 噪声对心血管系统的影响

在噪声作用下，心率可加快或减慢，心电图 ST 段或 T 波出现缺血型改变。早期表现为血压不稳定，长期接触较强的噪声可引起血压持续性升高。脑血流图呈现波幅降低、流入时间延长等，提示血管紧张度增加，弹性降低。

4. 噪声对内分泌及免疫系统的影响

据报道，在中等强度的噪声（70 ～ 80 dB）作用下，肾上腺皮质功能增强；而大强度（100 dB）噪声作用下，功能减弱。接触较强噪声的工人或动物可出现免疫功能降低，接触噪声时间愈长，变化愈显著。

5. 噪声对消化系统及代谢功能的影响

在噪声影响下，可以出现胃肠功能紊乱、食欲不振、胃液分泌减少、胃紧张度降低、胃蠕动减慢等变化。

有研究认为，噪声可引起人体脂肪代谢障碍，血胆固醇升高，尿 17 - 羟固醇或 7 - 酮固醇含量升高等。

6. 噪声对生殖功能及胚胎发育的影响

国内外大量流行病学调查表明，接触噪声的女工有月经不调现象，表现为周期异常、经期延长、出血量增多及痛经等。月经异常以年龄 20 ～ 25 岁，工龄 1 ～ 5 年的年轻女工多见。接触高强度噪声，特别是 100 dB（A）以上强度噪声的女工中，妊娠恶阻及妊娠高血压综合征发病率明显增高。

7. 噪声对工作效率的影响

噪声对日常谈话、听广播、打电话、阅读、上课等都会带来影响。当噪声达到 65 dB 以上，即可干扰普通谈话；如果噪声达到 90 dB，大声叫喊也不易听清。打电话在 55 dB 以下不受干扰，65 dB 时对话有困难，80 dB 时就难以听清。

在噪声干扰下，人们会感到烦躁，注意力不集中，反应迟钝，不仅影响工作效率，而且降低工作质量。在车间或矿井等作业场所，由于噪声的影响，掩盖了异常信号或声音，容易发生各种工伤事故。

二、工作场所噪声监测的一般要求

工作场所噪声危害的全面检测应该委托技术服务机构对工作场所所有噪声作业场所［存在≥80 dB（A）噪声的作业场所］和噪声作业岗位［存在有损听力、有害健康或有其他危害的声音，且 8 h/d 或 40 h/w 噪声暴露等效声级≥80 dB（A）的作业为噪声作业］进行检测评估。如是第一次对某个用人单位噪声危害进行全面的识别检测，往往不清楚哪些岗位是噪声作业岗位，这时往往对所有接触≥80 dB（A）噪声源或工作场所的作业岗位进行检测和评估。

三、工作场所噪声检测的步骤

（一）资料收集

完成工作场所噪声的全面检测，首先需要向用人单位收集足够的资料和信息，从而为制订一个完善的检测方案做准备。对用人单位资料的收集往往采用调查表法，通过用人单位填写、个人访谈和现场走访的形式获得需要的信息。调查表内容主要包括：工作场所的面积、空间、工艺区划、噪声设备布局等，绘制略图；工作流程的划分、各生产工序的噪声特征、噪声变化规律等；用人单位的劳动定员，包括工作人员的数量、工作路线、工作方式、停留时间等。

（二）检测方案制订

制订检测方案是为达到检测目的，职业卫生技术服务机构依据用人单位调查资料，按照我国职业卫生标准等相关法律法规要求，确定检测点、检测时间、检测仪器及方法等。检测方案的制订是噪声检测最重要、最难的部分，往往需要有一定检测经验的职业卫生专业人员去完成。

对于日常监测，既需要达到对工作场所环境噪声危害分布有所了解，也需要最终能全面的对接噪岗位进行定性分析。所以，在对工作场所噪声检测点的布置时需同时考虑到能达到这两个目的。在实际的工作中，我们可以先不从岗位考虑，只从了解工作环境噪声分布情况出发，进行检测点的布置。然后再从评估作业岗位作业工人噪声接触水平的需要出发，对检测点进行补充，并确定个体噪声检测的对象。

1. 工作场所检测点的布置

对于噪声源密集、噪声分布较均匀的作业场所，如发电厂主厂房、石油化工厂反应区等，如工作场所声场分布均匀［测量范围内 A 声级差别 < 3 dB（A）］，即为稳态噪声，选择 3 个测点，每个测点测量 3 次，取平均值；工作场所声场分布不均匀时，应将其以噪声源为中心划分若干声级区，同一声级区内声级差 < 3 dB（A），每个区域内，选择 2 个测点，取平均值。

对于很多工作场所噪声区域往往局限且分布不均匀，很难进行声区划分。这时可对工作场所典型的噪声监测位置进行布点测量，包括：劳动者操作位的听力带、噪声源附近、工作区域的入口、劳动者可能经过或停留的噪声区域。

对于噪声设备、工艺相同或相似的作业点，如各作业点噪声变化小于 3 dB（A），可对现场噪声作业点进行抽样检测。

2. 检测点补充和个体噪声检测对象的确定

工作场所噪声检测点确定后，还需从评估作业岗位噪声暴露的角度出发，进行检测点补充并确定个体噪声检测对象。国外某些国家和组织常建议，对作业岗位全部进行个体噪声的检测。笔者在长期的检测工作中发现，个体噪声成本较高，在我国还未能普及，而且个体噪声的检测往往出现依从性差，检测结果质量难保证的问题。所以，从节约资源和保证质量的角度看，笔者提倡首先通过现场检测点噪声值进行计算，而对于无法通过现场检测点计算的，如巡检作业岗位，则需要进行个体噪声的检测。

基于相同作业岗位工作环境和工作内容都基本一致，他们接触的噪声水平也往往基本一致的理论，我们往往按照岗位等进行分类抽样检测。个体噪声抽样人数按表8－1选择，测量结果取最高值。需要注意的是，本文提到的作业岗位不完全是劳动定员中划分的岗位，而是作业内容和接噪水平相近的团体，这往往需要按照劳动定员和作业情况进行确认并适当调整。

表8－1　作业岗位噪声检测抽样数量

劳动者数	采样对象数
<3	全部
3～5	2
6～10	3
>10	4

在确定工作场所噪声检测点后，可在工厂平面图上标出每个测点的位置，列出个体采样的岗位名单和数量，完善检测方案后，与委托方或用人单位取得联系，准备实施检测。

（三）检测时间

进行工作场所噪声检测时，被测单元应该处在满负荷运行的状态下进行，如该单元运行一直未达到满负荷，至少需要保证80%以上运行负荷或正常最大运行负荷下进行，并在报告中特别注明。

（四）噪声仪器的选择

工作场所噪声测量仪器需满足GBZ/T 189.8—2007《工作场所物理因素测量 噪声》的相关规定，即要求声级计：2级或以上，具有A计权，"S（慢）"档；积分声级计或个人噪声剂量计：2级或以上，具有A计权、"S（慢）"档和"Peak（峰值）"档。工作场所需测量的噪声主要包括六种：瞬时噪声、等效A声级、全天等效声级、噪声统计分析、噪声频谱和脉冲噪声。这六种噪声当中，稳态噪声时测量瞬时噪声，非稳态噪声时测量等效A声级（L_{Aeq}），以及移动岗位测量个人噪声接触剂量，这是工作场所噪声检测与评价最基本的测量。工作场所噪声源往往较多，环境往往复杂多变，稳态噪声和非稳态噪声常同时多处存在，满足对工作场所噪声进行检测评价，最起码也需要配备具有积分功能的声级计以及个体噪声剂量仪。目前，国内外符合工作场所噪声测量的仪器很多，新设计的声级计往往会同时拥有多种功能，能满足职业卫生检测的多种需求。

（五）检测前准备

执行现场检测前，检测人员首先需对项目基本情况及检测方案进行全面且深入的了解。检测人员还需与委托单位或用人单位取得联系确保受检日期用人单位生产情况正常并有相关人员配合。出发检测前检测人员需检查声级计工作正常，电量充足，并对声级计进行校准。

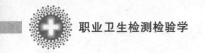

（六）检测

1. 现场定点检测

稳态噪声［声级波动＜3 dB（A）］，测量慢档瞬时噪声，连续读取 3 个数值进行记录。

非稳态噪声［声级波动≥3 dB（A）］声级随时间变化，应根据声级变化情况测量等效连续 A 声级（L_{Aeq}）。如该噪声规律重复出现，可测量一段时间的 L_{Aeq} 即可，但测量时间必须满足至少 5 min 以上，覆盖工人的至少 3 个作业周期。如检测点噪声无规律可循则需测整个工作班的噪声，并记录噪声的情况。

当然，某些噪声检测点，由于现场放置声级计会影响现场工作人员正常作业，用声级计往往很难进行准确的检测，这时也可以巧妙地运用个体噪声剂量仪对作业工人进行一段时间 L_{Aeq} 测量（测量时间必须满足至少 5 min 以上，并覆盖工人至少 3 个作业周期），作为该作业区域的噪声值以及该作业岗位的全天等效声级。如汽车总装车间座椅安装岗位，约 10 min 装配一辆车的座椅，每天装配约 200 辆车的座椅，该岗位作业工人在局部不停移动，位置不停变换，这时我们用个体噪声剂量仪佩戴在作业工人身上，测 3 个作业周期约 30 min 即可代表座椅安装区域的噪声值以及该岗位全天等效声级。

现场检测的声级计传声器位置最好考虑在工作人员不在场且不影响现场噪声水平的情况放置，高度在该工作场所工作人员的头部。当工作人员必须在场时，为能获得较高的声压级，传声器应当尽可能地放在离外耳道入口大约 0.1 m 的位置。测量仪器可固定在三脚架上，置于测点。若现场不适于放置三脚架，可手持声级计，但应保持测试者与传声器的间距＞0.5 m。传声器应指向处在该工作位置的工作人员视线方向。如果工作人员的位置紧靠噪声源，则传声器的位置和方向应在测量报告中详细说明。

2. 个体噪声检测

对作业位置不固定的作业岗位，如电厂和石化厂的巡检工人由于巡视的作业地点多且噪声变化大，现场检测较难评估，常采用个体噪声检测的方法。

个体噪声检测时，首先要选择好仪器的测量参数，要求计权方式设定为 A 计权，采样速率设定为"S（慢）"档，门槛值设定为 80 dB（A），限值设定为 85 dB（A），交换率设定为 3 dB（A）。

佩戴在被测人员身上的个体噪声剂量仪传声器应该安放在肩部、头盔或领部等听力带范围内，即距离外耳道入口 0.3 m 半径的区域。佩戴个体噪声检测仪时，必须注意不能干扰其正常工作，特别要避免带来安全隐患。受检者应在整个工作日均正确佩戴个体噪声仪，如中午有休息，需扣除中午休息的时间和测量值。影响个体噪声检测结果的因素很多，最常见的是受检者依从性差，所以成功的个体噪声检测必须有很好的质量控制。

3. 脉冲噪声检测

测量脉冲噪声时，应选择脉冲噪声测量仪，设定为 C 计权或不计权，"I"档，在接触脉冲噪声的作业点测量每一次脉冲噪声的峰值并记录工作日内脉冲次数。

在实际工作中，冲击式的噪声比较多，如冲压、敲打作业等，但不是所有如冲压的冲击式噪声都是脉冲噪声，在判定是否为脉冲噪声时，还必须严格按照脉冲噪声的定义，明确所评价噪声突然爆发又很快消失，持续时间≤0.5 s，间隔时间＞1 s，声压有效值变化≥40 dB。如达不到脉冲噪声，应按照非稳态噪声进行检测评价。

4. 噪声频谱检测

当工作场所噪声强度超过85 dB（A）时，宜对噪声源作频谱分析。应测量中心频率为31.5、63、125、250、500、1 000、2 000、4 000和8 000 Hz的9个倍频带的声压级。测量时用声级计倍频程滤波器直接测量。先测线性档有效值，然后再依次测量中心频率为31.5～8 000 Hz的倍频带声压级，将结果记在测量表格上。也可使用录音机录制5 min以上的噪声，然后接到频谱分析仪上进行倍频程分析，再用电平记录仪进行记录。

（七）检测记录

噪声检测常用噪声检测原始记录表对检测结果进行记录，记录内容应包括企业一般情况、采样仪器、仪器检测前后校准情况、检测点位置标识、读取数值、计算公式及结果等。

四、噪声检测结果的评价

工作场所噪声检测结果的评价是指通过把工作场所或/和作业岗位实际检测结果与职业接触限值进行分析比较，定性的判断其是否存在引起职业健康损害风险，以及其风险程度如何，为噪声的管理、工程控制、个体防护及健康监护等预防措施建立提供建议。做好噪声检测结果评价的前提是噪声危害识别到位、检测点布置合理及检测结果真实准确。噪声检测结果评价的内容应该包含工作场所环境噪声的评价以及作业岗位噪声的评价。工作场所噪声的评价是对噪声源、工作场所作业点及区域的噪声水平进行分析，目的主要是了解作业场所噪声危害分布情况、找出关键控制点，为工程控制、现场管理提供依据。作业岗位噪声接触水平的评价，是按照劳动定员，对所有接触噪声的作业人员噪声接触水平进行定性分析，为个体防护、健康监护提供依据。目前，噪声职业接触限值是针对作业岗位噪声接触水平规定的限值。

（一）评价相关物理量

1. 交换率

交换率（exchange rate）是表示噪声接触水平与容许接触时间关系的物理量，指接触时间减半时噪声接触限值增加的分贝数（表8-2）。目前常用的交换率为3 dB（A），而巴西、以色列和美国OSHA等允许接噪时间减半限值增加5 dB（A）。如表8-2，当交换率为3 dB（A），8 h等效声级限值为85 dB（A）；当接触时间为4 h时，限值增加3 dB（A）后为88 dB（A）；以此类推。当交换率为5 dB（A），8 h等效声级限值为90 dB（A），当接触时间为4 h时，限值增加5 dB（A）后为95 dB（A），以此类推。

表 8 - 2　同一噪声接触时间不同交换率的噪声接触限值

每日持续接触时间	噪声接触限值			
	交换率 3 dB（A）		交换率 5 dB（A）	
	声级/dB（A）	噪声剂量（D）	声级/dB（A）	噪声剂量（D）
24 h	80	25%	80	25%
16 h	82	50%	85	50%
8 h	85	100%	90	100%
4 h	88	200%	95	200%
2 h	91	400%	100	400%
1 h	94	800%	105	800%
30 min	97	1 600%	110	1 600%
15 min	100	3 200%	115	3 200%
7. 50 min	103	6 400%	—	—
3. 75 min	106	12 800%	—	—
1. 88 min	109	25 600%	—	—
0. 94 min	112	51 200%	—	—
28. 12 s	115	102 400%		

2. 容许接触时间

如表 8 - 2，相应的限值所对应的接触时间为该噪声水平的容许接触时间。容许接触时间是接触某噪声水平后达到职业接触限值所需要的时间，容许接触时间可以由实际接触噪声水平、职业接触限值及交换率求得。如按照限值为 85 dB（A），交换率为 3，容许接触时间按式 8 - 3 计算；如按交换率为 5，限值为 90 dB（A），容许接触时间按式 8 - 4 计算。

$$T_{(\min)} = 480/2^{(L-85)/3} \qquad （式 8 - 3）$$

$$T_{(\min)} = 480/2^{(L-90)/5} \qquad （式 8 - 4）$$

3. 噪声剂量

噪声剂量（noise dose，D）是工作人员暴露于噪声时间内的接受总 A 计权能量的一种量度，用允许的每天噪声剂量的百分比来表示。我国 8 h 噪声接触限值为 85 dB（A），交换率为 3 dB（A），则 8 h 接触 85 dB（A）噪声的噪声剂量为 100%，8 h 接触 88 dB（A）噪声的噪声剂量 200%，以此类推。噪声剂量不仅与声压级，也与工作人员暴露于噪声时间的长短有关，以评价工业噪声对暴露于噪声中工作人员听力损伤的危险性程度。噪声剂量计算公式见式 8 - 5。

$$D = \left[C_1/T_1 + C_2/T_2 + \cdots + C_n/T_n \right] \times 100 \qquad （式 8 - 5）$$

式中：C_n——某噪声水平的接触时间；

T_n——该噪声水平的容许接触时间。

4. 时间加权平均水平

时间加权平均水平（time weighted average，TWA）是考虑时间累计效应的基础上，计算得出的噪声接触平均水平，类似于我国的 8 h 等效声压级，可根据噪声累计接触剂量和职业接触限值如 85 dB（A），通过式 8-6 计算得到。

$$TWA = 10.0 \times \lg(D/100) + 85 \qquad\qquad （式 8-6）$$

5. 其他

我国工作场所噪声的评价常用到全天等效声级、8 h 等效声级和每周 40 h 等效声级等物理参数，详见"噪声的职业接触限值"。

6. 评价相关指标的转换

［例］某作业工人接触噪声为每周 5 天，每天 5 h，其中接触 91 dB（A）噪声 2 h，接触 80 dB（A）噪声 2 h，接触 85 dB（A）噪声 1 h。

按式 8-3，以交换率为 3 dB（A）求得各单独接触以上各个接触噪声水平时的容许接触时间见表 8-3。

表 8-3　以交换率为 3 dB（A）求得不同噪声水平容许接触时间

接触噪声水平/dB（A）	实际接触时间（C）/min	容许接触时间（T）/min
91	120	120
80	120	1454.5
85	60	240

噪声剂量按式 8-5：

$$D = [C_1/T_1 + C_2/T_2 + C_3/T_3] \times 100 = [120/120 + 120/1454.5 + 60/240] \times 100$$
$$= 133.25\%$$

时间加权平均水平按式 8-6：

$$TWA = 10.0 \times \lg(D/100) + 85 = 10.0 \times \lg(133.25/100) + 85 = 86.25 \text{ dB（A）}$$

全天等效声级为按式 8-7：

$$L_{\text{Aeq},T} = 10 \lg \left(\frac{1}{T} \sum_{i=1}^{n} T_i 10^{0.1 L_{\text{Aeq},T_i}} \right) \text{ dB（A）} = 87.3 \text{ dB（A）}$$

8 h 等效声级按式 8-8：

$$L_{\text{EX},8\text{h}} = L_{\text{Aeq},T_e} + 10 \lg \frac{T_e}{T_0} \text{ dB（A）} = 86.05 \text{ dB（A）}$$

（二）我国工作场所噪声检测结果评价

1. 我国工作场所噪声职业接触限值的发展

国家卫生部和国家劳动总局在 1979 年颁布了工业企业设计卫生标准（TJ 36—79）。标准规定对于新建、扩建和改建的企业，8 h 工作时间内工人工作地点的稳态连续噪声级不得大于 85 dB（A）。对于现有（标准颁布时）企业，考虑到技术条件和现实可能性，则要求不得大于 90 dB（A）。2002 年，国家卫生部将工业企业设计卫生标准修订后分为工业企业设计卫生标准（GBZ 1—2002）和工作场所有害因素职业接触限值（GBZ 2—2002）两个标准。GBZ 1—2002 中规定了噪声的职业接触限值为工作场所操作人员每天连续接触噪声 8 h，噪声声级卫生限值为 85 dB（A）。对于操作人员每天接触噪声不足 8 h 的场合，可根据实际接触噪声的时间，按接触时间减半，噪声声级卫生限值增加 3 dB（A）的原则，确定其噪声声级限值，但最高限值不得超过 115 dB（A）。2002 年的标准同时规定了非噪声工作地点噪声声级的卫生限值及工作地点脉冲噪声声级的卫生限值。2007 年，我国将噪声的职业接触限值进行了进一步的修订，并将其归入 GBZ 2.2—2007 "工作场所有害因素职业接触限值 第 2 部分：物理因素"。GBZ 2.2—2007 是目前我国正在施行的强制性国家职业卫生标准。2010 年，国家卫生部发布的国家职业卫生标准 GBZ/T 224—2010 职业卫生名词术语补充了噪声作业的定义，规定存在有损听力、有害健康或有其他危害的声音，且 8 h/d 或 40 h/w 噪声暴露等效声级 ≥80 dB（A）的作业为噪声作业。

2. 工作场所非脉冲噪声检测结果评价

虽然 GBZ 2.2—2007 里称噪声职业接触限值为工作场所噪声职业接触限值，但该限值本质是工作场所作业工人的接触限值，是不同作业岗位作业工人累计接触水平的限值，不能将该限值简单地去评价某个噪声设备或场所。GBZ 2.2—2007 中规定我国工作场所噪声的职业接触限值为 85 dB（A）。存在非稳态噪声及非 5 天 8 h 工作制作业情况时，需要进行相应的计算调整后才能与限值 85 dB（A）进行比较。如图 8-2，评价噪声接触水平时，首先需要计算所评价岗位或个人的全天等效声级（$L_{Aeq,T}$）。

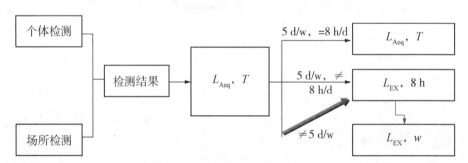

图 8-2　噪声检测结果评价流程

如作业岗位每天接触噪声变化不超过 3 dB（A）的稳态噪声，测得瞬时噪声水平即为全天等效声级；如作业岗位每天接触噪声变化超过 3 dB（A）的非稳态噪声，全天等效声级则需要根据不同噪声水平的接触时间按式 8-7 计算或通过个体噪声测量出全天等效声级。

$$L_{Aeq,T} = 10\lg\left(\frac{1}{T}\sum_{i=1}^{n} T_i 10^{0.1 L_{Aeq,T_i}}\right) \qquad (式 8-7)$$

式中：$L_{Aeq,T}$——全天的等效声级，dB（A）；

　　　L_{Aeq,T_i}——时间段 T_i 内等效声级；

　　　T——这些时间段的总时间；

　　　T_i——i 时间段的时间；

n——总的时间段的个数。

当得到全天等效声级以后，接下来需考虑到作业工人每天工作小时数和每周工作的天数，需要根据不同作业情况计算后按表 8-4 进行比较。当每周工作 5 天，每天工作 8 h，直接比较全天 8 h 等效声级是否达到或超过 85 dB（A）；当每周工作 5 天，每天工作不是 8 h，则需要将一天实际工作时间内接触的噪声强度 - 全天等效声级通过式 8-8 计算按额定 8 h 工作日规格化的等效连续 A 计权声压级（8 h 等效声级，$L_{EX,8h}$），然后与 85 dB（A）进行比较；

$$L_{EX,8h} = L_{Aeq,T_e} + 10\lg\frac{T_e}{T_0} \qquad (式 8-8)$$

式中：$L_{EX,8h}$——1 天实际工作时间内接触噪声强度规格化到工作 8 h 的等效声级，
　　　　　　dB（A）；

　　　　T_e——实际工作日的工作时间；

　　　　L_{Aeq,T_e}——实际工作日的等效声级；

　　　　T_0——标准工作日时间，8 h。

非每周 5 天工作制的工作，如五班三运转等，先按以上方法计算出 8 h 等效声级，然后按照式 8-9 计算出按额定每周工作 40 h 规格化的等效连续 A 计权声压级（每周 40 h 等效声级，$L_{EX,W}$），与限值 85 dB（A）进行比较。

$$L_{EX,W} = 10\lg\left[\frac{1}{5}\sum_{i=1}^{n} 10^{0.1(L_{EX,8h})i}\right] \qquad (式 8-9)$$

式中：$L_{EX,W}$——指每周平均接触值，dB（A）；

　　　　$L_{EX,8h}$——1 天实际工作时间内接触噪声强度规格化到工作 8 h 的等效声级；

　　　　n——指每周实际工作天数。

表 8-4　工作场所噪声职业接触限值

接触时间	接触限值/dB（A）	备注
5 d/w，=8 h/d	85	非稳态噪声计算 8 h 等效声级
5 d/w，≠8 h/d	85	计算 8 h 等效声级
≠5 d/w	85	计算 40 h 等效声级

[例] 某电厂运行部锅炉巡检岗位作业工人测得个体噪声为 88.7 dB（A），该作业岗位为三班两倒，评价其暴露水平有无超标。

作业时间确定和计算：三班两倒班为作业工人每天工作 12 h，3 天构成 1 个作业周期，1 天白班 12 h，1 天晚班 12 h，1 天休息，平均 2/3 的天数在工作。则该作业工人作业时间规格化为每天工作 12 h，平均每周工作 4.67 天。

如前所述，个体噪声所得出的水平是该作业岗位作业工人全天等效声级，因此该岗位全天等效声级为 88.7 dB（A），首先需要按式 8-8 把全天等效声级 88.7 dB（A）等效为工作 8 h 的等效声级

$$L_{\text{EX},8\,h} = L_{\text{Aeq},T_e} + 10\lg\frac{T_e}{T_0}\,dB(A) = 90.5\,dB(A)。$$

该作业工人每周工作不是 5 天，为 4.67 天，按照式 8 - 9 计算每周 40 h 等效声级

$$L_{\text{EX,W}} = 10\lg\Big[\frac{1}{5}\sum_{i=1}^{n} 10^{0.1(L_{\text{EX},8\,h})i}\Big] = 10\lg\Big[\frac{4.67}{5}10^{0.1(90.5)}\Big] = 90.2$$

结果超过 85 dB（A）限值要求，属于超标接触。

3. 脉冲噪声检测结果的评价

GBZ 2.2 2007 规定脉冲噪声工作场所，噪声声压级峰值和脉冲次数不应超过表 8 - 5 的规定。

表 8 - 5　工作场所脉冲噪声职业接触限值

工作日接触脉冲次数	声压级峰值/dB（C）
≤100	140
≤1 000	130
≤10 000	120

4. 工作场所噪声等效声级参考接触限值

另外 GBZ/T 189.8—2007 "工作场所物理因素测量——噪声" 附录 B 中规定了工作场所噪声等效声级参考接触限值，限值规定在实际工作中，对于每天接触噪声不足 8 h 时的工作场所，也可根据实际接触噪声的时间和测量（或计算）的等效声级，按照接触时间减半噪声接触限值增加 3 dB（A）的原则，根据表 8 - 6 确定噪声接触。

表 8 - 6　工作场所噪声等效声级接触限值

日接触时间/h	接触限值/dB（A）
8	85
4	88
2	91
1	94
0.5	97

本限值来源于 GBZ 1—2002，但附录中该限值的很多使用前提和使用方法都没有进行交代，简单地运用往往会错用误用，建议使用该种限值评价方法时，参考 ACGIH 或日本的工作场所噪声职业接触限值。

五、案例讨论

企业简介：A 公司于 1995 年建成投产，属于中外合资企业，占地 21 306 m²，主要生产五金抽屉导轨，主要用于家私及办公家具上，产品生产主要使用冲压机器等设备，所有员工均按劳动保护的相关要求，对冲压生产工及相关人员全部发放耳塞（SNR = 33 dB），并建立相关的规章制度要求员工按要求佩戴防护用品。

A 公司生产工艺流程：开料——→冲压——→包装——→出货。

A 公司冲压车间的主要生产设备：冲压车间有冲压机 1 台。

A 公司冲压车间的劳动定员及危害接触情况见表 8-7。

表 8-7 A 公司冲压车间的劳动定员及危害接触情况

车间	工种/岗位	人数	劳动制度	工人具体工作内容	工作方式（固定岗位/流动作业）	工人工作时间（小时/天和天/周）	工作姿势
冲压车间	冲压工	1	白班制	冲压作业	固定	10	站姿
	包装工	1	白班制	包装作业	固定	10	坐姿

A 公司冲压车间现场平面图见图 8-3。

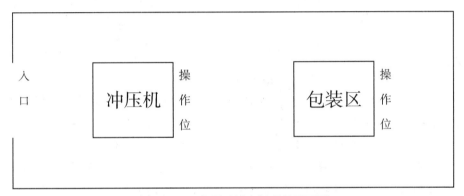

图 8-3 A 公司冲压车间现场平面图

问题：

（1）如何对 A 公司冲压车间进行噪声危害的布点测量？

（2）若测得冲压机操作位噪声 L_{Aeq} 为 85.3 dB（A），包装区操作位噪声 L_{Aeq} 为 81.5 dB（A），如何对 A 公司冲压车间噪声危害进行评估？

第三节 手 传 振 动

一、振动基本知识

（一）基本特性

手传振动（hand-transmitted vibration）是指生产中使用手持振动工具或接触受振工件时，直接作用或传递到人的手臂的机械振动或冲击。振动（vibration）系指质点或物体在外力作用下，沿直线或弧线围绕平衡位置（或中心位置）作往复运动或旋转运动。振动是自然界中普遍的运动形式，大部分振动既是宇宙运行的需要，也是人类生存的需要。但是，在一定条件下，有些振动可以危害劳动者的身体健康，甚至引起手臂振动病。

描述振动物理性质的基本参量有 4 个：位移（displacement，单位为 m）、频率（frequency，单位为 Hz）、速度（velocity，单位为 m/s）和加速度（acceleration，单位为 m/s^2），它们之间是相互联系的。对单一频率的振动来讲，已知该 4 个参量中的 2 个，可以通过公式推算出另外 2 个参量。

（二）生产性振动的来源

手传振动是一种常见的职业病危害因素，普遍分布各行各业的生产过程中，如矿山开采、木业生产、航空航天、水下作业等，涉及的工种有伐木工（油锯工、链锯工）、凿岩工、铆工、铸造工（清铲工、捣固机工）、砂轮工、磨光机工、混泥土工、锻工等。目前接触较多、危害较大的生产性振动来自振动性工具，主要有：

（1）风动工具：如凿岩机、风铲、风锤、风镐、风钻、除锈机、造型机、铆钉机、捣固机、打桩机等。

（2）电动工具：如链锯、电钻、电锯、振动破碎机等。

（3）高速旋转机械：如砂轮机、抛光机、钢丝抛光研磨机、手持研磨机、钻孔机等。在工业生产中，矿物开采的凿岩工、粉碎工、钻井工和木业、林业生产中的伐木工、割灌工、电锯工，机械制造的造型工、捣固工、清理工、铆钉工、砂轮磨工，工业原料的粉碎工、筛选工、机械加料及搅拌工，基本建设中的混凝土搅拌工、打桩工、抻拨工、水泥制管工，机械维修以及化学反应过程，出料、包装、储存、运输等操作中，都可能密切接触振动工具和振动机械。

生产中产生振动的原因主要有：①不平衡物体的转动；②旋转物体的扭动和弯曲；③活塞运动；④物体的冲击；⑤物体的摩擦；⑥空气的冲击波。

（三）振动对人体作用的方式和分类

根据振动对人体作用的部位和传导方式不同，可把生产性振动相对地分为局部振动和全身振动。手传振动主要是手部直接接触冲击性、转动性或冲击－转动性工具，振动由手、臂传导至全身。全身振动是由于工作地点或座椅的振动，足部或臀部直接接触振动，通过下肢或躯干直接对全身起作用。

有些振动作业可使人体同时遭受局部振动和全身振动的作用。

（四）主要健康危害

手传振动和全身振动都可以由人体直接接触振动的部位向其他部位传播。这种传播符合振动在不同弹性介质中传播的物理学规律。不同组织，不同部位对振动的传播是不同的。振动作用于人体，不仅可以引起机械效应，更主要的是引起生理和心理效应。不同频率、不同强度的振动，人体的主观感受不同；而且，同一振动作用于不同的人，其反应可能是不同的。

在生产条件下，作业者接触振动的强度大、时间长，振动可对机体可以产生不良影响。

1. 全身振动的不良影响

强烈的全身振动可以引起机体不适，甚至不能忍受。大强度的剧烈振动可引起内脏位移甚至造成机械性损伤。在全身振动的作用下，交感神经处于紧张状态，血压升高，脉搏增快，心排血量减少，脉压增大，可致心肌局部缺血，对胃酸分泌和胃肠蠕动呈现抑制作用，可使胃肠道和腹内压力增高。各种车辆驾驶员胃肠症状和疾病的发生率增高。对重型车或拖拉机驾驶员进行 X 线检查，发现胸椎和腰椎早期退行性改变、椎间盘脱出症的发病率高于一般人群。全身振动对于女性影响较大，出现月经期延长、经血过多和痛经等。

全身振动对工效的影响是多方面的，它可通过直接的机械干扰或对中枢神经系统的作用，使姿势平衡和空间定向发生障碍。例如，人体和物体同时振动时，由于外界物体不能在视网膜形成稳定的图像，可发生视物模糊，视觉的精细分辨力下降；全身振动伴长时间的强迫体位（如长途驾车）是导致骨骼肌疲劳的主要原因；全身振动可使中枢神经系统抑制，导致注意力分散、反应性降低、易疲劳、头痛、头晕等，$1 \sim 2$ Hz 的全身振动具有催眠作用，导致作业能力下降。

低频率、大幅度的全身振动，如车、船、飞机等交通工具的振动，可引起晕动病或称运动病，这主要是振动刺激前庭器官出现急性反应症状。这种障碍预后良好，可通过脱离振动环境，药物治疗和适应锻炼而恢复。

2. 手传振动的不良影响

长期接触过量的手传振动，首先引起外周和中枢神经系统的功能改变，表现为条件反射抑制，潜伏时间延长，神经传导速度降低和肢端感觉障碍等；自主神经功能紊乱，组织营养障碍，手掌多汗等。同时，可引起外周循环功能改变，表现为皮肤温度降低，冷水负荷实验皮温恢复时间延长，外周血管痉挛，典型的出现雷诺现象（Raynaud's phenomenon）。

振幅大、冲击力强的振动，往往引起骨、关节的损害，主要改变在上肢，以手、腕、肘、肩关节脱钙，局限性骨质增生，骨关节病，骨刺形成，囊样变等较多见；也可以引起手部肌肉萎缩，出现掌挛缩病。振动可引起听力下降，振动与噪声联合作用可以引起永久性听阈改变，加速耳聋的发生。振动还可影响消化系统、内分泌系统、免疫系统的功能。所以，手传振动的影响也是全身性的，尤其神经系统和血管系统的功能改变更明显。手传振动的严重危害是可以引起手臂振动病（hand-arm vibration disease）。

（五）手臂振动病

1. 临床表现

手麻、手痛、手胀、手僵等手部症状是本病早期和普遍的主诉，特别是夜间手痛、手麻更为明显，往往影响睡眠。手部特别是指端的感觉减退和手颤，手无力和动作不灵活等功能障碍，也是常见的临床表现。检查可见振动觉，痛阈值升高，前臂感觉和运动神经传导速度减慢和远端潜伏期延长，肌电图检查可见神经源性损害。还可以出现神经衰弱综合征和自主神经功能紊乱。振动性神经病（vibration-induced neuropathy）的概念已经确立。

手臂振动病的典型表现是振动性白指，这是目前诊断本病的主要临床依据。振动性白指或称职业性雷诺现象，其发作具有一过性和时相性的特点，一般在受冷后，患指出现麻、胀、痛，并由灰白变苍白，由远端向近端发展，界限分明，可持续数分钟至数十分钟，再逐渐由苍白变潮红，恢复至常色。其判定依据应以专业医务人员检查所见为主；主诉白指，同时又有同工作场所有关人员相符的旁证，也应作为重要参考。如有必要，可以进行白指诱发试验。但是，采用局部受冷的方法，诱发率是很低的。白指常见的部位是食指、中指和无名指的远端指节，严重者可累及近端指节，以至全手指变白，故有"死指""死手"之称。足趾阵发性变白的病例也有报道。

指关节变形、手部肌肉萎缩的病例也可见到。

2. 诊断

我国"职业性手臂振动病诊断标准"（GBZ7—2014）规定如下：

（1）诊断原则。根据1年以上连续从事手传振动作业的职业史，以手部末梢循环障碍、手臂神经功能障碍和（或）骨关节肌肉损伤为主的临床表现，结合末梢循环功能、神经－肌电图检查结果，参考作业环境的职业卫生学资料，综合分析，排除其他病因所致类似疾病，方可诊断。

（2）诊断分级。

1）轻度手臂振动病。出现手麻、手胀、手痛、手臂无力、手指关节疼痛，可有手指关节肿胀、变形，痛觉、振动觉减退等症状体征，可有手部指端冷水复温试验复温时间延长或复温率降低，并具有下列表现之一者：①白指发作未超出远端指节的范围；②手部神经－肌电图检查提示神经传导速度或远端潜伏期延长。

2）中度手臂振动病。在轻度的基础上，具有下列表现之一者：①白指发作累及手指的远端指节和中间指节；②手部肌肉轻度萎缩，神经－肌电图检查提示周围神经源性损害。

3）重度手臂振动病。在中度的基础上，具有下列表现之一者：①白指发作累及多数手指的所有指节，甚至累及全手，严重者可出现指端坏疽；②出现手部肌肉明显萎缩或手部出现"鹰爪样"畸形，并严重影响手部功能。

二、手传振动检测与评价

（一）测量仪器

1. 基本要求

GBZT 189.9—2007规定：测量手传振动应采用设有计权网络的手传振动专用测量仪，测量仪器应满足以下情况。

（1）测量仪器应具有X、Y、Z三轴向探头，可记录手传振动加速度（m/s^2）；探头配备相应的夹具，能方便手传振动传感器固定在振动设备或接振工件上。

（2）测量仪器覆盖的频率范围至少为5～1 500 Hz，其频率响应特性允许误差在10～800 Hz范围内为±1 dB；4～10 Hz及800～2 000 Hz范围内为±2 dB。

（3）振动传感器选用压电式或电荷式加速度计，其横向灵敏度应小于10%。

（4）指示器应能读取振动加速度或加速度级的均方根值。

（5）对振动信号进行 1/1 或 1/3 倍频程频谱分析时，其滤波特性应符合 GB/T 7861 的相关规定。

2. 检定要求

振动检测仪器应满足实验室检测需求，并经过计量部门检定，精度和量程在合适的范围内。根据《中华人民共和国强制检定的工作计量器具检定管理办法》和《中华人民共和国强制检定的工作计量器具目录》规定，振动检测仪器属于国家强制检定的仪器与设备，应依法送检，并在检定合格有效期内使用，否则不能使用。

（二）现场调查

在工作场所，作业工人接触的手传振动是非常复杂的。不同的振动工具，不同的转速，不同的功率，不同的接振工件，不同的打磨方式，不同的接振时间，是否佩戴防护手套，均会影响手传振动的暴露水平，因此，为准确测量、评估作业工人的手传振动暴露水平情况，应在测量前对工作场所进行现场调查。调查内容主要包括：

（1）工作场所的面积、空间、工艺区划、手传振动设备或接振岗位布局等，绘制略图。

（2）工作流程的划分、各生产程序的手传振动特征、变化规律等。

（3）手传振动设备型号、转速、功率，接振工件的材质和数量，接振工人的数量、工作方式、接振时间及防护情况等。

（三）测量布点

由于手传振动是指生产中使用振动工具或接触受振动工件时，直接作用或传递到人手臂的机械振动或冲击。所以，手传振动暴露水平均为岗位的手传振动，不同于噪声，分为环境和岗位的，其测量的对象是手传振动作业人员。我们可以参照个体噪声测量方法对其进行抽样检测。将在工作过程中，凡接触手传振动危害的劳动者都列为测量对象范围，抽样对象中应包括不同工作岗位的、接触手传振动危害最高和接触时间最长的劳动者，其余的抽样对象随机选择。每种工作岗位劳动者数不足 3 名时，全部选为抽样对象，劳动者大于 3 名时，参照前文所述个体噪声抽样数量。

（四）测量

根据拟定的检测方案对工作场所的手传振动岗位进行测量，具体方法是：

（1）测量前必须对手传振动测量仪进行校准。

（2）测量时应参照 GBZ/T 189.9—2007，将传感器置于操作人员手上，X、Y、Z 轴向与标准相符（图 8-4），同时应保证探头与振动设备或工件以及工人的手部紧密连接。

手生物力学坐标系图解：以第三掌骨头作为坐标原点，Z 轴（Z_h）由该骨的纵轴方向确定。当手处于正常解剖位置时（手掌朝前），X 轴垂直于掌面，以离开掌心方向为正向。Y 轴通过原点并垂直于 X 轴，手坐标系中各个方向的振动均应以 "h" 作下标表示（Z 轴方向的加速度记 aZ_h，X 轴、Y 轴方向的振动的依次类推）。

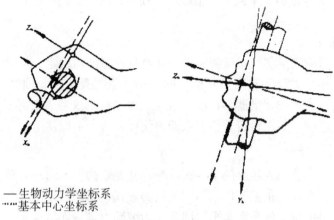

—生物动力学坐标系
……基本中心坐标系

紧握姿势（手以标准握法握住半径为2 cm的圆棒）

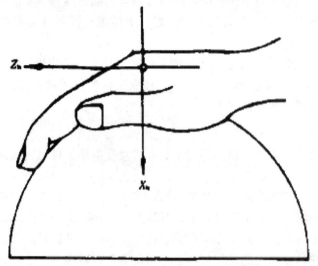

伸掌姿势（手压在半径为10 cm的球面上）

图8-4　手生物力学坐标系的轴向

（3）测量应在正常生产情况下进行，测量记录X、Y、Z轴向的振动加速度值，测量时间最好能大于半小时，否则测量时间应覆盖工人至少完成3个工件或3个周期的接振工作，至少大于5 min，均测量3次，分别记录X、Y、Z轴向的振动加速度值，同时分别取其平均值，以最大轴向的振动值作为该岗位的加速度值。

（4）当工人两只手都同时接触手传振动时，可根据现场调查和经验对接振较强的手进行测量，假如无法判断时，应对两只手都进行手传振动的测量，并在记录表格中注明左/右手。

（5）当工人作业时同时使用多种的振动工具或打磨不同接振工件时，应分别测量不同情况下加速度，并记录工人的具体工作情况，做好工作写实。

（6）当车间现场的振动设备、工艺流程、工人操作程序发生改变时，应重新对该工人的接振岗位进行测量和评估。

（7）测量后，应绘制现场车间平面图，并用相应的符号将测量点标记在平面图的相应位置上。

（五）测量记录与数据处理

1. 测量记录

测量记录应该包括以下内容：测量日期、测量时间、气象条件（温度、相对湿度）、测量地点（单位、厂矿名称、车间和具体测量对象）、被测仪器设备型号和参数、工件材质、作业日暴露总时间、测量仪器型号、测量数据、测量人员等。

2. 数据处理

将本次 X、Y、Z 三个轴向的手传振动加速度值的最大手传振动加速度值（ahv）作为该次的测量数据，然后根据不同情况对该数据进行处理。

（1）如果只获得 1/1 或 1/3 倍频程各中心频带加速度均方根值时，可采用式 8 - 10

$$ahw = \sqrt{\sum_{i=1}^{n}(K_i a_{hi})^2} \qquad （式 8 - 10）$$

换算成频率计权加速度。

式中：ahw——频率计权振动加速度，m/s^2。

$a hi$——1/1 或 1/3 倍频程第 i 频段实测的加速度均方根值，m/s^2；

Ki——1/1 或 1/3 倍频程第 i 频段相应的计权系数，见表 8 - 8；

n——1/1 或 1/3 倍频程总频段数。

表 8 - 8 1/1 与 1/3 倍频程的计权系数 K_i

中心频率	1/3 倍频程 K_i	1/1 倍频程 K_i
6.3	1.000 0	—
8.0	1.000 0	1.000
10.0	1.000 0	—
12.5	1.000 0	—
16.0	1.000 0	1.000
20.0	0.800 0	—
25.0	0.630 0	—
31.5	0.500 0	0.500
40.0	0.400 0	—
50.0	0.300 0	—
63.0	0.250 0	0.250
80.0	0.200 0	—
100.0	0.160 0	—
125.0	0.125 0	0.125

续表 8 - 8

中心频率	1/3 倍频程 K_i	1/1 倍频程 K_i
160. 0	0. 100 0	—
200. 0	0. 080 0	—
250. 0	0. 063 0	0. 063
315. 0	0. 050 0	—
400. 0	0. 040 0	—
500. 0	0. 030 0	0. 030
630. 0	0. 025 0	—
800. 0	0. 020 0	—
1 000. 0	0. 016 0	0. 016
1 250. 0	0. 012 60	—

（2）当工人接振工作较为固定时，如只使用一种振动工具时，可运用式 8 - 11

$$ahw_{(4)} = \sqrt{\frac{T}{4}} ahw_{(T)}$$

将其换算为相当于接振 4 h 的频率计权振动加速度值。

式中：$ahw_{(T)}$——频率计权振动加速度；

T——日接振时间。

例如：某接振工人接振时间为非 5 天 8 h/周，建议将其换算为每周 5 天工作制的日接振小时数，如某工人工作时间为 6 天 8 小时/周，换算后该工人工作时间为 5 天 9.6 h，再按照公式 $ahw_{(4)} = \sqrt{\frac{T}{4}} ahw_{(T)}$（$T$ 取值 9.6，而不是 8）计算其加速度值，从而避免低估了接振工人的暴露水平。

（3）当工人接振工作不固定时，如使用多种振动工具或打磨多种工件时，应运用公式 $ahw_{(4)} = \sqrt{\frac{T}{4}} ahw_{(T)}$ 分别计算不同工序 4 小时的频率计权振动加速度值，然后根据公式 $ahv_{(4)总} = \sqrt{a^2 hv_{(4)1} + a^2 hv_{(4)2} + a^2 hv_{(4)3} + \cdots a^2 hv_{(4)n}}$ 计算该工人岗位的 4 小时的频率计权振动加速度。

（六）职业接触限值与评价

GBZ 2.2—2007 "工作场所有害因素职业接触限值第 2 部分：物理因素"规定：工作场所手传振动职业接触限值以 4 h 等能量频率计权振动加速度 $[ahw_{(4)}]$ 不得超过 5 m/s^2。这一标准限值的保护水平是几乎所有劳动者可能反复接触也不会发展为超过斯德哥尔摩会议分类系统中第一期的振动性白指（VWF）。当振动工具的振动暂时超过标准限值时，可按振动强度大小相应缩短日接振时间（表 8 - 9）。

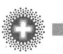

表 8 - 9　振动容许值和日接振时间限制

频率计权振动加速度/$m^{-2} \cdot s^{-2}$	日接振容许时间/h
4	6.0
5	4.0
6	2.7
8	1.5
10	1.0
>10	<1.0

第四节　不良气象条件（气温、气压、气流、气湿）

一、不良气象条件基本知识

不良气象条件包括气温、气温、气湿、气流、气压和热辐射等。在高气温或同时存在高气湿或热辐射的不良气象条件下进行的生产劳动，通称为高温作业。高温作业按其气象条件的特点可分为高温、强热辐射作业；高温、高湿作业和露天作业。在较高气压下作业，如潜水作业、潜函作业等为高气压作业，在较低气压下作业，如高原和高山作业、航空和航天作业等为低气压作业。职业性中暑（occupational heat illness）是在高温作业环境下，由于热平衡和/或水盐代谢紊乱而引起的以中枢神经系统和/或心血管障碍为主要表现的急性疾病。过度疲劳、未热适应、睡眠不足、年老、体弱、肥胖和抗热休克蛋白抗体都易诱发中暑。

（一）理化性质及分类

职业性中暑的发生及其类型与作业环境中的气象条件、个体生理因素等息息相关。工作场所的气象条件又称微小气候，主要指气温、气湿、气流、气压和热辐射。

1. 气温

生产环境中的气温除取决于大气温度外，还受太阳辐射和生产性热源散热等影响。辐射虽不直接加热空气但可以加热四周物体，形成第二次热源，扩大了加热空气的面积；热源通过传导、对流使生产环境的空气加热，气温升高。

2. 气湿

生产环境的气湿以相对湿度表示。相对湿度在 80% 以上称为高气湿，低于 30% 称为低气湿。高气湿主要由于水分蒸发释放的水蒸气所致，如纺织、印染、造纸、制革、屠宰和潮湿的矿井、隧道作业等。低气湿多见于冬季的高温车间。

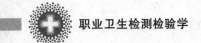

3. 气流

生产环境的气流除受外界风力的影响外，主要与厂房中的热源有关。热源使空气加热而上升，室外冷空气从厂房门窗和下部空隙进入室内，造成空气对流。室内外温差愈大，产生的气流愈大。

4. 热辐射

热辐射主要是指红外线及部分可视线而言。太阳和生产环境中的各种热源均能产生大量热辐射。红外线并不能直接加热空气，但可以加热周围物体。当物体表面温度超过人体表面温度时，则向人体辐射而使人体受热，称为正辐射；反之，称为负辐射。热辐射的能量大小与辐射源的温度等有关，热源温度愈高，表面积愈大，辐射能量愈大。辐射能量与辐射源距离的平方成反比，离热源远其热辐射强度小。热辐射强度以每分钟每平方厘米表面多少焦耳（J）热量表示，单位 $J/cm^2 \cdot min$。

5. 高温作业

指的是有高气温，或有强烈的热辐射，或伴有高气湿相结合的不良气象条件，湿球黑球温度指数（wet – bulb globe temperature index，WBGT）超过规定限值的作业。目前常用评价高温的指标是 WBGT，它是湿球、黑球和干球温度的加权平均值，指综合评价人体接触作业环境热负荷的一个基本参量，单位为 ℃。

室外 WBGT = 自然湿球温度（℃）×0.7 + 黑球温度（℃）×0.2 + 干球温度（℃）×0.1

室内 WBGT = 自然湿球温度（℃）×0.7 + 黑球温度（℃）×0.3

6. 气压

海平面的大气压通常为 1 个大气压。进行水下作业时，潜水员等每下沉 10.3m，压力增加 1 个大气压（101.33 kPa）。当下沉到一定深度时，所形成的高气压作业环境会危害作业人员的健康。而海拔达到 3 000 m 时，气压为 70.66 kPa，可能会引起低气压缺氧所致的高原病。

（二）职业接触

高温作业分为高温高热辐射作业，高温高湿作业和夏天露天作业三种类型。

（1）高温、强热辐射作业。车间夏季气温可高达 40～50 ℃，且有强烈的热辐射，黑球温度高达 50～60 ℃。如冶金工业的炼焦、炼铁、炼钢等车间，机械工业的铸造、锻造、热处理车间，陶瓷、玻璃、砖瓦等工业的炉窑车间，火力发电厂和轮船的锅炉房等车间等，这些场所的气象特点是高气温、强辐射，而相对湿度较低，呈干热环境。

（2）高温、高湿作业。车间气温一般在 30 ℃以上，相对湿度常高于 90%。其特点是高气温和气湿，而热辐射强度不大，呈湿热环境。主要是由于生产过程中产生大量水蒸气或生产上要求车间内保持较高湿度所致，如印染、缫丝、造纸、深矿井等。

（3）夏季露天作业。如夏季的农田作业，建筑和搬运等露天作业。除了受到太阳辐射作用外，还受到地面被加热后形成的二次辐射，以及周围物体的附加热作用。在这高温高辐射作业环境下，如果劳动时间过长或劳动强度过大，比较容易中暑。

异常气压包括高气压和低气压，高气压作业主要有潜水作业、潜函作业和其他加压、高压作业等，低气压作业主要有高原和高山作业、航空和航天作业等。

（1）潜水作业。包括深水养殖、打捞沉船或海底救护等作业。

（2）潜函作业。潜函又叫沉箱，是一种下方敞口的水下施工设备，沉入水下时需通入等于或高于水下压力的高压空气，以保证水不至于进入潜函内，作业人员在潜函内作业即暴露在高压环境中。

（3）其他高压作业。包括临床上的加压治疗舱和高压氧舱、气象学上高气压科学研究舱等的作业。

（4）高原和高山作业。在较高海拔地区的作业。

（5）航空和航天作业。大型飞机与载人航天器在压力系统或密闭系统出故障时乘员即遭遇低气压环境。

（三）主要健康危害

高温作业时，人体可出现一系列生理功能改变，主要为体温调节、水盐代谢、循环系统、神经系统、泌尿系统等方面的适应性变化。这些变化若超过一定限度，则可对健康产生不良影响。

1. 体温调节

人体与环境不断进行热交换，使中心体温在 37 ℃ 保持平衡，其正常变动范围很窄。

在高温环境下劳动时，人体的体温调节受到气象条件和劳动强度的共同影响。气象诸因素中，气温和热辐射起主要作用。气温以对流作用于人体体表，由血液循环使全身加热；热辐射则直接加热机体深部组织。体力劳动时，随劳动强度的增加和劳动时间的延长，代谢产热不断增加。这些内外环境的热负荷因素使机体获热。当血液温度增高时，对热敏感的下丘脑神经元发放冲动增加，导致皮肤血管扩张，皮肤就出汗。大量血液携带热量由内脏流向体表，热在皮肤经对流和蒸发散去。正常体温由此得以维持。若环境温度高于皮肤温度，机体只能通过蒸发散热；机体从环境受热加上劳动代谢产热明显超过散热时，则引起蓄热，体温上升并稳定在较高的平衡点上（如中心体温 39 ℃）。如果接触是间断的，体内蓄热可在脱离热环境后散发出去。过量蓄热，超过体温调节能力，机体可能出现过热，发生中暑。

2. 水盐代谢

环境温度愈高，劳动强度愈大，人体出汗量则愈多。汗的有效蒸发率在干热有风的环境中高达 80% 以上，散热作用良好。但在湿度大、气流速度小的环境中，汗的有效蒸发率经常不足 50%，汗液难于蒸发而形成汗珠淌下，不利于体温调节。高温作业工人一个工作日出汗量可达 3 000～4 000 g，经出汗排出盐量 20～25 g。故大量出汗可致水盐代谢障碍，甚至导致热痉挛。出汗量是衡量高温作业工人受热程度和劳动强度的综合指标。一般认为，一个工作日出汗量 6 L 为生理最高限度，失水不应超过体重的 1.5%。

3. 循环系统

高温环境下从事体力劳动时，心脏要向高度扩张的皮肤血管网输送大量血液，以便有效地散热；同时又要向工作肌输送足够的血液，以保证工作肌的活动。另一方面，由于出汗丧失大量水分和体液转移至肌肉而使有效血容量减少，血液黏稠度增加，阻力增大，使循环系统处于高度应激状态，可导致热衰竭。

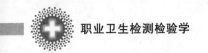

4. 消化系统

高温作业时，消化液分泌减弱，消化酶活性和胃液酸度（游离酸和总酸）降低。胃肠道的收缩和蠕动减弱，吸收和排空速度减慢。高温工人患食欲减退、消化不良和胃肠道疾病明显增加。

5. 神经系统

高温作业可使中枢神经系统抑制，肌肉工作能力低下，产热量因此而减少，负荷得以减轻。因此，这种抑制可看作是保护性反应。但由于注意力、动作的协调准确性及反应速度降低，易发生事故。

6. 泌尿系统

高温作业时，大量水分经汗腺排出，肾血流量和肾小球滤过率下降，经肾脏排出的尿液大量减少，如未及时补充水分，血液浓缩更使肾脏负担加重，可致肾功能不全，尿中出现蛋白、红细胞、管型等。

7. 中暑

中暑是高温环境下由于热平衡或水盐代谢紊乱等而引起的一种以中枢神经系统和（或）心血管系统障碍为主要表现的急性热致疾病（acute heat illness）。

（1）致病因素。环境温度过高、湿度大、风速小、劳动强度过大、劳动时间过长是中暑的主要致病因素，疲劳、睡眠不足、体弱、肥胖、尚未热适应易诱发中暑。

（2）发病机制与临床表现。按发病机制中暑可分为热射病（heat stroke）、热痉挛（heat cramp）和热衰竭（heat exhaustion）三种类型，临床上往往难以区分，我国职业病统称为中暑。

1）热射病。体温极度升高，损伤机体尤其中枢神经系统的组织所致。临床特点：突然发病，体温可高达 40 ℃以上，开始大量出汗，以后则"无汗"而呈"干热"，并伴有意识障碍、嗜睡、昏迷等中枢神经系统症状。

2）热痉挛。大量出汗，体内钠、钾过量丢失所致。主要表现为明显的肌肉痉挛，伴有收缩痛。痉挛以四肢肌肉及腹肌为多见，尤以腓肠肌为最；痉挛常呈对称性，时发作，时缓解。患者神志清醒，体温多正常。

3）热衰竭。外周血管极度扩张，血容量不足所致。此时，身体的一些重要部位会出现供血减少，如因脑暂时供血不足而发生晕厥。体温正常或稍高。有头痛、头晕、虚弱感和恶心，皮肤先微红，然后苍白，出冷汗，心率升高。

上述三种类型的中暑以热射病最为严重，即使治疗及时，病死率仍高达 20%。

（3）诊断。根据高温作业人员的职业史及体温升高、肌痉挛或晕厥等主要临床表现，排除其他类似的疾病，可诊断为职业性中暑，按临床症状的轻重分为中暑先兆、轻症和重症中暑。（参见 GBZ 41—2002）

（4）处理原则。轻症中暑，应使患者迅速离开高温环境，到阴凉处安静休息，给予含盐清凉饮料。重症中暑，应采取措施，迅速降低体温，这是挽救患者生命的关键。此外，注意纠正水、电解质紊乱以及其他对症处理。

中暑患者一般可很快恢复。不必调离原作业；若因体弱不宜从事高温作业，或有其他就业禁忌证者，可调换工种。

高气压作业可引起减压病，低气压作业可引起高原病。

减压病：高气压作业相关的职业危害主要有气压伤、高铁血红蛋白症与减压病等，其中减压病是高气压作业的最重要的职业病。减压病为在高气压下工作一定时间后，在转向正常气压时，因减压过速所致的职业病。此时高气压作业时进入人体组织和血液中的氮形成气泡，栓塞小血管致血液循环障碍和组织损伤。

高原病：职业性高原病是在高海拔低氧环境下从事职业活动所致的一种疾病。高压低气压性缺氧是导致该病的主要病因，机体缺氧引起的功能失代偿和靶器官受损时病变的基础。

二、高温的测量与评价

（一）测量仪器

（1）WBGT 指数直接测量法。采用 WBGT 指数测定仪直接测量，WBGT 指数测量范围应包括 21～49 ℃。

（2）公式计算法。采用干球温度计、自然湿球温度计和黑球温度计分别测量三种温度，通过公式计算得到 WBGT 指数。干球温度计测量范围应包括 10～60 ℃；自然湿球温度计应包括 5～40 ℃；黑球温度计的黑球直径为 150 mm 或 50 mm，测量范围应包括 20～120 ℃。

（二）现场调查

为正确选择测量点、测量方法和测量时间等，必须在测量前对工作场所进行现场调查。调查内容主要包括：

（1）了解每年或工期内最热月份工作环境温度变化幅度和规律。

（2）工作场所的面积、空间、作业和休息区域划分以及隔热设施、热源分布、作业方式、通风等一般情况，绘制简图。

（3）工作流程包括生产工艺、加热温度、加热时间和生产方式等。

（4）工作人员的数量、工作路线、在工作地点的停留时间、频度及持续时间等。

（三）测量布点

（1）工作场所无生产性热源，选择 1～3 个测点，取平均值。

（2）存在生产性热源的工作场所，应根据热源特点、分布空间以及通风情况进行分类。将热源特点及通风情况相同的作业点划为一类，若热源局限，则该作业区域内设置 1～3 个测点，取平均值；若热源分布广泛，则按照 1～3 个同类作业点选 1 个测点，4～10 个同类作业点选 2 个测点，10 个以上同类作业点至少选 3 个测点。若工作地点的热源特点或通风情况不同，则按不同作业点分别选点测量。

（3）测点应包括温度最高和通风最差的工作地点。

（4）劳动者工作是流动的，在流动范围内，相对固定工作地点分别进行测量，计算时间加权 WBGT 指数。

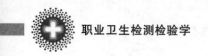

（四）测量方法

1. 测量时间

（1）常年从事高温作业，在夏季最热月测量；不定期接触高温作业，在工期内最热月测量；从事室外作业，在最热月晴天有太阳辐射时测量。

（2）工作地点热源稳定时，每天测 1～3 次，取平均值；工作地点热源不稳定，生产工艺周期变化较大时，分别测量并计算时间加权平均 WBGT 指数。

2. 测量位置

测量高度：立姿作业为 1.5 m，坐姿作业为 1.1 m。作业人员实际受热不均匀时，应分别测量头部、腹部和踝部，立姿作业为 1.7 m、1.1 m、0.1 m；坐姿作业为 1.1 m、0.6 m 和 0.1 m。WBGT 指数的平均值按公式 8 - 12 计算：

$$WBGT = \frac{WBGT_{头} + 2 \times WBGT_{腹} + WBGT_{踝}}{4} \qquad (式 8 - 12)$$

式中：$WBGT$——WBGT 指数平均值；

$WBGT_{头}$——测得头部的 WBGT 指数；

$WBGT_{腹}$——测得腹部的 WBGT 指数；

$WBGT_{踝}$——测得踝部的 WBGT 指数。

3. 测量注意事项

（1）测定前或者加水后，需要 10 min 的稳定时间。测量持续时间取决于测量仪器的反应时间。

（2）WBGT 指数测定仪应固定在三脚架上，同时避免物体阻挡辐射热或者人为气流，测量时不要站立在靠近设备的地方。

（3）环境温度超过 60 ℃，可使用遥测方式，将主机与温度传感器分离。

（4）每年定期按规定校准。

4. 测量记录

测量记录应该包括以下内容：测量日期、测量时间、气象条件（温度、相对湿度）、测量地点（单位、厂矿名称、车间和具体测量位置）、被测仪器设备型号和参数、测量仪器型号、测量数据、测量人员、测点分布图等。

（五）职业接触限值和评价

评价生产岗位的高温危害时，需调查工人高温接触时间和体力劳动强度，并计算岗位接触的时间加权 WBGT 指数，将时间加权 WBGT 指数与职业接触限值比较进行结果判断。根据作业特点，作业岗位可分为固定岗位和流动岗位，这两类岗位的高温危害评价方法不同。

1. 固定岗位

（1）工人若在热源稳定的工作地点固定作业，则该作业点的 WBGT 指数值即为该固定岗位接触的时间加权 WBGT 指数，与表 8 - 10 中的职业接触限值比较进行结果判断，若超过表 8 - 10 中相应的限值，则该岗位为高温作业岗位。

表 8-10 工作场所不同体力劳动强度 WBGT 限值（℃）

接触时间率	体力劳动强度			
	I	II	III	IV
100%	30	28	26	25
75%	31	29	28	26
50%	32	30	29	28
25%	33	32	31	30

注：本地区室外通风设计温度≥30℃的地区，表 8-9 中规定的 WBGT 指数相应增加 1℃。体力劳动强度分级实际工作中可参考表 8-11。

表 8-11 常见职业体力劳动强度分级表

体力劳动强度分级	职业描述
I （轻劳动）	坐姿：手工作业或腿的轻度活动（正常情况下，如打字、缝纫、脚踏开关等）；立姿：操作仪器，控制、查看设备，上臂用力为主的装配工作
II （中等劳动）	手和臂持续动作（如锯木头等），臂和腿的工作（如卡车、拖拉机或建筑设备等非运输操作等），臂和躯干的工作（如锻造、风动工具操作、粉刷、间断搬运中等重物、除草、锄田、摘水果和蔬菜等）
III （重劳动）	臂和躯干负荷工作（如搬重物、铲、锤锻、锯刨或凿硬木、割草、挖掘等）
IV （极重劳动）	大强度的挖掘、搬运，快到极限节律的极强活动

（2）工人若在热源不稳定的工作地点固定作业，则根据不同热源工艺周期时的 WBGT 指数和接触时间，并根据式 8-13，计算岗位的时间加权 WBGT 指数，与表 8-7 中的职业接触限值比较进行结果判断。

$$\overline{WBGT} = \frac{WBGT_1 \times t_1 + WBGT_2 \times t_2 + \cdots + WBGT_n \times t_n}{t_1 + t_2 + \cdots + t_n} \quad （式 8-13）$$

式中：$\overline{WBGT}$——时间加权 WBGT 指数；

$WBGT_n$——劳动者在第 n 个热源工艺周期的 WBGT 测量值；

t_n——劳动者在第 n 个热源工艺周期的实际接触时间。

2. 流动岗位

根据各流动作业点的 WBGT 指数和工作写实调查了解各流动作业点的累积停留时间，然后根据式 8-14 计算时间加权 WBGT 指数来评估该流动岗位的高温危害。时间加权 WBGT 指数与表 8-7 中的 WBGT 限值比较后进行结果判断。

$$\overline{WBGT} = \frac{WBGT_1 \times t_1 + WBGT_2 \times t_2 + \cdots + WBGT_n \times t_n}{t_1 + t_2 + \cdots + t_n} \quad （式 8-14）$$

式中：$\overline{WBGT}$——时间加权 WBGT 指数；

t_n——劳动者在第1，2…n个工作地点实际停留的时间；

$WBGT_n$——劳动者在第n个工作地点的$WBGT$测量值。

三、室内微小气候的测量与评价

（一）测量仪器

（1）温度：玻璃液体温度计、数显式温度计。

（2）湿度：干湿球法（机械/电动通风干湿表）、氯化锂露点法（氯化锂露点湿度计）、电阻电容法（利用电阻式或电容式湿敏元件的湿度计）。

（3）风速：指针式热电风速计或数显式热电风速计。

（二）测点布置要求

（1）室内微小气候主要是对有空气调节设施的房间进行温度、湿度、风速的测量。为正确选择测量点和测量时间等，必须对室内空气调节情况进行调查。

（2）根据房间面积和空气调节设施设置情况，控制室、休息室、办公室、会议室、值班室、生产车间等独立房间选择1～3个测点进行测量。

（3）测量高度为1.5～1.7 m。测量持续时间取决于测量仪器的反应时间。

（三）评价标准

依据 GB/T 18883—2002《室内空气质量标准》，室内微小气候评价标准见表8–12。

表8–12　室内微小气候评价标准

参数	单位	标准值	备注
温度	℃	22～28	夏季空调
		16～24	冬季采暖
相对湿度	%	40～80	夏季空调
		30～60	冬季采暖
空气流速	m/s	0.3	夏季空调
		0.2	冬季采暖

四、气压的测量

特殊作业如高山、高空、高气压、井下等，需测定气压。气压测定可选用杯状水银气压计或空盒气压计。

杯状水银气压计准确，但不方便携带。测定时应垂直挂在内墙，避免摆动和阳光直射，周围无强大热源。先调节仪器下部的调整螺旋，使水银杯内的水银面刚好接触象牙指针的针尖，移动游标尺，使其零点的刻线与水银柱柱顶相加，此时，由游标尺零点的刻线所指的固定刻度尺上的刻度读数是气压的证书（mmHg），再从游标尺上找出一根与固定刻度尺的刻度线吻合的刻度线，游标尺上刻度线的读数即为气压的第一位小数，两个读数相加为当时的大气压力（mmHg）数。按 1 mmHg = 133.322 Pa，把大气压力单

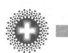

位换算成帕（Pa）。

需要精确测量气压时，还要记下附在气压计上的气温读数，根据每个气压计的使用说明书，进行气温和器差修正。

空盒气压计便于携带，使用前需用水银气压计校正。使用时用手轻拍气压计以防机械摩擦的误差，指针稳定后即可读数。

第五节　非电离辐射

一、非电离辐射基本知识

电磁辐射是指电磁场能量以电磁波的形式通过空间传播的现象，包括电离辐射和非电离辐射，非电离辐射包括紫外辐射、可见光、红外辐射、射频辐射、低频/工频电磁场等，本节主要针对射频辐射及工频电磁场进行介绍。

（一）理化性质及分类

射频辐射是指频率在 100 kHz～300 GHz 的电磁辐射，也称无线电波，包括高频电磁场和微波，是电磁辐射中能量小、波长较长的频段，波长范围为 1 mm～3 km。在职业卫生与职业病学中高频电磁场（high frequency electromagnetic field）指频率为 100 kHz～30 MHz，相应波长为 10 m～3 km 范围的电磁场。频率为 30 MHz～300 MHz 或波长为 1 m～10 m 的电磁辐射称为超高频辐射（ultra high frequency radiation），又称超短波。频率为 300 MHz～300 GHz，相应波长为 1 mm～1 m 范围内的电磁波称为微波（microwave）。

而工频电磁场（power frequency electromagnetic field）是极低频电磁场中的一种，是电荷量和电流量随时间作 50 Hz/60 Hz 周期变化产生的电场和磁场。

射频辐射及电磁场区域可相对地划分为近区场和远区场。以离开辐射源 $2D^2/\lambda$（D 为辐射源口径，λ 为波长）的距离作为两区域的分界。近区场以 λ/π 为界又分为感应场和辐射场。距离小于 λ/π 为感应场，大于 λ/π 的区域为辐射场。在感应近区场，电场和磁场强度不成比例关系。所以，电场强度和磁场强度需分别测定。

（二）职业接触

（1）高频感应加热。应用于表面淬火、金属熔炼、热轧工艺、钢管焊接等，使用频率在 300 kHz～3 MHz。

（2）高频介质加热。应用于塑料热合、高频胶合、木材与电木粉加热、粮食干燥与种子处理，纸张、布匹、皮革、棉纱及木材烘干，橡胶硫化等，使用频率在 1～100 MHz。

（3）微波能的应用。应用于雷达导航、探测、通讯和科学研究，使用频率一般为

1～300 GHz；食品加工、材料干燥、杀虫，以及理疗、烹饪等，使用频率多为 2 450 MHz 和 915 MHz 固定频率。

（4）工频电磁场主要存在于发电企业、供电企业、有点焊工艺的汽车及零配件制造企业、电力运输行业、电力炼钢企业和设置变配电设施的企业等。各行业工频电磁场的危害水平如表 8 – 13。

表 8 –13　各行业产生的工频电磁场危害水平

行业	危害识别	接触水平
发电企业	电场、磁场	高
供电企业	电场、磁场	高
有点焊工艺的汽车及零配件制造企业	磁场	高
电力运输行业	电场、磁场	中
电力炼钢企业	电场、磁场	低
设置变配电设施的企业	电场、磁场	中、低

（三）主要健康危害

射频辐射的生物性效应机制尚不完全清楚，有致热效应和非致热效应学说。致热效应学说是指射频辐射对机体的整体或局部加热而言，其机制涉及：①离子导电耗损。在人体组织内有电解质溶液，其中的电子和离子受电场作用发生移动，当频率很高时在其平衡位置振动，使电解质发热，这时可产生局部感应涡流而发热。②极性分子介质耗损。电磁波辐射能量可传递到人体组织中，使非极性分子发生极化成为偶极子，极性分子重新排列，由于偶极子的趋向作用而发生频率极高的振荡运动而发热；同时，在趋向过程中偶极子与周围分子（粒子）碰撞摩擦也产热。非致热效应是指致热效应以外的其他特殊生理影响，如中枢神经系统、内分泌、免疫和生殖功能的改变。

生物性效应的一般规律是随频率的增加和波长变短而递增，故其强弱顺序为：微波 > 超短波 > 短波 > 中长波，单在微波波段以厘米波危害最大。此外，功率密度相同时，脉冲波的作用大于连续波。

1. 低频电磁场对健康的影响

对于超过一定强度的低频电磁场可以导致生物效应没有争议。生物效应按出现的时间可以分为急性效应和慢性效应或近期效应和远期效应。低频电磁场暴露对神经系统有一些已被确认的急性影响：对神经和肌肉组织的直接刺激以及引发视网膜光幻视。低于直接神经或肌肉激励阈值的电场已确定的最显著影响是磁光幻视感应，即一种暴露在低频磁场中的志愿者视网膜视场周围的虚晕闪烁光感觉。

关于低频场慢性影响的文献已经由多个科学家以及科学专门小组详细评价过了。世界卫生组织的癌症研究机构 IARC（国际癌症研究机构）于 2002 年对极低频磁场进行了评价并且将其分类为 2B 类，解释为"对人类有致癌可能性的"。这种分类的依据是儿童期白血病的流行病学结果。

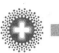

国际非电离辐射防护委员会（ICNIRP）的观点是，现有关于低频磁场长期暴露与儿童期白血病风险增加有因果性关联的科学证据太弱，不能成为制定暴露导则的基础。特别是，假如上述关系不是因果性的，降低暴露就不具有任何健康利益。

2. 射频辐射及微波对健康的影响

高强度射频辐射暴露可致急性伤害，但仅见于事故性照射。职业性接触对机体的危害，主要是低强度慢性辐射所致对神经系统、眼和生殖系统功能的影响。

（1）神经系统。主要表现为类神经症和自主神经功能紊乱，如头痛。乏力、嗜睡、失眠、多梦、记忆力减退、手足多汗等。脑电图检查可见有界限性异常、节律紊乱、双侧较多 θ 波等。

（2）心血管系统。较具特征的是自主神经功能紊乱，以副交感反应占优势者居多，主要表现心动过缓、血压下降。主诉有心悸、心区疼痛或压迫感。心电图检查可有窦性心律不齐，心动过缓，右束支传导阻滞等功能性变化。

（3）眼睛。长期接触大强度微波的工人，可发现眼晶状体点状或小片状混浊，主要危害频率为 1 000 ～ 3 000 MHz。职业性低强度微波慢性作用，可加速晶状体自然老化过程，有时可见视网膜改变。

二、工频电磁场的检测与评价

工频电磁场的现场测量方法主要包括测量仪器的要求、现场调查内容、测量对象、测量高度、测量读数和测量注意事项等几个方面。

（一）测量仪器

仪器应能响应 50 Hz 的频率。

仪器量程方面，不作具体要求，建议根据接触限值，应至少包括 0.01 ～ 10 倍限值的要求。

在仪器类型方面，配置三相式感应器的仪器使用较方便，可以直接读数。单相的仪器如满足现场测量的要求也可使用，但需读取三个轴向的值，并通过公式 8 – 14 计算三个轴向的加权值。

$$V = \sqrt{V_x^2 + V_y^2 + V_z^2} \qquad （式 8 – 14）$$

式中：

V——某时间点电场强度、磁场强度或磁通密度的加权值，V/m、A/m 或 T；

V_x——某时间点 x 轴电场强度、磁场强度或磁通密度的瞬时值，V/m、A/m 或 T；

V_y——某时间点 y 轴电场强度、磁场强度或磁通密度的瞬时值，V/m、A/m 或 T；

V_z——某时间点 z 轴电场强度、磁场强度或磁通密度的瞬时值，V/m、A/m 或 T。

另外，点焊作业在电流通过时产生强磁场，但无电流流通时则不产生磁场。对于这种测量读数起伏较大的情况，需读取其磁场强度或磁通密度的均方根值。因此无均方根值读取功能的仪器不能运用于点焊作业的工频磁场测量中。

测量仪器每年应送往计量院所计量检定，检定合格方可使用。

（二）现场调查

在工作场所，作业工人接触的工频场源千差万别，即使是同工种工人，随着工人与场源的空间相对位置变化，其接触的工频电磁场强度也发生改变，因此，为准确测量、评估作业工人的电磁场接触情况，应在测量前对工作场所进行现场调查。调查内容主要包括：

（1）工作场所的面积、空间、工艺区划、工频设备和/或岗位布局等，绘制略图。

（2）工作流程的划分，各生产程序的工频电磁场的频率、特征、变化规律等。

（3）工频设备的种类和数量，电磁场源位置、大小、频率、功率、电流、电压等；接触工频电磁场的作业人员的数量、工作方式、接触时间及防护情况等。

通过现场调查结果，选择测量对象、数量、布点并最终确定测量评估方案。

（三）测量布点

在进行工频电磁场检测前，应根据现场调查的内容，制定检测方案，确认检测点。

（1）测量点应布置在存在电磁场的作业点。作业人员为巡检作业时应选择其规定的巡检点和巡检过程中靠近电磁场源最近的位置；作业人员为固定岗位作业时应选择其固定的操作位。

（2）相同或类似的测点可按电磁场源进行抽样，相同型号、相同防护、相同电流电压的低频电磁场设备，数量为 1～3 台时测量 1 台设备附近的测点，4～10 台时测量 2 台，10 台以上至少测量 3 台。

（3）不同型号、防护或不同电流电压的设备应分别测量。

（四）测量高度

工频电磁场的电磁场强度随距离的增加呈指数级衰减，高压线及点焊等作业均是处于近区场中，测量高度不同电磁场强度差异大。在现场环境中，电力行业的电磁场源主要为巡检位上方的高压输电线，作业人员头部接触的电磁场强度最高。而焊接作业的电磁场源主要为焊机电极，点焊作业人员大多数时间在腹部位操作悬挂式点焊机，少数工件的焊接需较多时间在头部位或胸部位操作。调查测量结果提示点焊作业岗位测量结果最高值会出现在头、胸、腹不同的部位。因此，建议测量头、胸或腹部离电磁场源最近的部位，如无法判断时，应对头、胸、腹三个部位分别进行测量。

（五）测量读数

电力行业中的电磁场源电流电压均较稳定，其产生的电磁场亦较稳定，每个测点可连续测量 3 次，每次测量时间不少于 15 s，并读取稳定状态的值。而冲击式点焊作业因瞬间电流升高造成磁场瞬间升高，读数起伏较大，现场环境工频电磁场不稳定，在这种情况下应读取电磁场峰值及 6 min 的均方根值。

（六）测量注意事项

（1）电磁场源状态。职业卫生检测时均要求被检测环境、设备等需在正常运行状态，如非满负荷状态，测量评价时需注明。

（2）邻近效应的影响。建议测量电场时，为避免观察者与探头之间距离改变会导致电场读数值的变化，即邻近效应，测量者和其他人宜远离测量探头 2.5 m 以外。但人的存在不影响磁场测量结果，因此测量磁场时不需要考虑人与探头之间的距离。

根据国外学者的研究，当观察者距离仪器是 1.8～2.1 m 时，将会出现 5% 的邻近效应，见图 8-5。

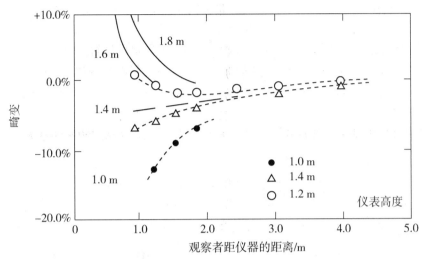

图 8-5　1.8 m 观察者与仪器的距离、仪器探头高度和引起相应畸变率的关系

——为理论值；- - - 为在输电线下的实测值。

因此，建议测量电场时，测量者和其他人宜远离测量探头 2.5 m 以外。

（3）环境温湿度。测量时环境温度应该在 0～40 ℃的范围内。相对湿度建议应尽可能小于 60%，最高不能高于 80%。

GBZ/T 189.3—2007 规定测量时相对湿度应小于 60%。DL/T 799.7—2010 则建议为避免通过测量仪表的支架泄漏电流，测量电磁场时的相对湿度应在 80% 以下。我国东南沿海多个地方的相对湿度长期在 60% 以上，如果按照 GBZ/T 189.3—2007 的规定来执行，则对东南沿海工频电磁场的测量工作带来很大的不便。因此测量时相对湿度应尽可能小于 60%，最高不能高于 80%。

（4）测量电场时的其他干扰。根据电磁场物理特性，周围环境中带电传导的物体会引起电场的畸变，以致测量结果不准确。因此测量仪器应选择没有电传导的支架（如干燥的木质支架、塑料支架等）进行固定。同时测量地点应比较平坦，且无多余的物体。对不能移开的物体应记录其尺寸及其与探头的相对位置，并应补充测量离物体不同距离处的场强。测量时应注意以上干扰。

（5）评估长时间电场强度的调查。GBZ 2.2—2007 规定的是工频电场 8 h 接触限值，因此对于因巡检或其他原因等接触不同强度工频电场的作业人员，如电厂、变电站巡检作业人员，除需测量其各巡检作业点电场强度外，还需调查其在各作业点的停留时间，依据公式计算作业人员接触的工频电场 8 h 时间加权平均值。

（6）测量人员注意事项。由于高电场或高磁场会影响心脏起搏器或类似的医疗电子设备，因此佩戴该类设备者应避免在发电厂和变电站的高压线附近以及点焊作业现场进行测量。

（7）测量点按顺序编号。将测点编号标于现场平面图上。

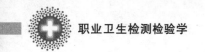

（七）测量记录与数据处理

1. 测量记录

测量记录应该包括以下内容：测量日期、测量时间、气象条件（温度、相对湿度）、测量岗位、地点（单位、厂矿名称、车间和具体测量位置）、测点与电磁场源的距离、场源类型、电流电压、场源的频率、特征、测量仪器型号、测量数据、测量人员等。

2. 数据处理

如每天接触电场时间不为 8 h，应按式 8 - 15 计算工频电场 8 h 时间加权平均值。

$$E_8 = E \cdot \sqrt{\frac{T}{T_0}} \qquad (式 8 - 15)$$

式中：E——现场测量工频电场强度；

T——接触电场时间；

T_0 取 8 h。

如每天接触不同强度工频电场强度，按式 8 - 16 计算工频电场 8 h 时间加权平均值。

$$E_8 = \sqrt{\frac{1}{T_0} \sum_{i=1}^{n} E_i^2 \cdot T_i} \qquad (式 8 - 16)$$

式中：E_i——时间段 T_i 内的工频电场强度；

T_i——i 时间段的接触时间；

T_0 取 8 h。

（八）职业接触限值和评价

我国目前的国家标准 GBZ 2.2—2007 规定的是工频电场 8 h 接触限值，为 5 kV/m。国际非电离辐射防护委员会（ICNIRP）制定了 1 Hz ～ 100 kHz 电磁场的短时接触限值，被世界卫生组织（WHO）所推荐，为目前全世界大多数国家和组织如欧盟、日本等所公认。其 2010 年最新制定的导则中推荐 50 Hz 电场短时接触限值为 10 kV/m，50 Hz 磁场短时接触限值为 1 000 μT。8 h 电场接触限值和短时间电场、磁场接触限值需分别进行评价，其中任意一项超标均不合格。

需注意的是，我国电力行业标准 DL/T 799.7—2010 和国家标准 GB/T 25313—2010 均参考了 ICNIRP 1998 年的推荐限值，50 Hz 磁场磁通密度限值为 500 μT，但这两份标准制定发布的时候刚好 ICNIRP 将 1998 年的导则进行了修订，因此对磁通密度进行评价时建议参考 ICNIRP 2010 年的导则要求。

三、射频辐射及微波的检测与评价

（一）测量仪器

应选择量程和频率适合于所测量对象的测量仪器和探头，具有均方根值记录功能。测量仪器每年应送往计量院所计量检定，检定合格方可使用。

（二）现场调查

为正确选择测量点、测量方法和测量时间等，必须在测量前对工作场所进行现况调查，调查内容主要包括：

（1）工作场所的面积、空间、工艺区划、射频设备和/或岗位布局等，绘制略图。

（2）工作流程的划分，各生产程序的电磁辐射的频率、特征、变化规律等。

（3）射频设备的种类和数量，接触的作业人员的数量、工作方式、接触时间及防护情况等。

（三）测量布点

在进行射频辐射检测前，应根据现场调查的内容，制定检测方案，确认检测点。

（1）测量射频辐射源时，相同工艺、相同型号及防护的射频设备可选择有代表性的进行布点测量。设备数量为1～3台时测量1台，4～10台时测量2台，10台以上至少测量3台。不同工艺不同型号或防护的设备应分别测量，其中应包括射频辐射最大、设备运行功率最大、防护效果最差、作业人员接触时间最多的设备。当需要查找主要射频辐射源，测量设备场强时，由远及近，仪器天线探头距离设备不得小于5 cm，当发现场强接近最大量程或仪器报警时，应立刻停止前进，所测值可供防护时参考。

（2）测量作业岗位时，按照作业人员作业时的姿势测量其头、胸、腹三个部位，立姿操作，测量点高度分别取为1.5～1.7m、1.1～1.3 m、0.7～0.9 m；坐姿操作，测量点高度分别取为1.1～1.3 m、0.8～1 m、0.5～0.7 m。当作业人员其他部位可能受强烈照射时，应对该部位进行测量。如作业环境射频辐射强度较大，作业人员穿戴防护服进行作业时，需测量防护服内外的射频辐射强度。

（3）如同一岗位接触不同强度的射频辐射，应分别进行测量，且调查各种工作状态下的接触时间。

（四）检测

（1）手持测量仪器，将检测探头置于所要测量的位置，如为非各向同性探头则需旋转探头至读数最大值方向，探头周围1m以内不应有人或临时性地放置其他金属物件。磁场测量不受此限制。

（2）电磁场强度稳定时，每个测点连续测量3次，每次测量时间不应小于15 s，并读取稳定状态的最大值。若测量读数起伏较大时，应适当延长测量时间至6 min，取3次值的平均数作为该点的场强值。

（3）调查作业人员接触的时间。

（4）测量值的取舍：取头、胸、腹等处的最高值。

（5）设备应处于正常的工作状态，测量中仪器探头应避免红外线及阳光的直接照射及其他电磁干扰等。

（6）测量点按顺序编号，将测点编号标于现场平面图上。

（五）测量记录与数据处理

1. 测量记录

测量记录应该包括以下内容：测量日期、测量时间、气象条件（温度、相对湿度）、测量地点（单位、厂矿名称、车间和具体测量位置）、高频设备型号和参数（频率和功率等）、测量仪器型号、测量数据、测量人员等。

2. 数据处理

如每天时间非 8 h，参考超高频辐射和微波辐射的限值规定，可按公式 8-17 计算电场强度或磁场强度 8 h 时间加权平均值。

$$E_8 = \frac{T_i}{T_0}E_i \qquad (式8-17)$$

式中：E_8——8 h 的电场强度，V/m；

　　　T_i——实际的接触时间，h 或 min；

　　　T_0——取 8 h 或 480 min；

　　　E——实际测量的电场强度。

仪器测量结果为电场强度时，可通过公式 8-18 转化成功率密度：

$$P = \frac{E^2}{3770} \times 1000 \qquad (式8-18)$$

式中：P——功率密度，$\mu W/cm^2$；

　　　E——电场强度，V/m。

（六）职业接触限值和评价

高频电磁场、超高频辐射和微波辐射职业接触限值见表 8-14 至表 8-16。

表8-14　工作场所高频电磁场8h职业接触限值

频率/MHz	电场强度/$V \cdot m^{-1}$	磁场强度/$A \cdot m^{-1}$
0.1～3.0	50	5
～30	25	—

表8-15　工作场所超高频辐射职业接触限值

接触时间	连续波		脉冲波	
	功率密度/$mW \cdot cm^{-2}$	电场强度/$V \cdot m^{-1}$	功率密度/$mW \cdot cm^{-2}$	电场强度/$V \cdot m^{-1}$
8 h	0.05	14	0.025	10
4 h	0.10	19	0.050	14

表8-16　工作场所微波职业接触限值

类型		日剂量/$\mu W \cdot h \cdot cm^{-2}$	8 h 平均功率密度/$\mu W \cdot cm^{-2}$	非8 h 平均功率密度/$\mu W \cdot cm^{-2}$	短时间接触功率密度/$mW \cdot cm^{-2}$
全身辐射	连续微波	400	50	400/t	5
	脉冲微波	200	25	200/t	5
肢体局部辐射	连续微波或脉冲微波	4 000	500	4 000/t	5

注：t 为受辐射时间，单位为 h。

（陈青松　肖勇梅）

第九章　职业卫生检测检验实验室质量管理体系

第一节　实验室质量管理体系概述

质量管理（quality control）的发展同科学技术的发展同管理科学化、管理现代化的发展紧密联系，在现代社会中，任何组织都需要管理，当管理与质量有关时，则为质量管理。质量管理是在质量方面指挥和控制组织的协调活动，通常包括制定质量方针、目标以及质量策划、质量控制、质量保证和质量改进等活动。实验室质量管理体系，定义上指建立方针和目标并实现这些目标的体系，在质量方面是指挥和控制组织的管理体系，结合单位实验室的具体特点和实际情况，而制定出科学适用（软硬件组合）的质量管理办法的质量管理体系。

一、质量管理的发展历史

19 世纪末，美国工程师泰勒根据 18 世纪以来大工业生产的管理与实践提倡"科学管理"，创立了泰勒制度，以生产时间和数量为标准，主张计划和执行必须分开，因而需要"专职检验"这一环节。与此同时，随着资本主义大公司的发展，生产规模的扩大，对零件生产的互换性和标准化的要求越来越高，专职检验人员和部门就是在这种情况下产生的，专职检验以及在此以前的工人检验、工长检验都是生产后检验，成品抽查都是事后检验，挑出不合格品，起事后把关作用，这称为质量检验阶段（QC）。该阶段的作用是用剔除不合格品，但此阶段无任何预防作用。但事后检验防止了不合格品流向社会。

1924 年，美国贝尔研究所休哈特运用数理统计的原理，提出了控制生产过程中产品质量，即后来发展完善的"质量控制图"和"预防缺陷"的理论。到 1931 年，休哈特将自己陆续发布（表）一些论文和所设计的质量管理方案以及质量控制图等汇集起来，出版了《工业产品质量的经济控制》专著，把数理统计方法引入了质量管理。但是由于 19 世纪 30 年代资本主义经济危机频起，统计管理没有发挥应有的作用。直到第二次世界大战初期，当时军需品生产面临严重的问题；由于事先无法控制不合格品而不能满足交货期的要求，由于军需品大多数属于破坏性检验，事后全检不可能也不许可，美国国防部为了解决这一难题，特邀请休哈特道奇、罗未格、华尔特，以及美国材料与试验协会、美国标准协会、美国机械工程协会等有关人员研究并于 1941—1942 年先后制定和公布《美国战时质量标准》即 E1.1《质量管理指南》E1.2《数据分析与控制图法》和 E1.3《生产质量管理由控制图法》，强制要求生产军需品的各公司，企业实行统计质量管理。由于统计质量管理是采用了抽样检验的方法，因此风险较大，为了控制抽样检验的风险，各国都对生产过程进行了严格的控制，以确保加工品质量一致，这就是最早的统计质量管理阶段。

20 世纪 50 年代随着社会生产力的迅速发展，推动了资本主义管理理论和质量管理科学的大发展。美国的费根堡和朱兰正是在这种新情况下，提出"全面质量管理"这一新概念，当时他们提出的全面质量管理主要包含三个方面的含义：①生产出满足用户要求的产品，单纯依靠数理统计方法控制生产是很不够的，还需要一系列意义上说全面质量管理的"全面"是相对于质量统计而言的。②产品质量有个形成、发展的过程，其中包括市场调查、研制、设计、制定标准、制定生产计划、采购、配备设备与工装、加工制造、工序控制，检验、测试、销售、售后服务等一环扣一环，相互制约，相互促进，形成一个螺旋上升的过程，质量的形成发展和完善过程，不断循环，周而复始，每经过一次循环，产品质量就提高一步，全面质量管理就是要组织管理所有这些环节的活动，而不局限于加工制造活动。③产品质量始终是同成本联系在一起的，离开成本去谈质量是没有什么意义的。1961 年，美国正式出版了费根堡的专著《全面质量管理》，全面质量管理阶段（TQC）正式提上日程。

全面质量管理所推行的质量管理制度是站在供给者的立场上的质量管理制度，而 ISO 9000 国际质量管理标准是站在购买者立场（顾客）的质量管理制度。1959 年，美国国防部为了解决武器在使用过程中暴露的质量事故，颁布了美国军用 Mil-Q-9858A《质量保证大纲》。这是全世界最早的关于质量保证标准的文件。它要求军品承制企业制定并保持一个与经营管理，技术规程相一致的质量保证体系。同时，根据不同产品需要发革命化了 Mil-SDT-105E，作为生产武器的质量保证标准。它规定应在实现合同的所有领域和过程（如设计、研制、生产、加工、装配、检验、维护、贮存和安装）中充分保证质量。通过以上方法使美国军需品的质量迅速提高。鉴于美国军品企业在推行质量保证活动中的成功经验，北大西洋公约组织（NATO）借鉴美国的做法，在 1968 年发布了 AQAP-1 NATO 质量保证标准。同时，英国国防部也在调查中发现，如果只对采购产品进行最终检验，难使产品质量令人满意。只有建立质量保证体系，才能充分发挥供、需双方的质量保证作用。需方需详细说明采购要求，供方按需方提出的具体要求（体系和程序）进行管理、设计、生产和质量保证，使最终产品在各方面持续满足需方的要求。因此，英国国防部在 1970 年将 AQAP－1 NATO 北约质量保证采纳为质量体系标准，并在 1973 年作为国防标准实施。由于英国国防标准，在 1979 年制定和发布了一套 BS5750 英国国家保证标准：

BS5750：Part1—1979《质量体系—设计制造和安装规范》；

BS5750：Part2—1979《质量体系—制造和安装规范》；

BS5750：Part3—1979《质量体系—最终检验和试验规范》。

为了更好地理解和使用这套标准，英国在 1981 年又发布了其使用指南：

BS5750：Part4—1981《质量体系—BS5750：Part1—1979 使用指南》；

BS5750：Part5—1981《质量体系—BS5750：Part2—1979 使用指南》；

BS5750：Part6—1981《质量体系—BS5750：Part3—1979 使用指南》；

英国这些国家标准的发布与实施，是 ISO 9000 系列形成的初步雏形。

我国在 20 世纪 60 年代后期也引进了美国的一些标准，如：《军工产品质量管理条例》要求各个军工厂在实现合同的所有领域（设计、研制、生产、加工、装配、检验、维护、贮存、服务）中充分保证质量，并在 70 年代掀起了《军工产品质量管理条例》鉴定验收的热潮，使军工企业的管理与产品质量得到了极大提高。随着全球一体化的日益形成，国际间贸易竞争不断加剧，许多国家出于利益的考虑，运用技术壁垒，用越来越严格的标准和质量提高产品质量，限制商品进口。在国际贸易成交之前，需方不仅要对供方生产的产品质量进行认证，还要对其质量体系进行评价。经获得质量合格证能力的信心和满足需求的证实。由于各个国家标准不尽相同，使得各国对质量体系的评审要求也不相同，极大地阻碍了国际间的经贸往来。为此，英国标准化协会（BSI）向 ISO 提议（国际标准化组织成立于 1947 年主要起草各类标准，它起草的管理主要有 ISO 9000；ISO 14000 等标准。ISO 9000 标准每 5 年修订 1 次，修订要 75% 以上成员通过）制定统一的国际质量保证标准。在 1980 年成立了 TC176 "质量管理和质量保证技术委员会"。专门制定质量管理和质量保证标准，TC176 在参考了英国国家 BS5750 并总结各国质量保证的实践经验后，以 BS5750 为基础，在 1986 年正式发布了 ISO 8402《名词和术语》标准，并在 1987 年 3 月正式发布了 ISO 9000 系列国际标准：

ISO 9000《质量管理和质量保证标准　选择和使用指南》；

ISO 9001《质量体系　设计、开发、生产、安装和服务的质量保证模式》；

ISO 9002《质量体系　生产和安装的质量保证模式》；

ISO 9003《质量体系　最终检验和试验的质量保证模式》；

ISO 9004《质量管理和质量体系要素　指南》。

TC176 在 1994 年又根据各国的实施标准的情况对 ISO 系列标准进一步补充完善形成 94 版 ISO 9000 系列标准，现已有近百个国家将其直接采用为国家标准。我国也等同采用了 ISO 系列标准，并用双编号 GB/T 19000—ISO 9000。2000 年 TC176 小组根据世界各国推行 ISO 9000 系列标准的实际情况又对该标准进行了彻底修改成为：

GB/T 19000—ISO 9000《质量管理体系　基础和术语》；

GB/T 19001—ISO 9001《质量管理体系　要求》；

GB/T 19000—ISO 9004《质量管理体系　业绩改进指南》。

近年来，国际标准化组织根据标准的适用性陆续对系列标准进行了修订。上述三项国际（家）标准无论在结构上，内容上或思路上都发生了较大的变化，进一步总结了世界各国质量管理的理论研究成果和实践经验，为广大"组织"进一步提高质量管理水平和市场竞争能力又一次提供了很好的学习机会和发展机遇。总之，ISO 9000 系列标准相比之前在结构与内容上更好地适用于所有产品类别及服务行业，质量管理八项原则在标准中得到充分的体现，有助于组织结合自身的生产和经营活动采用标准来建立质量管理体系，其他应用更广泛。

二、实验室质量管理体系的发展

随着商业全球化和国家贸易的不断发展，商品交易中对性能和质量的要求日趋向前规范，社会各界对疾病预防控制机构实验室的质量要求也越来越高。一方面，检测和校准服务质量的重要性在世界贸易和各国经济的作用日益突出。产品类型与品种迅速发展，技术含量越来越越高，相关的产品规范和法规日趋繁杂，因而对实验室的专业技术能力、对检测与校准结果正确性和有效性的要求也日益迫切。另一方面，国际贸易随着第二次世界大战后经济的复苏和其后的迅速发展形成了日趋激烈的竞争形势。在经济全球化的趋势下，竞争者均力图开发支持其竞争的新策略，其中重要的一环就通过检测显示其产品的高技术和高质量，以加大进入其他国家市场的力度，并借用检测形成某种技术性贸易壁垒，阻挡外来商品进入本国/本地区的市场。这就对实验室检测服务的客观保证提出了更高的要求。正是由于以上两方面需求的推动，实验室的质量管理体系才得以很快发展。

我国实验室质量管理的发展，可以说是伴随着实验室的认可活动的产生与发展的。早在1980年，当时原国家标准局和原国家进出口商品检验局（SACI）共同派员参加了当年在法国巴黎召开的国际实验室认可合作会议（ILAC），并根据ILAC的宗旨和目的分别逐步建立了实验室认可体系。1986年，我国的实验室评价工作获得授权开展，但此时实验室评估工作是以行政管理为主。90年代初，实验室的认可活动促进了实验室管理上必须与国际同步，这是实验室评价工作逐步走向自愿的开端，实验室的质量管理工作也被提到更重要位置。而随着改革开放的深入与经济实力的增强，中国加入了世界贸易组织，人们对产品质量意识也不断加强，新的形势下，中国的实验室质量管理工作逐渐与国际接轨。随着国内实验室评估机构的成立，实验室的质量管理体系不断成熟。

三、实验室质量管理体系的意义

实验室的质量管理是监视检验检测产生、形成和实现过程中一系列相关的活动，对影响检验检测的各个环节进行问题排除和预防质量问题的发生。要使实验室质量管理作用得到有效发挥，不流于形式，应积极构建先进的、科学的、完善的质量管理体系，而完善的质量管理体系不仅是检验检测准确性的重要保证，还具有更深远的意义。

（1）有利于实现实验室的规范化管理。基于ISO标准管理体系制订的质量管理体系，紧抓实验室建设的相关要素，强调了人员在实验室管理工作中的地位，而合理的人员结构，是实验室建设的重要内容；提高实验技术人员的整体素质，是实现实验室规范化管理的根本保证。

（2）有利于稳定和提高检测工作的质量。检测是一项技术性很强的工作，影响检测工作质量的因素是多方面的，质量管理体系从管理及技术上进行规范，保证的检验检测的各环节可控，从而减少失误、纠纷，降低业务风险。

（3）有利于提高工作效率、降低成本、提高效益。质量管理体系就像一个模板，只要参照相同的管理体系，其最终的产出应该是可预知的、可比的，通过互认减少重复性的检测，提高公共资源利用率，从而为实验室服务对象节省成本。

（4）有利于获得权威机构的认可，有利于结果数据被社会及客户信任。完整的质量管理体系是实验室获得认可的前提，经过认证认可的实验室，不仅可以提高整体管理水平，还能提高实验室数据的可靠性，提高各方对实验室结果的信任。另外，政府管理部门在履行宏观调控、规范市场行为和保护消费者的健康和安全的职责中，也需要客观、准确的检测数据来支持其管理行为，因此，也需要各类实验室能按照一个统一的标准体系来反馈结果，甚至把获得 CNAS 的认可作为授权的必要条件之一。

（5）有利于实验室自我改进和参与市场竞争。实验室按特定准则要求建立质量管理体系，不仅可以向社会、向客户证明自己的技术能力，而且还可以实现实验室的自我改进和自我完善，不断提高检测技术能力，适应检测市场不断提出的新要求。任何一个机构，无论处在哪种环境，都会十分关注产品和服务的质量。为了取得成功，必须使其产品和服务满足恰当的规定需要、用途或目的，满足服务对象的期望，符合适用的标准和规范，符合社会要求，包括法律、准则、规章、条例以及其他事项所规定的义务，要实现这一目标，必须建立质量管理体系，以达到提高服务质量和能力的目的。质量管理体系的建立和有效运作是保证实验室服务质量和能力的重要依据，对提升实验室的核心竞争力具有重要的指导意义。

综上所述，质量管理是在社会发展过程中不断形成与完善的，但质量管理对提高实验室质量管理和保障人们的生命财产安全具有十分重要的意义。虽然我国的实验室质量管理发展时间较短，但基本形成了一个完整的体系。实验室质量管理体系的建设是一项系统的、复杂工程，要想实现检测工作质量提升的目标，就需要建立完善的实验室质量管理体系，才能为产品和服务的竞争提供有力的保障。

第二节　实验室质量管理体系的内容

《检验检测机构资质认定评审准则》（2016）、《检验检测机构资质认定管理办法》及《检测和校准实验室能力认可准则》（CNAS-CL01：2006）等准则为实验室建立质量、行政和技术运作的管理体系，以及为实验室的客户、法定管理机构对实验室的能力行确认或承认提供指南。其中，《检测和校准实验室能力认可准则》（CNAS-CL01：2006）包含了实验室为证明其按质量管理体系运行、具有技术能力并能提供正确的技术结果所必须满足的要求，该准则包括目录、前言、范围、规范性引用文件、术语和定义、管理要素、技术要素、附录、参考文献 9 个部分。其中，管理要求部分规定了实验室进行有效管理的内容，包括组织，管理体系，文件控制，要求，标书和合同的评审、检测和校准的分包，服务和供应品的采购，服务客户，投诉，不符合检测和/或校准工作的控制，改进，纠正措施，预防措施，记录的控制，内部审核，管理评审等 15 个要素。技术要求规定了对实验室所从事工作应具备的技术能力，包括总则、人员、设施和环境条件、检测和校准方法及方法的确认、设备、测量溯源性、抽样、检测和校准物品的处置、检测和校准结果质量的保证、结果报告等10个要素。

一、管理要素

（一）组织

实验室是指从事科学、检验检测和校准活动的技术机构。检查机构是指从事与认证有关的产品设计、产品、服务、过程或者生产加工场所的核查，并确定其符合规定要求的技术机构。检测检测机构是指依法成立，依据相关标准或者技术规范，利用仪器设备、环境设施等技术条件和专业技能，对产品或者法律法规规定的特定对象进行检验检测的专业技术组织。

实验室或其所在组织应是一个能够承担法律责任的实体，对其出具的检验检测数据结果负责。检验检测机构应承诺遵守国家相关法律法规的规定，遵循客观独立、公平公正、诚实信用原则，建立和保持维护其公正和诚信的程序。检验检测机构及其人员应不受来自内外部的、不正当的商业、财务和其他方面的压力和影响，确保检验检测数据、结果的真实、客观、准确和可追溯。

检验检测机构应建立和保持保护客户秘密和所有权的程序，该程序应包括保护电子存储和传输结果信息的要求，对其在检验检测活动中所知悉的国家秘密、商业秘密和技术秘密负有保密义务。国家秘密是指关于国家安全、国家利益和国家形象的相关信息；而商业秘密和技术秘密则涉及客户的经济权益、知识产权。检验检测机构应当按照国家有关法律法规的规定，制定相应的保密制度，建立保密机制，保障客户的利益。

（二）管理体系

管理体系定义为建立方针和目标并实现这些目标的体系，而质量管理体系是在质量方面指挥和控制组织的管理体系，也就是在质量方面指挥和控制组织，建立方针和目标并实现这些目标的相互关联或相互作用的一组要素。

检验检测机构应该建立实验室的管理体系并确保其实施和有效运行，制定质量方针和质量目标以及实施质量方针和目标所需具备的资源条件。其中，质量方针的声明指导包括以下内容：①实验室管理者对良好职业行为和为客户提供检测和校准服务质量的承诺。②管理者关于实验室服务标准的声明。③与质量有关的管理体系的目的。④要求实验室所有与检测和校准活动有关的人员熟悉质量文件，并在工作中执行这些政策和程序。⑤实验室管理者对遵循本准则及持续改进管理体系有效性的承诺。

根据管理及技术要求，将其政策、制度、计划等逐项分解形成质量管理手册，在落实并执行这些要求的过程中形成程序文件，将完成每一个程序所依据的标准、规范或制度等细化到实际工作中，形成完整的作业指导书及相关记录表格，且必须确保实验室检测和/或校准结果质量所需的要求。质量手册应包括或指明含技术程序在内的支持性程序，并概述管理体系中所用文件的架构。

体系文件应具有适宜性、完整性和规范性。适宜性是指必须符合实验室工作的性质、范围和工作量，符合实验室的组织结构状况，易于理解并可以实施，有较强的可操作性。完整性是包括外部和内部各个层次的所需文件。规范性是指文件的编制有一定的格式和要求。体系文件编写完成后应传达至有关人员，通过组织学习、贯彻和考核被其理解、获取和执行。

检验检测机构的最高管理者应履行其对管理体系中的领导作用和承诺，对实验室整个管理体系全面负责。负责管理体系的建立和有效运行，确保管理体系要求融入检验检测的全过程及实现其预期结果，满足相关法律法规要求和客户要求，提升客户满意度，运用过程方法建立管理体系和风险、机遇并组织质量管理体系的管理评审。

（三）文件控制

实验室应建立和保持程序来控制构成其管理体系的所有文件（内部制订或来自外部的），诸如法规、标准、其他规范化文件、检测和/或校准方法，以及图纸、软件、规范、指导书和手册。

文件管理控制程序应控制文件的各个环节，包括文件的编制、审核、批准、发布、标识、变更和非指定等，并依据程序控制管理体系的相关文件。文件包括法律法规、标准、规范性文件、质量手册、程序文件、作业指导书和记录表格以及相关通知、计划、图纸、图表、软件等。文件可以以各种载体承载，如光盘、硬盘等数字储存设备或者纸张、相片等。

发布前的所有质量管理体系文件应由授权人员审查并批准使用，且实验室应建立识别管理体系中文件当前的修订状态和分发的控制清单或等效的文件控制程序并使之易于获得，以防止使用无效和/或作废的文件。

质量管理体系文件控制程序应确保在对实验室有效运作起重要作用的所有作业场所都能得到相应文件的授权版本；定期审查文件，必要时进行修订，以确保其持续适用和满足使用的要求；及时地从所有使用或发布处撤除无效或作废文件，或用其他方法保证防止误用；出于法律或知识保存目的而保留的作废文件，应有适当的标记。实验室制订的管理体系文件应有唯一性标识。该标识应包括发布日期和/或修订标识、页码、总页数或表示文件结束的标记和发布机构。出于法律、历史、知识等需要保留的文件也应做好标记。

文件变更应由原审查责任人进行审查和批准，若可行，更改的或新的内容应在文件或适当的附件中标明。如果实验室的文件控制系统允许在文件再版之前对文件进行手写修改，则应确定修改的程序和权限。修改之处应有清晰的标注、签名缩写并注明日期。修订的文件应尽快地正式发布。而文件的更改包括文件更改、记录更改和结果报告的更改。文件更改要有更改人的姓名或者等效标识（盖章、缩写、电子签字等）和更改日期；记录更改只能划改，不能涂改，且要有更改人的姓名或者等效标识（盖章、缩写、电子签字等）；结果报告的更改只能另发一份新的结果报告，不能再结果报告上划改。

（四）要求、标书和合同的评审

实验室应建立和保持评审客户要求、标书和合同的程序。合同评审是指与客户约定检测什么（what）、如何检测（how）、什么时候发结果报告（when）的沟通过程。其应贯穿整个检测 PDCA 循环（plan-do-check-action）的持续改进。合同评审是客户与实验室之间充分有效沟通的最重要环节之一，对于整个检测过程十分重要。因此，确保和持续改进其有效性，是整个检测过程成败与否的关键。

实验室建立和保持评审客户要求、标书、合同的程序（包括所有方法在内的要求）应予充分规定，形成文件，并易于理解。实验室应确保足够的有能力和资源，选择适当的、能满足客户要求的检测和/或校准方法，客户的要求或标书与合同之间的任何差异，应在工作开始之前得到解决。每项合同应得到实验室和客户双方的接受。包括任何重大变化在内的评审记录、客户的要求或工作结果与客户进行讨论的有关记录均应妥善保存。合同签订前，需要进行评审；合同执行时发生的任何偏离，均应通知客户；合同签订后，如需修改，应重新进行评审，并将所有修改的内容通知相关人员。

（五）检测和校准的分包

分包是指实验室在某些情况下，将客户的委托检测任务的一部分委托给其他实验室检测的业务活动。实验室的分包有两种情况：一是事先未能预料的，如工作量、需要更多专业技术或暂时不具备能力等情况；二是事先可以预料的，如通过长期分包、代理或特殊协议等。

分包方的选择原则：优先选择国际认可的实验室和国家认可的实验室；其次行业认可的实验室和地方认可的实验室；优先选择获得实验室资质认定和认可的实验室，其次是获得实验室资质认定的实验室，且均为合格分包方。

实验室需分包检验检测项目时，为保证分草检测/校准数据的公正、准确、可靠，应分包给依法取得资质认定并有能力（具备承担法律责任的能力、管理能力、技术能力）完成分包项目的检验检测机构，具体分包的检验检测项目应将分包安排以书面形式通知客户，适当时应得到客户的准许，最好是书面的同意。书面形式通知客户同时也是为了规避风险，在出现法律纠纷时做到有书为证。

检验检测报告或证书应体现分包项目，并予以标注。实验室应保存检测和/或校准中使用的所有分包方的注册记录，并保存其工作符合准则的证明记录，如分包合同、申请分包的审批单、分包方能力的调查材料（包括认可范围及认可证书的复印件等）、评价记录、合格分包方名录等。如果分包方没有或暂时不能提供上述证明记录，则实验室应通过调查研究、实验室比对、盲样测试、评审等方式证明分包方的能力。

（六）服务和供应品的采购

为保证采购物品和相关服务的质量，实验室应适当选择和购买对检测和/或校准质量有影响的服务和供应品的政策和程序，并建立与检测和校准有关的试剂和消耗材料的购买、接收和存储的程序。

采购的对象可以包括仪器设备、化学试剂、消耗性材料、校准服务、设施和环境条件的设计、制造、安装、调试服务、培训教育和其他服务的采购等。采购服务包括鉴定和校准服务、仪器设备购置、环境设施的设计和施工、设备设施的运输、包装和保养、废物处理等。实验室应确保所购买的、影响检测和/或校准质量的供应品、试剂和消耗材料，只有在经检查或以其他方式验证了符合有关检测和/或校准方法中规定的标准规范或要求之后才投入使用。所使用的服务和供应品应符合规定的要求。应保存所采取的符合性检查活动的记录。

实验室应对影响检测和校准质量的重要消耗品、供应品和服务的供应商进行评价，并保存这些评价的记录（如认证、认可证书及其能力范围的复印件、采购合同、调查表等）和获批准的供应商名单（合格供应商一览表）。

（七）服务客户

在确保其他客户机密的前提下，实验室应在明确客户要求、监视实验室中与工作相关操作方面积极与客户或其代表合作，让客户了解、理解检验检测过程，是与客户交流的重要手段。适时向客户征求反馈正面或者负面的意见，使用和分析这些意见并以改进管理体系、检测和校准活动及客户服务。实验室与客户沟通时，应全面了解客户的需求，为客户解答有关检验检测的技术和方法。定期以适当的方式深入分析客户的意见，通过客户满意度调查表等方式持续改进管理体系。

（八）投诉

投诉是客户以书面和口头的形式表达对实验室所提供的检测/校准服务的不满意或者抱怨；申诉是指客户对实验室所做出的检测/校准服务或数据、结果有异议。实验室应有政策和程序处理来自客户或其他方面的投诉，明确对投诉的接收、确认、调查和处理职责，并采取回避措施。

（九）不符合检测和/或校准工作的控制

不符合是指检验检测活动不满足标准或者技术规范的要求、与客户约定的要求或者不满足体系文件的要求。不符合的信息可能来源于监督员的监督、客户意见、内部审核、管理评审、外部评审、设备设施的期间核查、检验检测结果质量监控、采购的验收、报告的审查、数据的校核等。

当检测和/或校准工作的任何方面，或该工作的结果不符合其程序或与客户达成一致的要求时，实验室应确定对不符合工作进行管理的责任和权力，规定当识别出不符合工作时所采取的措施（包括必要时暂停工作、扣发检测报告和校准证书）；应明确如何对不符合的严重性和可接受性进行评价，规定当识别出不符合时采取的纠正措施并明确使工作恢复的职责。

（十）改进

实验室应通过实施质量方针和质量目标，应用审核结果、数据分析、纠正措施和预防措施以及管理评审来持续改进管理体系的有效性。持续改进是增强满足要求能力的循环活动，要求实验室不断寻求对其过程改进的机会，改进措施可以是日常的改进活动，也可以是重大的改进项目。因此，持续改进的过程和活动必须进行策划和管理。

（十一）纠正措施

纠正是指为消除已发生的不合格所采取的措施，是对不合格的一种处置，不分析原因，纠正可连同纠正措施一起实施。如发现实验室某仪器上未张贴仪器状态标识，贴上即完成了对该不符合的纠正。而纠正措施是指为消除已发现的不合格或其他不期望情况的原因所采取的措施，为消除现在的不合格分析原因，防止再次放生的所采取的措施。如通过调查发现未张贴仪器状态标识的原因是标识用完了，且没有库存的要求，经评估，由于实验室仪器较多，时有更新，定制标识需要时间，不能满足及时更新标识的需求，为解决这一问题，需要建立对实验室所用标识库存要求，同时完善设备准用制度，确保无规定状态标识的设备不能投入使用。

实验室应制定政策和程序并规定相应的权力，以便在识别出不符合工作和对管理体系或技术运作中的政策和程序的偏离后实施纠正措施。纠正措施的目的在于防止问题的再发生，所以纠正措施应从确定问题根本原因的调查开始，原因分析是纠正措施中最关键的部分。只有找出根本原因，及时采取纠正措施，才能防止错误再发生，是检测工作质量持续改进。

需要采取纠正措施时，实验室应对潜在的各项纠正措施进行识别，并选择和实施最可能消除问题和防止问题再次发生的措施。纠正措施应与问题的严重程度和风险大小相适应。实验室应将纠正措施调查所要求的任何变更制定成文件并加以实施。

当不符合或偏离的性质比较严重，导致对实验室是否符合政策和程序有怀疑，或对实验室是否符合准则产生怀疑时，实验室应尽快根据准则规定对相应活动区域进行一次附加审核。附加审核通常是在纠正措施实施后进行，目的是确定纠正措施的有效性，且仅仅出现重大不符合项时才有必要进行附加审核。

（十二）预防措施

预防措施是指为消除潜在不合格或其他潜在不期望情况的原因所采取的措施。预防措施是为消除潜在的不合格分析原因，防止问题发生所采取的措施，重点在于在问题发生前主动寻求改进机会并采取相关措施的过程。纠正措施与预防措施的区别在于不符合是否发生了，若不符合发生了，则采取的措施就是纠正措施，是被动的措施，是防止"再发生"的措施；若不符合未发生，但有潜在可能发生，则采取的措施就是预防措施，是主动的措施，是防止"发生"的措施。

实验室应识别潜在不符合的原因和所需的改进，无论是技术方面的还是相关管理体系方面。当识别出改进机会，或需采取预防措施时，应制订、执行和监控这些措施计划，以减少类似不符合情况发生的可能性并借机改进。预防措施程序应包括措施的启动和控制，以确保其有效性。

（十三）记录的控制

记录是检验质量管理体系运行状况的实质性文件，记录包括质量记录和技术记录，质量记录是指实验室管理体系活动中所产生的记录，包括合同评审、分包控制、采购、内部审核报告和管理评审报告以及纠正措施和预防措施等记录；技术记录是指进行检测活动的记录，包括原始观察、导出数据和建立审核路径有关信息的记录，检验检测、环境条件控制、员工、方法确认、设备管理、样品和质量监控等记录。

为确保实验室记录的完整性、充分性、原始性和规范性，实验室应建立和保持识别、收集、索引、存取、存档、存放、维护和清理质量记录和技术记录的程序。所有记录应清晰明了，并以便于存取的方式存放和保存在具有防止损坏、变质、丢失的适宜环境的设施中，并规定记录的保存期且予以安全保护和保密。

每项检测或校准的记录应包含充分的信息，以便在可能时识别不确定度的影响因素，并确保该检测或校准在尽可能接近原条件的情况下能够重复，且应包括负责抽样的人员、每项检测和/或校准的操作人员和结果校核人员的标识。观察结果、数据和计算应在产生的当时予以记录，并能按照特定任务分类识别。当记录中出现错误时，每一错误应划改，不可擦涂掉，以免字迹模糊或消失，并将正确值填写在其旁边。对记录的所有改动应有改动人的签名或签名缩写。对电子存储的记录也应采取同等措施，以避免原始数据的丢失或改动。

（十四）内部审核

内部审核是指实验室或机构针对质量管理体系中的全部要素，定期对其所进行的活动审核，以验证其管理体系的运行是否持续有效。内审的目的在于收集客观证据、验证实验室的运作是否持续符合管理体系和准则的要求，发现不符合、对不符合采取纠正措施，并对纠正措施进行跟踪验证其有效性，达到实验室管理体系的持续改进。

实验室应根据预定的日程表和程序，定期地对其活动进行内部审核，以验证其运作持续符合管理体系和本准则的要求。内部审核计划应涉及管理体系的全部要素，包括检测和/或校准活动。质量主管负责按照日程表的要求和管理层的需要策划和组织内部审核。审核应由经过培训和具备资格的人员来执行，只要资源允许，审核人员应独立于被审核的活动。

当审核中发现的问题导致对运作的有效性，或对实验室检测和/或校准结果的正确性或有效性产生怀疑时，实验室应及时采取纠正措施。如果调查表明实验室的结果可能已受影响，应书面通知客户。审核活动的领域、审核发现的情况和因此采取的纠正措施，应予以记录。

（十五）管理评审

管理评审是最高管理者根据预定的日程表和程序，定期地对实验室的管理体系和检测和/或校准活动进行的评审，以确保其持续适用和有效，并进行必要的变更或改进。管理评审应考虑到政策和程序的适用性、管理和监督人员的报告、近期内部审核的结果、纠正措施和预防措施、由外部机构进行的评审、实验室间比对或能力验证的结果、工作量和工作类型的变化、客户反馈、投诉、改进的建议和其他相关因素，如质量控制活动、资源以及员工培训。管理评审输出应包括改进措施、管理体系所需的变更和资源需求。

内部审核是依据管理体系文件，确保管理体系符合性和有效性，对不符合项采取纠正和改进措施，使管理体系有效运行，要求内审每年至少一次或多次，内部审核是管理评审的输入之一。而管理评审则是依据受益者（所有者"管理者"员工、供方、分包方、客户、社会）的期望，确保管理体系的持续适宜性、充分性、有效性（包括对质量方针和目标的评审），持续改进管理体系和产品（数据和结果）质量，必要时修改管理体系文件，提高管理水平，要求管理评审 12 个月至少 1 次，管理评审的输出可以作为下一年度内审的输入。

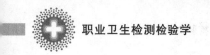

二、技术要素

（一）总则

决定实验室检测和/或校准的正确性和可靠性的因素包括人员、设施和环境条件、检测和校准方法及方法确认、设备、测量的溯源性、抽样、检测和校准物品的处置等。这些因素对总的测量不确定度的影响程度，在（各类）检测之间和（各类）校准之间明显不同。实验室在制定检测和校准的方法和程序、培训和考核人员、选择和校准所用设备时，应考虑到这些因素。

（二）人员

实验室应具有与其从事检验检测活动相适应的检验检测技术人员和管理人员。技术人员是指具体完成检验检测的操作人员、结果验证和核查人员。其实，操作人员是指具体从事检验检测技术的人员，包括直接从事检验检测的人员，也包括样品前处理人员等间接从事具体检验检测技术工作的人员。结果验证和核查人员是指对检验检测活动及结果进行监督、审核、校对、验证的人员以及授权签字人。管理人员是指所有对质量、技术负有管理职责的人员，包括最高管理者、技术负责人、质量负责人等。技术人员和管理人员的结构和数量、受教育程度、理论基础、技术背景和经历、实际操作能力、职业素养等应满足工作类型、工作范围和工作量的需要。

实验室管理者应确保所有操作专门设备、从事检测和/或校准、评价结果、签署检测报告和校准证书的人员的能力。当使用在培员工时，应对其安排适当的监督。对从事特定工作的人员，应按要求根据相应的教育、培训、经验和/或可证明的技能进行资格确认。

（三）设施和环境条件

用于检测和/或校准的实验室设施，包括但不限于能源、照明和环境条件，应有利于检测和/或校准的正确实施。实验室应确保其环境条件不会使结果无效，或对所要求的测量质量产生不良影响。在实验室固定设施以外的场所进行抽样、检测和/或校准时，应予特别注意。对影响检测和校准结果的设施和环境条件的技术要求应制定成文件。

相关的规范、方法和程序有要求，或对结果的质量有影响时，实验室应监测、控制和记录环境条件。对诸如生物消毒、灰尘、电磁干扰、辐射、湿度、供电、温度、声级和振级等应予重视，使其适应于相关的技术活动。当环境条件危及检测和/或校准的结果时，应停止检测和校准。

（四）检测和校准方法及方法的确认

实验室应使用适合的方法和程序进行所有检测和/或校准，包括被检测和/或校准物品的抽样、处理、运输、存储和准备，适当时，还应包括测量不确定度的评定和分析检测和/或校准数据的统计技术。对检测和校准方法的偏离，仅应在该偏离已被文件规定、经技术判断、授权和客户接受的情况下才允许发生。

实验室应采用满足客户需求并适用于所进行的检测和/或校准的方法，包括抽样的方法，且优先选择国家标准、行业标准、地方标准作为检测/校准的依据。当必须使用标准方法中未包含的方法时，应遵守与客户达成的协议，且应包括对客户要求的清晰说明以及检测和/或校准的目的。

确认是通过检查并提供客观证据，以证实某一特定预期用途的特定要求得到满足。确认实验室制订的非标准方法、实验室设计（制订）的方法、超出其预定范围使用的标准方法、扩充和修改过的标准方法所得到的检测结果是否具有科学性、准确性、有效性和适用性。实验室选择的方法应满足客户的需求、适用于所进行的检测/校准且满足法律法规的要求。对客户指定的方法应审查，如不适用，应向客户指明并重新选择方法。

（五）设备

仪器设备是实现检测的技术手段，是影响检测结果的重要因素，实验室应配备正确进行检测和/或校准（包括抽样、物品制备、数据处理与分析）所要求的所有抽样、测量和检测设备。用于检测、校准和抽样的设备及其软件应达到要求的准确度，并符合检测和/或校准相应的规范要求。

对检测结果有影响的每一台设备及其软件均加以唯一性标识，包括加贴财产标识和状态标识。状态标识分"合格""准用""停用"三种，分别以"绿""黄""红"三种颜色表示。

实验室应建立仪器设备档案，内容应包括：设备及其软件的识别；制造商名称、型式标识、系列号或其他唯一性标识；对设备是否符合规范的核查；当前的位置；制造商的说明书（如果有），或指明其地点；所有校准报告和证书的日期、结果及复印件，设备调整、验收准则和下次校准的预定日期；设备维护计划，以及已进行的维护（适当时）；设备的任何损坏、故障、改装或修理。

（六）测量溯源性

测量溯源性用于检测和/或校准的对检测、校准和抽样结果的准确性或有效性有显著影响的所有设备，包括辅助测量设备（例如用于测量环境条件的设备），在投入使用前应进行校准。

校准实验室通过不间断的校准链或比较链与相应测量的国际单位制（SI）单位基准相连接，以建立测量标准和测量仪器对 SI 的溯源性。实验室应制订检定/校准计划，并在仪器设备使用前其进行检定/校准，以保证结果准确性。

参考标准应由能够提供溯源的机构进行强制检定，实验室持有的测量参考标准应仅用于校准而不用于其他目的，除非能证明作为参考标准的性能不会失效。可能时，标准物质应溯源到 SI 测量单位或有证标准物质。只要技术和经济条件允许，应对内部标准物质（参考物质）进行核查。实验室应根据规定的程序和日程对参考标准、基准、传递标准或工作标准以及标准物质进行核查，以保持其校准状态的置信度。

（七）抽样

抽样是取出物质、材料或产品的一部分作为其整体的代表性样品进行检验检测的一种规定程序。抽样程序是对一个或多个样品的选样、抽样计划、提取和制备所进行的描述以提供所需的信息。实验室应有用于抽样的抽样计划和程序。只要合理，抽样计划应根据适当的统计方法制订。抽样过程应注意需要控制的因素，以确保检测和校准结果的有效性。当客户对文件规定的抽样程序有偏离、添加或删节的要求时，这些要求应与相关抽样资料一起被详细记录，并被纳入包含检测和/或校准结果的所有文件中，同时告知相关人员。当抽样作为检测或校准工作的一部分时，实验室应有程序记录与抽样有关的资料和操作。这些记录应包括所用的抽样程序、抽样人的识别、环境条件（如果相关）、必要时有抽样位置的图示或其他等效方法，如果合适，还应包括抽样程序所依据的统计方法。

（八）检测和校准物品的处置

实验室应有用于检测和/或校准物品的运输、接收、处置、保护、存储、保留和/或清理的程序；有检测和/或校准物品的标识系统，样品应有唯一性标志和维持检验检测过程中的状态标识。在接收检测或校准物品时，应记录异常情况或对检测或校准方法中所述正常（或规定）条件的偏离。实验室应有程序和适当的设施避免检测或校准物品在存储、处置和准备过程中发生退化、丢失或损坏。

（九）检测和校准结果质量的保证

实验室应有质量控制程序以监控检测和校准的有效性。其质量控制的主要方法包括定期使用有证标准物质（参考物质）进行监控和/或使用次级标准物质（参考物质）开展内部质量控制；参加实验室间的比对或能力验证计划；使用相同或不同方法进行重复检测或校准；对存留物品进行再检测或再校准；分析一个物品不同特性结果的相关性。实验室应制定具体的质量控制计划，分析质量控制的数据，当发现质量控制数据将要超出预先确定的判据时，应采取有计划的措施来纠正出现的问题，并防止报告错误的结果。

（十）结果报告

实验室应准确、清晰、明确和客观地报告每一项检测、校准，或一系列的检测或校准的结果，并符合检测或校准方法中规定的要求。结果通常应以检测报告或校准证书的形式出具，并且应包括客户要求的、说明检测或校准结果所必需的和所用方法要求的全部信息。

检测报告和校准证书应至少包括列信息：①标题（例如"检测报告"或"校准证书"）。②实验室的名称和地址，进行检测和/或校准的地点（如果与实验室的地址不同）。③检测报告或校准证书的唯一性标识（如系列号）和每一页上的标识，以确保能够识别该页是属于检测报告或校准证书的一部分，以及表明检测报告或校准证书结束的清晰标识。④客户的名称和地址。⑤所用方法的识别。⑥检测或校准物品的描述、状态和明确的标识。⑦对结果的有效性和应用至关重要的检测或校准物品的接收日期和进行检测或校准的日期。⑧如与结果的有效性或应用相关时，实验室或其他机构所用的抽样计划和程序的说明。⑨检测和校准的结果，适用时，带有测量单位。⑩检测报告或校准证书批准人的姓名、职务、签字或等效的标识。⑪相关时，结果仅与被检测或被校准物品有关的声明等。

当含有意见和解释时，实验室应把作出意见和解释的依据制订成文件。意见和解释应象在检测报告中的一样被清晰标注。报告和证书的格式应设计为适用于所进行的各种检测或校准类型，并尽量减小产生误解或误用的可能性。当有必要发布全新的检测报告或校准证书时，应注以唯一性标识，并注明所替代的原件。

第三节　质量管理体系的编制

一、质量管理体系文件化的概念

《检验检测机构资质认定评审准则》（2016 年版）4.5.1 及检测和校准实验室能力认可准则（CNAS-CLO1）4.2.1 提出"检验检测机构/实验室应建立、实施和保持与其活动范围相适应的管理体系，应将其政策、制度、计划、程序和指导书制订成文件，管理体系文件应传达至有关人员，并被其获取、理解、执行"，其中明确了质量管理体系文件化的要求及其文件管理模式。

质量管理体系文件化的过程，应是质量管理体系策划的重要组成部分。是一个组织贯彻实施相关标准，建立并保持质量管理体系有效运行的重要基础工作，也是一个组织为达到所要求的产品质量，评价质量管理体系有效性，并持续加以改进必不可少的依据。

质量管理体系文件化的过程即是实现质量管理体系标准化、制度化的过程。对管理基础薄弱的民营中小型组织来说，更是一个从人治环境走向法治的重大转变过程；一个从无序管理到有章可循、有法可依的改造过程；也是一个需要我们高度重视，认真策划的系统工程。

质量管理体系文件化使各项质量活动条理化、规范化并有章可循、有法可依、是质量管理体系运行的依据；也是进行质量管理信息的交流和沟通的重要手段；有助于传递和保护组织的成果和经验；实现知识共享。质量管理体系运行成果形成文件，才能证实质量管理体系运行的有效性，使各项质量活动的绩效有据可查。质量管理体系文件化，是质量管理体系评价的依据，也是组织质量管理体系符合性、适宜性和有效性评审的依据。

二、质量管理体系文件的作用

文件通过其信息的传递、交流和沟通来保证质量管理体系各相关人员的理解一致，从而能按照文件化质量管理体系的各项要求和规定，有条不紊地执行，即统一行动。其作用可展开理解如下：

（1）传递顾客需求和期望。为了满足顾客要求，实现质量管理体系旨在顾客满意的目标，组织的质量管理体系文件必须在满足标准要求的基础上，规定好组织自身的法规性要求，以作为组织质量活动的行为准则，确保产品要求的复合性，并向顾客或第三方认证机构证实组织具有满足其要求的能力，取得顾客的信任。

（2）作为培训的材料。知识是过去成功经验的总结，时代在发展，情况在变化，任何组织都必须根据当时当地的情况正确运用知识，解决当前所面临的各种问题。文件用来积累知识，用来指导员工，使工作人员的知识和技能有所提高，从而确保过程的固有特性，满足既定的产品和服务的要求，再通过产品和服务来满足顾客要求。

（3）沟通信息。在信息时代，信息可以提高组织的能力。应能确保提供使过程能始终如一实现目标的信息，成为组织内一切从事影响产品要求符合性工作的人员的行为规范。及时获取各种有关的数据，通过分析，取得信息，利用文件及时与有关部门沟通。

（4）满足重复性和可追溯性要求。按照文件规定操作，可确保操作的重复性和结果的一致性。例如，记录中有操作时所须遵守文件的版本号，该版本号就是满足可追溯性要求的标志。

（5）提供证据。当质量管理体系运行结果形成文件（记录）时，应能提供客观证据，证实质量管理体系运行的有效性，使各项质量活动有据可查。

（6）作为持续改进的基础。质量管理体系文件及其运行结果形成的文件（记录），是评价/评审质量管理体系运行的有效性和持续适宜性的依据，也是内/外部审核的准则。而评价/评审的结果，反过来又可不断促进质量管理体系文件的改进和完善，并可不断提高人员的素质和水平。

三、质量管理体系文件的架构

在运行质量管理体系时，如果要将质量管理体系制度化，就必须先将其书面化、合理化。因此，质量手册、程序文件、作业指导书以及质量记录便是书面化的根本，缺一不可。

质量体系文件是一个金字塔的形式，作为塔尖的第一层次文件是质量手册，质量手册是一个公司的大纲。第二层次文件是程序文件，程序文件是对质量手册的一种继续、一种详细化。第三层次文件是作业指导文件即作业指导书和质量记录，实际上第三层次文件是指导操作人员进行具体操作的指南。质量记录实际上是一些表格，是一些实证性的文件。质量管理体系文件架构见图9－1，质量管理体系文件架构说明见表9－1。现对三个层次的文件逐一介绍如下。

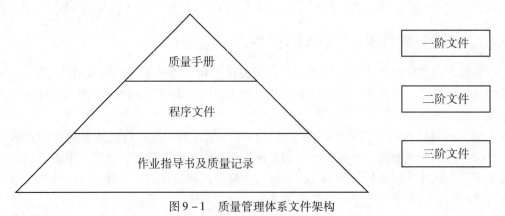

图9－1　质量管理体系文件架构

表9-1 质量管理体系文件架构说明

文件名称		性质	内容	适用对象	备注
一阶文件	质量手册	指导性纲领性	规定组织的结构、资源、质量方针、质量目标，描述质量体系的结构及需要控制的需求	客户、认证机构、高层领导	Why（为何）
二阶文件	程序文件	计划性管理性	职称质量手册，也可以说是质量手册的展开，具体规定质量体系所覆盖的控制要素如何实现	中层干部	What（何事）When（何事）Who（何人）Where（何地）
三阶文件	作业指导书	操作性规范性	详述工作的细节及标准的工作方法	基层作业员	How
	质量记录	追溯性	通过对质量管理活动的情况或结果进行记录，向顾客或认证机构提供组织所规定的质量活动及其结果的证据，并为产品实现可追溯提供线索	中层干部和基层作业员	证据

（一）质量手册

质量手册是规定组织质量管理体系的文件，供各级管理人员使用。

质量手册是企业质量管理的纲领性文件，是对质量管理体系总的描述，是质量战略的体现，是实施和控制的基础。质量手册的内容应包括或涉及：质量方针和质量目标；影响质量的管理、执行、验证或评审人员的权责、权限和相互关系；质量管理体系要素及其程序要点和说明。

（二）程序文件

程序文件是在描述质量管理标准规定的质量管理体系过程和要素所要求的质量活动如何开展的文件，它应有力地支持质量手册的各项内容。其内容包括如何达到要素活动要求的确切描述，是实施运行的基础。程序文件的内容应包括活动的目的、范围、权责、作业流程及作业内容等。

（三）作业指导书及质量记录

作业指导书是程序文件的支持文件，它更加详细地规定了某项质量活动具体应该如何开展。它是将某一项活动的基准要求加以详细说明，包括适用范围、使用工具、设备或仪器，以及作业方法、人员、时间、地点等，以方便一线作业人员操作或检验使用，避免因个人的理解不同而造成差异或错误，对质量管理体系运行的有效性及适合性产生偏差。

质量记录是指对企业已经进行过的质量活动所留下的记录，是用以证明质量体系是

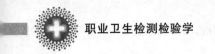

否有效运行的客观证据。质量记录是获得必要的产品质量及有效实施质量体系各要素的客观证据，是采取纠正和预防措施，进行质量改进的重要依据。质量记录属于质量管理体系文件，一般可作为程序文件或作业指导书的附件。

质量记录的空白表格样式，称为质量记录表式或表格，属于质量管理体系文件的组成部分。

在体系运行过程中，质量记录表式或表格记载了各种有关的实际情况和数据后，便形成了质量记录。

质量管理体系宜纳入企业标准化体系，因此，质量管理体系文件的编写应符合标准化的原理和方法。

（四）质量管理体系各阶层文件举例

主题：吉士汉堡包制作

一阶文件：质量手册（方针宣导）。本公司汉堡富含蛋白质与维生素C，保证新鲜。

二阶文件：质量程序（工作流程）。汉堡面包是从美乃斯面包店进货，牛肉饼与奶酪是向远东公司采购。采购由阿明负责，采购回来交阿光进行煎蛋与加工工作，加工完成后交阿明进行组合包装工作。阿红负责抽检工作。

三阶文件：作业指导书（作业条件）及质量记录（记录数据）。

作业指导书：煎蛋油温须达200℃以上，每面须各煎2 min分钟以上，每隔30 min须测油温1次，并记录在"温度记录表"上。

质量记录：温度记录表。

四、质量管理体系文件编制的准备与原则

（一）质量管理体系文件编制的准备

1. 总体策划

质量管理体系文件的编制，应在组织最高管理者已决策的质量管理体系总体策划的基础上进行，包括质量方针和质量目标的策划；质量管理体系范围的策划；组织机构、职责和权限的策划；过程的策划及资源配置的策划等。若是进行文件改进和完善的策划，也应在重新审视原有的总体策划是否满足标准要求，是否满足适宜性和充分性的要求的基础上来进行。

2. 文件编制小组人员的培训

对文件编制小组成员及负责文件审批的高、中层管理者进行培训。并由管理者负责培训的策划，质管部负责培训的实施，对文件编制小组进行培训。除进一步加深对标准的理解外，要着重培训文件编制的要求，进行案例分析、编写练习等。

3. 确定文件编制的组织、人员及分工

成立文件编制小组，确定职责、权限和编写的分工。分工可按质量活动特点，或过程特性，或按标准的章节进行分工，形成编写小组。一般由管理者代表任组长、质管部主管任副组长，组织主要质量活动的代表为组员。负责编写的人员应是对该质量活动熟悉和了解的人员，并适当考虑过程的输入、输出的接口，即过程的相互关联和作用。

4. 文件和资料的收集、整理

初期编制应收集和整理组织原已使用的行之有效的质量管理的文件和资料。在编制时或参考，或吸纳，或完善。文件改进和完善阶段，还应对原有文件的符合性、适宜性、充分性和有效性等进行分析评价，针对不足或弊端有的放矢地做好改进。

（二）质量管理体系文件编制的原则

1. 符合性

质量管理体系文件必须做到以下两个符合性：一是符合企业的质量方针和目标，二是符合所选质量管理体系标准的要求。

2. 确定性

在描述任何质量活动过程时，必须使其具有确定性，即何人、何时、何地，依据什么文件，如何做及应保留什么记录等必须加以明确规定，排除人为的随意性。只有这样，才能保证过程的一致性，才能保障产品质量的稳定性。

3. 相容性

各种与质量体系有关的文件之间，应保持良好的相容性，即不仅要协调一致，而且要各自为实现总目标承担好相应的任务。从质量策划开始，就应当考虑保持文件的相容性。

4. 可操作性

质量体系文件必须符合企业的客观实际，具有可操作性，这是文件得以有效贯彻实施的重要前提。因此，文件编制人员应该深入实际进行调查研究，及时反馈在使用中存在的问题，力求尽快改进和完善，确保文件可以操作且行之有效。

5. 法规性

质量管理体系文件是遵照相应标准要求形成的，组织自身的标准化、制度化要求。是组织对内实施质量活动的基本大纲和法规，对外是质量保证的行为准则，又是对各质量活动监视、测量和分析的依据。所以，其应与产品有关的法律、法规要求一致，且措辞要严谨、表达要确切。

6. 系统性

质量体系应是一个由组织结构、程序、过程和资源构成的有机整体。在体系文件编制过程中，由于要素及部门人员的分工不同、侧重点不同以及局限性，保持全局的系统性较为困难。因此，应该站在系统高度，着重搞清每个程序在体系中的作用，其输入、输出与其他程序之间的界面和接口，并施以有效的反馈控制。此外，文件之间的支撑关系必须清晰：程序文件要支撑质量手册，即对质量手册提出的各种管理要求都有交代、有安排。作业指导书也应如此支撑程序文件。

7. 逻辑性

在内容安排及说明文字中，要符合逻辑规律，不能前后矛盾或说法不一。

8. 见证性

质量管理体系文件是评价组织质量管理体系圆形和有效性的依据，是监视、测量和分析各个过程实现所策划结果的能力的准则。为向顾客或第三方认证机构提供证实组织确立、实施和保持质量管理体系及持续改进其有效性的客观证据，其应具有相应的见

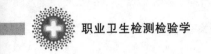

证性。

8. 动态性

实施动态控制，要求不断跟踪情况的变化和运行、实施的效果，及时、准确地反馈信息，调整控制的方法和力度，保证质量体系能不断适应质量体系环境条件的变化，持续有效地运行。

（三）质量管理体系文件编制的注意事项

1. 体例、格式统一

应对要编制的文件的格式、内容、编写方法、采用术语等作出统一的、规范化的要求，以保持文件的一致性。

2. 严格界定术语

在采用术语方面要力求严谨，凡是标准里有定义的，就要按标准中的定义正确地界定术语；凡是标准中没有定义的，一些行业用术语或企业沿用的省略语，都应给出确切的定义。

3. 文字表达准确、顺畅、简练

要注意文字表达的规范性。"准确"就是要表达清楚，避免歧义；"顺畅"就是要语句通顺，易朗朗上口；"简练"就是要简洁、明了。

五、质量管理体系文件的编制

ISO 9001：2008 是国际标准化组织（ISO）颁布的在全世界范围内通用的关于质量管理和质量保证方面的标准。本书以 ISO 9001：2008 为依据展开质量管理体系文件的编制。

（一）质量手册的编制

1. 质量手册的格式和编号

（1）手册的格式。质量手册内页格式应既方便查阅又有利于实施文件的更改；质量手册应写明文件编号、版次、文件章节号、标题、页次和更改次数，有利于手册更改的控制。手册附录应附有"质量管理体系程序文件目录"和"质量记录目录"，具有序号、文件编号、文件名称、版次、主要责任部门、备注等内容，这主要是把质量手册与整个管理型体系文件联系起来。

（2）手册的编号。质量管理体系文件的编号十分重要，直接影响到文件的有效管理和控制。文件编号应反映出组织的名称、文件的类别、文件的主管责任部门、文件分类号及序号，使文件的种类、主要负责部门、对应过程要点及数量都能一目了然；凡体系文件均应有编号并做到唯一性，以利于实施分类管理以及更改、再版工作的有序进行。

文件编号方法：

1）组织代号，一般用缩写的拼音字母表示。

2）文件类别号，按标准要求分五类：质量方针与质量目标——QO；质量手册——QM；程序文件——QP；作业指导书——WI（指管理性文件，技术性文件另定）；质量记录——FM。

3）主管责任部门代号，可按责任部门缩写的拼音字母或英文字母表示，其作用是为了方便文件中职能的归口管理，如办公室——O，财务部门——F。

4）过程要点及数量序号，可按标准的第4至第8章的23个过程要点标书，序号为23个过程要点的文件数，这样可以把文件和过程要点相联系，明确适用范围，方便管理。

2. 质量手册的内容

质量手册是规定企业质量管理体系的文件。ISO 9001：2008 标准 4.2.2 条规定了质量手册最基本的内容。手册的形式和结构取决于组织的规模、文化以及复杂程度，但总体应包括以下内容：①封面、目录和前言。②质量手册的批准令。③组织的质量方针、质量目标。④手册适用范围，包括删减内容及删减合理性说明。⑤手册引用的标准依据。⑥手册采用的术语和定义。⑦质量管理体系要求、管理职责、资源管理、产品实现、测量分析和改进等过程的相互作用及控制和要求，必要时可纳入有关程序文件。⑧有关程序文件、作业指导书及质量记录的清单。

质量手册是组织建立质量管理体系的指令性文件，它应反映出组织对体系的全面要求。质量手册应以过程为基础，应按 ISO 9001：2008 的总要求和过程要点的要求，结合本组织的过程识别、职责分配、提出程序和要求、评价过程的效率和有效性来进行编制。质量手册决不能照抄标准条款，把标准条款作为主要内容，而是应依据标准条款要求，结合组织实际情况提出规定和实施方法。没有标准化的质量手册，每个组织都应根据各自特点编制其质量手册。质量手册的具体内容详细说明如下。

（1）封面。应在封面上方写明组织名称，其下方写明"质量手册""质量手册"下写"第×版"；在手册中下部应写明质量手册编号、文件发放编号、手册受控状态；在封面下方左边写发布日期，下方右边写实施日期。

（2）目录。质量手册的目录分为章节序号、章节内容、页数，必要时可再列入 ISO 9001：2008 标准对应条款号。

（3）前言。是质量手册的 01 章，主要陈述组织概况、发展历史、性质、规模、特点、产品种类及业绩，组织质量管理情况及为什么要编制本质量手册，手册起草人、审核人，组织的地址、邮政编码、电话、传真、网址。

（4）批准令。批准令是质量手册的 02 章，是质量手册的发布令，通常用本组织的红头文件正式发布，由最高管理者签发，也可以不发文件直接在手册上签字发布。

（5）质量方针和质量目标。质量方针和质量目标应形成文件，要有说明、要求及计算方法，在手册上可以引入组织的质量方针及质量总目标的主题内容；部门和层次质量目标可以不列入手册中。质量方针、质量总目标在手册中也可单独作为一章列入，也可以列入质量管理体系要求 5.3 章节文件中，形式可自行决定。

（6）范围、引用标准及术语和定义。要明确体系的产品范围、应用的过程范围、相关的机构职能部门范围，特别是要注明删减的条款内容细节及合理性的说明。

（7）质量管理体系要求与控制。与这一部分相对应的是 ISO 9001：2008 标准的第4至第8章，是质量手册的主要内容，对不同的结构形式，手册具有不同的写法。标准的

第4至第8章的内容中，第4章为总要求，其他4章是以4个大的过程板块为基础而形成的过程要点，所以手册的编制要以23项过程要点为基础，以过程管理方法为主导来进行陈述。通常每节可按下列内容编写：

1）适用范围。明确该过程要点所控制的范围。

2）职责分配。明确该过程要点的接口分工及相关职能部门的职责和任务。

3）要素控制要求。明确过程要点的目的，从过程方法识别和分析过程要点的输入、输出和活动，过程控制的要求及方法，过程的实施和保持，过程的监视和测量，过程的有效性评价及改进。

4）相关文件或支持性文件。明确本过程要点使用的质量记录（记录表格名称、文件编号）。因为程序文件大大减少，各过程要点所需的质量记录可直接从手册中反映出来，以利于加强管理。

上述内容的编制必须联系本组织实际。内容的详略程度应由不同组织的手册结构形式决定，如大型组织，以程序文件为基础，手册可简单一些；而中小型企业质量手册应详细一些，原则上不能照抄标准条纹，应结合组织的实际情况进行编写。

（8）附录。主要列出程序文件目录和质量记录目录（必要时包括有关法律法规）。如组织规模不大，产品单一，也可以列出全部有关体系文件（包括作业指导书）的目录，以利于加强文件的管理和控制。

（二）程序文件的编制

1. 编制程序文件的目的

程序文件主要是承续一阶文件—质量手册，来阐明如何达成质量手册上所定义的质量方针及质量目标。一般而言，因为程序文件会详细叙述一家企业的质量管理体系运作模式，因此程序文件在企业中通常被列为机密等级类的文件。

2. 程序文件涵盖的范围

质量管理体系的要求，大都会对应一个或多个程序文件，这些文件的内容须提及在质量管理范围中相关部门或人员如何去达成质量目标。

程序文件必须依照质量管理体系标准的相关条款来定义，范围包括自接受顾客的需求到完成交货的所有阶段，公司内部组织的运作过程。

程序文件并未规定一定要按质量手册的形式来管理。换句话说，它可以单篇文件的方式来发行、归档、管理，但需要有一张文件总览表来管理所有的程序文件。

3. 程序文件的编制格式

若企业对于自身的文件已经标准化，则可依据原有标准化的规定执行；若无，则可参考下属内容和格式来编订。

程序文件的编制格式：①目的；②范围；③权责；④定义；⑤作业内容，包括作业流程图及用5W1H对作业流程图的要项逐一说明；⑥相关文件；⑦使用表单。

现将上述格式说明如下。

（1）目的。简要叙述为什么要编制这份程序文件。如果以5W1H的方式来阐述，目的主要是描述"Why"，即工作的目的。

（2）范围。主要描述这份程序文件所包含的作业深度和广度。

1）范围的界定影响后续的作业内容，因此是整份程序文件的灵魂所在。

2）范围的界定，可参考质量手册的内容或 ISO 9001 : 2008 标准条款的要求来定义。

3）范围的宽窄，直接关系到认证时被审核的深度，因此文件编制人员应该仔细考虑。如果以 5W1H 的方式来阐述，范围主要是描述"What"，即工作的内容。

（3）权责：权责部分主要是列举本份程序文件和涉及的主要部门或人员，将其所需担当的工作事项作一一对应。

1）以 5W1H 的方式来阐述，内容包括"Who"和"What"，即何人做何事。

2）在作业内容中，凡是有审核和批准的人员，也应明确规定。

（4）定义。这部分内容主要是解释在本程序内容中提到的一些专业名称、英文缩写或非公认的特殊事项；大部分的程序文件可能没有太多的名词要定义，所以这部分内容可有可无。

（5）作业内容。是整篇文件的核心部分。作业内容的编制可分为以下两部分：

1）作业流程。用结构化的图示来表示质量管理活动的运作。

2）作业内容说明。搭配流程图所示的顺序，用 5W1H 的方式依顺序详细说明每一步骤涉及的组织、人员及活动等。

3）以 5W1H 的方式来阐述，内容部分包括了"Who""When""Where""How"，即何人在何时何地做何事，以及做事的具体方法。

（6）相关文件。将作业内容中提及的或引用的文件或资料一一列举。

1）一般而言，程序文件对应的参考文件应该是程序文件、作业指导书或相关的标准。

2）依照文件控制的含义，最好将相关文件的编号同时附注在文件名称的后面。

（7）使用表单。将作业内容中提及的或引用的质量记录一一列举，用以证明相关活动是否被有效实施。依照文件控制和质量记录控制的要求，最好将使用表单的编号同时附注在表单名称的后面。

4. 程序文件的审查

依照流程图的架构编制好作业内容之后，可按照 ISO 9000 文件管理的精神，对文件内容的符合性和适宜性作审批。大致来讲，文件的审批可按以下方式来实施。

（1）由推行小组或推行委员会审查。将程序文件草案提交给企业内部的文件评审小组审查，好处是共通性的文件可及时完成会审。

（2）先知会相关单位后，在提报文件评审小组进行评审，必要时可辅以投票的方式，由文件起草单位向推动小组或推行委员会提出报告并共通会审。

（三）作业指导书的编制

1. 作业指导书的定义

凡是用文字叙述、绘图表示、公示计算、相片说明等方式对一项具体工作进行指导或说明，并被书面化的文件，就是作业指导书。

不同的公司和在不同的书籍中，对作业指导书从不同的角度赋予了不同的名称。如操作规范、操作说明书、工作说明书、施工说明书、作业标准、工作标准书、工作指导书、操作标准、检验标准等。其实，它们的功能和目的都是一样，就是要让工作人员能遵循既定的程序并逐一执行，有标准可以遵循，确保生产出来的产品能达到顶期的要求。

作业指导书在生产环节上是一个不可或缺的工具。企业为了保障产品质量，得到一个有效率的生产活动，非得依靠作业指导书不可。

2. 作业指导书的编制方式

作业指导书，顾名思义，其功能是在指导使用的人，是在执行或操作某项活动、业务、工作时，加以参考和依循的书面资料。作业指导书在以制造或组装为主要活动的企业里被广泛使用，用来作为现场的作业人员或检验人员的工作说明。这类文件的名称因企业的习惯或应用场合的特性，会以不同的名词来表示，如作业标准书、检验基准书、操作指导书、工作指导书、操作规程等不下十种以上的名称。为避免读者阅读本书时混淆不清，特在此说明，并先行以作业指导书一词统一名称的称谓。

在编制作业指导书之前，必须先有适当的表格。在完成表格的选用后，下一步应将指导书的应用站别、作业步骤绘制成作业流程图。作业流程图绘制完成后，再依作业流程的内容顺序，将作业内容用简洁的语言来描述；并对每一作业流程中应注意的细节部分分别加以叙述，必要时配以简图补述，则更能将整体作业的内容阐明。作业指导书编制完成后，应再仔细审查，并与流程图相互比对，检查是否有所疏漏。一切无误后，再讲相关单位或人员加以会审确认，方可确保作业指导书的正确性与适宜性。

3. 作业指导书的审查与管理

作业指导书是公司内部的文件，众多作业指导书还是公司内部的机密性技术资料，所以在发放、收回、保存时须加以严格控制。

（1）制订。

1）编制：设定权责单位来负责文件的编制工作。

2）审查：编制好的文件应经过相关的工作单位与权责单位审查。

3）批准：文件在分发前须经公司授权的主管人员批准后，方视为有效。

4）文件编号，版本制定：文件在经过批准后，由指定的单位进行文件编号等作业。

（2）修订。

1）修订的提出：各相关单位或原编制单位都可以提出修改申请。

2）修订的执行：最好由原制定单位执行。

3）修订审查：原文件审查的单位或权责人员。

4）修订标准：原文件批准人员批准。

5）版本的更改：由指定的单位进行。

（3）废止。文件废止的提出、执行、审查、批准，与文件修订程序相同，并由指定的单位进行。作废文件的取消收回，其编号系统内不再使用该编号，以免混乱及误用。

（4）保存。所有作业指导书的原稿文件及变动履历资料，都应由指定专门的单位来保存。作业指导书的管理单位必须建立文件总览表，以确保文件的版次正确和有效。作业指导书的保管应包括文件分类、归档、编号及建立文件目录。

（5）分发。由指定的文件管理单位进行分发，同时应注意各单位的需求、分发数量、领用者的登记和签收情况。

（6）管理。作业指导书中部分内容涉及公司的技术资料或机密等级，所以在管理上应注意：

1）机密等级的考虑。

2）旧版文件的处理——废弃或保存。

3）文件保存年限的规定。

（四）质量记录的编制

1. 质量记录的定义

质量记录是指对企业已经进行过的质量活动所留下的记录，是用以证明质量体系有效运行的客观证据。质量记录是获得必要的产品质量及有效实施质量体系各要素的客观证据，是采取纠正和预防措施、进行质量改进的可追溯的重要依据。

质量记录的空白表格样式称为质量记录表式、表格或表单，属于质量管理体系文件的组成部分。

在体系运行过程中，质量记录表式或表格记载了各种有关的实际情况和数据后，便形成了质量记录。表式或表格也属于质量记录的管理范畴。

ISO 9001∶2008 标准描述的质量体系，要求企业应制定质量记录的标识、收集、编目、归档、存储、保管和处理程序，并贯彻执行。

2. 质量记录表格的设计

一般的质量记录都有特定的功能展现，所以在设计质量记录表格之前，应针对其主要的应用场所、范围，先列举条文，再从其设计的层面广泛度，依以下的原则进行设计。

（1）规格大小的确定。应从质量记录的项目、存档方式与可利用空间等三个方面考量，先决定质量记录的初步规格。一般以 A4 复印纸被使用的场所最为广泛，其次是 A3。至于设计图纸的绘制，则不在此限。

（2）质量记录名称的显现。每一份质量记录都有其应用功能，而将此功能用简短而有力的名词作为"表头"，即是这份质量记录的"名称"。质量记录的名称让人一见便可以知道它主要的目的、诉求的功能或应用的场所。所以表头的称呼要切合实际，符合公司内部通则性。如：在进料检验时，应用的记录表可称为"进料检验记录表"。在记录员工个人履历、经历状况、背景资料时，可称为"员工基本资料表"。在陈述物料的库存状况与进出记录时，可称为"物料库存管制卡"。以上所举实例，都能从"表头名称"很明确地了解到质量记录的应用场所与范围。

（3）内容项目。质量记录经设计后，能展现的功能完全在于内容、项目的制订。内容过于繁杂的质量记录，有让人不胜其烦的感觉，进而不愿填写完整，甚至弃之不用，造成无谓的浪费。所以，在设定质量记录的内容、项目时，应当小心谨慎。

一般内容项目的设立，应针对"表头名称"所划定的应用场所、目的，将最主要想获得的资料优先列出，再将可一同列入的次要项目列出，最后是参考项目。将项目分别列举出以后，就可以进行筛选。在筛选时，可召开集体会议，也可以直接征询。

各项目都已经确定后，就可以进一步考虑各项目的书写（或打字）空间，进行初步的表格框架设计。

（4）版本。质量记录经常是"需要它却又不重视它"。因为，它变动的概率实在太高，管理者或使用者会根据需要而随时变动。在此过程中，公司很可能会因此而形成无谓的浪费，如旧有表单的作废与舍弃等有形或无形的损耗。所以，对于公司跨部门表单的变动，应视同文件加以处理。

质量记录本身就是文件，它指导作业人员将必需的资料加以编辑，有规律地加以保留，从而形成记录。所以，应看到其重要性，将表格的变动履历加以记录，变动的状况（即表单的版本）加以显现。

通常，质量记录的版本用阿拉伯数字"1，2，3，4…"表示，或用英文字母"A，B，C，D…"表示。

质量记录的版次位置一般会放置于记录的左下方或右下方，而文件的版次栏则会放置于文件的右上方或左上方，以使阅读者明了。

（5）编号。质量记录的编号也同版本一样，可按不同方式编排。以下三种方式仅供参考：

1）质量记录的编号系统与文件编号系统相同。

2）质量记录附属于程序文件的编号方式。

3）单独成体系的质量记录编号。

（6）签署。质量记录在填入书面文字后，不论是成为记录还是文件，都必须有制作人员的签名；对文字内容的正确性，须有人加以审查核对；在完成全部内容并确认无误后，还需经公司内部授权主管的批准。所以，在设计质量记录表格时，必须将"制作""审查""批准"等步骤的栏位，一同考虑并加以设定。

（7）日期。所有质量记录都有填入文字的时间，在填入文字的同时加注日期，代表制作人填表的完成日期。

在 ISO 9001：2008 质量体系要求上，质量记录除了具有证实和分析作用外，还必须具备追溯作用。如质量记录在填写时没有注明填写日期，则各类记录的对应事件的发生时间或产品生产时间将无从追查，会在追溯性控制上产生遗漏与瑕疵。所以，公司内部如果要推动 ISO 9001：2008 质量体系，本栏位所发挥的功效不可轻视，也不能因为疏忽而不填写。

（8）其他注意事项。质量记录在设计后，还须考虑是否有其他功能需要一并显示，如：中、英文一同显现；采用多联式，显示每联所应分发的单位；将公司的名称和公司标志加入；等等。

若为单联式质量记录，如需要将记录所填写内容通知相关单位时，则可再设计"分发单位"的栏位，以便填表人在完成后，可视通知单位的多少分别予以填入，经批准后再影印分发。

如属多联式质量记录，可在记录的外框右方（一般左方为装订空间，不宜再加注文字说明，除非记录被设定为直式装订归档）标注"第×联"，应保存于哪个单位（或部门），这样可以免除重复填写的麻烦，以及加印本类记录的处理流程。

3. 质量记录的管理

质量记录的管理与作业指导书的管理方式相同，可参见作业指导书章节相关内容的介绍。另外，质量记录在执行过程中（包括填写、审批和修改）有如下要点须特别注意。

（1）填写记录。

1）不得使用铅笔书写，重要资料（如标注日期、数量、金额等）不可使用涂改液修改。

2）字迹应清晰、可辨识。

3）记录的填写应全面而完整。

4）无关或不适用的栏位以画线注记或"NA"（不适用）字样表示。

5）质量记录应保持清洁，不得有缺页或破损。

（2）质量记录的审批。

1）质量记录的审批者不得为记录的填写者。

2）与质量记录有关的单位，要有会签记录。

3）审批人员须签名并加注日期。

4）批准后的质量记录为有效文件，不得任意更改。

5）若审批人员不在，须有代理人制度。

6）质量记录制定的审核，可附于程序文件后一并审核。

（3）质量记录的修改。

1）质量记录不得使用修正涂改液，须画线注记，表示该笔资料注销，并在画线附近空白处签名以示负责。

2）质量记录可依程序文件的修改方式，按版本来加以识别。

第四节　质量管理体系的运行和持续改进

实验室建立质量管理体系，是检测过程质量的保证，是检测环境与仪器设备质量保证，同时也是标准物质、试验试剂的质量保证及检验人员技术素质保证等。质量管理体系建立后。最重要的工作是如何使其有效、正常运行。质量体系的有效运行主要体现在组织机构协调指挥，所有影响质量的因素（过程）都处于受控状态，才能保证体系的有效运行。

一、体系运行的宣贯培训

（一）培训目的

通过培训使新建立的文件化管理体系的总体框架、基本原理、主要内容及相关管理要求在各个层次得到较为充分的沟通、理解和认同，确保体系运行所需的资源得到充分的配置和保证，人员的素质和技能能够满足相关岗位的工作要求及持续改进的需要，在全机构范围内营造浓厚的质量文化氛围。

（二）培训层次及内容

1. 管理层培训

重点以质量手册和程序文件为重点，促进不同管理层人员进一步明确质量方针及其内涵、质量目标体系及相应的管理和监测要求、各层次管理人员及其所在部门在体系中的地位作用及职能职责、体系有效运行所需的资源条件以及重点管理程序、流程和标准等，确保在各层级管理者之间的有效沟通和各项工作的高效顺畅运转。

2. 内审员培训

质量管理部门组织体系内的全体内审员进行培训，培训内容包括审核程序和技巧、审核表的编制、审核记录的填写要求、纠正和预防措施的制定、审核报告的撰写等，培训方式主要采取集中授课和现场实操指导相结合的方式进行。该阶段的内审员培训不同于体系建设准备阶段的培训，要注重将标准要求与机构实际情况的有机融合，突出标准在检验检测机构的具体应用，确保内审员能够有针对性地实施内部审核，发现改进机会，以充分发挥其在体系运行中的骨干作用。

3. 专项培训

在质量管理部门的指导和帮助下，各部门组织本部门员工就如何按体系文件要求开展工作进行培训，培训内容包括岗位职责、工作流程的内容与要求，记录的填写和管理方法等，培训方式可采取小规模集中授课和现场实操指导相结合的方式。可按熟知、应知、略知的不同要求区分不同员工对体系文件内容的掌握程度，必要时编制员工应知应会手册。

在具体的检验检测业务部门的培训中，重点是结合行业政策、规章、制度、标准等的实施，确保上级的有关要求得到了充分沟通和正确理解，并能按照 ISO 9000 标准建立的程序和规范予以贯彻执行，为未来的体系运行监督指导和审核工作提供客观依据。

二、内部审核

内部审核是质量负责人的重要职责之一，是检验检测机构自我检查、发现体系存在的问题并实施改进的一种重要方法。内部审核由经培训并具有一定资格和尽可能独立于被审核部门的人员进行，检查检验检测机构活动是否经常地符合管理体系要求，这是自我完善、自我改进的重要机制。内部审核是一项有计划的活动，计划须涉及体系所有要素和实验室所有部门，同时也不排除临时增加附加审核的可能性。审核前一般需制订审核方案，明确审核组长、审核组成员及分工、审核目的、依据、范围、确定审核方式和时间安排（首次会议、现场审核、审核组内部会和末次会议时间），并将审核方案通知被审核岗位，便于工作安排。现场审核完毕，一般由审核组长编制审核报告，全面反映整个审核工作情况，提出审核结论和纠正措施实施要求，不符合项须落实人员制订、实施纠正措施并进行跟踪审核，经跟踪审核确认纠正措施有效性后，整个内审活动闭合。内审形成的所有记录，包括审核方案、通知、会议签到表、核查表、不符合项报告、审核报告、纠正措施及实施情况记录、跟踪审核记录等，全部归档保存。内部审核报告及纠正措施等应提交最高管理者作为管理评审工作所需的重要信息之一。质量负责人负责内部审核的组织和领导，审核资源的配备，内审计划的审批，审核报告的批准等。内部审核要按 PDCA 的方法，科学策划、严格执行、全面评价、积极整改，尤其要重视纠正、预防和改进措施的组织实施，以及后续的跟踪和验证。

（一）内审的主要形式

1. 综合性全面内审

（1）内审重点。应从传统的不合格审核向咨询式、增值式审核转变，以发现改进机会为主，要关注流程运作的效率和效果、关注检验检测标准的控制水平，并与行业先进水平对比，从目标管理、流程优化、资源整合、完善制度、提高效率、提高检测水平等方面发现问题，并提出改进建议。

（2）主要审核内容。包括：质量目标的完成情况，组织机构及人员，质量管理体系，文件控制，要求与合同评审，分包，服务与供应品的采购，客户和相关方要求的落实，申诉和投诉，不符合工作的控制，持续改进，纠正措施，记录的控制情况、技术方法的使用，设施及环境条件，设备及标准物质，量值溯源，采样管理，样品管理，检测结果报告以及监督检查发现问题的改进情况等。

（3）综合性全面内审的实施：编制审核计划及实施表，按照审核重点准备内审检查表，按计划和检查表实施审核，记录发现的问题，提出改进建议项和不合格项，出具审核报告，针对发现的问题提出纠正、预防措施，并进行跟踪验证。

2. 滚动式内审

根据检验检测工作情况定期组织对相关度高的几个重点过程（如现场采样与检测、实验室检测等）按过程方法进行审核，在一年内完成对所有过程的审核。审核发现的问题可在检验检测机构例行会议上进行通报，并于下月度例会检查整改情况。

3. 专项检查与内审相结合

通过整体策划，将专项检查（如仪器设备检查、检测方法检查、现场检查、安全检查、督察考评等）与内审相结合，定期由专业人员和内审员组成综合检查组，专业人员主要从专业角度发现问题，内审员主要从制度和流程方面提出改进建议，使内审的系统性与专项检查的专业性有机结合起来，并减少不必要的重复检查，提高检查的效率和效果。

（二）有关要求

（1）注重审核结果的正确运用，鼓励内审员敢于发现和暴露问题，通过内审发现体系运行中存在的问题和不足并持续改进，从而提高体系运行水平和检验检测基础管理水平。

（2）强化内审员队伍建设。检验检测机构内部要建立高素质的审核员队伍，保持内审员队伍的相对稳定性。通过组织参加审核员培训，加强审核员间的交流学习和共同提高。

（3）推进内审与机构内部监督检查工作的协调统一。可积极探索将体系内审与机构内部监督管理、审计、督察等管理监督类工作，以及重大专项检查，如三项检查等工

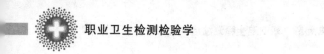

作有机结合的方式和程度，避免不必要的工作重复，提高体系评价效率和效果，真正实现体系运行与实际工作的深度融合。

三、管理评审

管理评审是最高管理者的重要职责之一，是最高管理者评价整个管理体系运行有效性、发现改进机会、提出改进措施的重要途径和手段。管理评审必须由最高管理者亲自主持，对管理体系的内外部环境和现状进行研究，并对影响机构管理整体水平持续提升、影响体系有效运行的重大事项进行分析，发现改进管理体系的机会，提出并落实改进措施，不断提高体系建设和运行水平。

（一）管理评审的形式

（1）年度管理评审。最高管理者应主持年度管理评审会议，组织各检验检测部门主要负责人对管理评审各项输入材料进行评审。最高管理者应在年度管理评审会议上总结本年度体系建设和运行情况；应从质量目标方针、内外部审核结果、客户服务、产品（服务）的改进、主要过程的控制水平、组织机构和资源配置等方面对体系运行的有效性、充分性进行评价，并提出改进措施的意见并落实责任部门；应明确提出下一年度体系建设工作的重点和要求。

（2）不定期管理评审。最高管理者应关注外部政策与行业环境的变化，在机构业务工作面临重大挑战、外部环境发生重大改变、主要技术人员缺失时，或是检验检测过程出现重大问题时，应及时组织召开管理评审会议。

（二）管理评审的主要输入

（1）质量方针、质量目标等政策和程序的适用性。

（2）管理人员和监督人员的监督管理报告。

（3）内外部审核结果。

（4）外部机构评审报告。

（5）纠正、预防措施执行情况报告。

（6）比对检测、能力验证结果分析报告。

（7）客户意见汇总分析报告，客户投诉及其处理情况报告。

（8）工作量及工作类型变化趋势、分析测试报告。

（9）上次管理评审提出的问题及改进情况。

（10）其他必要的内容。

（三）管理评审的考察重点

（1）对质量方针和目标的符合性、适宜性和充分性是否进行了评价，并做出适当调整和改进。

（2）"以客户为关注焦点"的有关要求和过程是否纳入管理评审，并实施改进。

（3）是否关注了近期外部环境的变化对体系运行的影响。

（4）是否解决了机构在运行中遇到的实际问题，并对体系文件进行了相应调整和改进。

（四）管理评审的主要输出

（1）评价管理体系及其运行过程是否适应机构发展的需要，并提出存在的问题和改进措施。

（2）评价方针目标、工作职责、要求、方法、措施以及资源配套是否满足客户、相关方和社会要求，并提出存在的问题和改进措施。

（3）评价各项工作的开展是否取得预期效果，并提出存在的问题和改进措施。

（五）实施管理评审应注意的问题

（1）管理评审应由最高管理者亲自主持，不能委托管理者代表或其他企业领导代为主持。

（2）要注重管理评审的实效，充分发挥管理评审在推动机构实际工作、评价体系充分性与有效性、发现体系改进机会并做出体系改进决策方面的应有作用，避免管理评审流于形式，走过场。

（3）管理评审应与机构内的办公会、专题工作会议等会议形式有机结合起来，可就体系的某些方面（如内审发现的重大问题、目标完成情况、组织机构或主要业务流程重大改变等）组织输入材料、形成评审报告，提高管理评审的时效性。

四、质量管理体系的持续改进

质量管理体系建立后需要在运行中不断地加强和改进，以保证质量体系的有效性，满足客户的期望，是 PDCA 循环中重要的步骤。只有经过不断的完善过程，才能形成具有自己特色的质量体系，使检验检测实验室得到持续健康的发展。日常的质量管理活动是体系逐步完善的基础，可从多个方面、多个渠道进行。典型的工作有以下几个方面。

（一）人员的宣教培训

质量管理体系文件是实验室各项工作必须遵循的规范性文件，是认证认可的需要，是保证检测结果科学、公正、准确、有效的需要。检测实验室要继续组织管理体系文件的宣传，真正明确每个部门、岗位人员的职责，进一步提高职工对质量体系文件的理解和执行能力，强化质量第一的理念，使每一位职工牢牢树立"全员参与、人人有责"的意识，严格按照质量管理体系文件的规定，开展检验检测工作。要按照质量管理体系规定的程序，分解任务，责任到人，明确各级岗位人员的职责与权限、工作任务、工作标准和应达到的效果，使每一项工作都能严格按照程序进行，不打折扣，保质保量完成。仪器设备的管理主要包括仪器设备的购置、验收、使用、维护、期间核查、维护、报废等内容。设备检定对分析测试结果有非常重要的影响，大型设备通常都有较完备检定的计划和程序。在实际工作中应当分析检测设备对分析测试结果的影响。

（二）实验室间比对和能力验证

能力验证是利用实验室间比对来确定和展示实验室能力的活动，也是确保实验室维持较高检测水平和对能力进行考核、监督和确认的一种验证活动。能力验证的良好结果是对现场评审的有力支持证据。从分析检测工作应有的科学态度来说，实验室间比对和能力验证都是最基本、最有效消除偏差的手段。在完成实验室间比对和能力验证工作

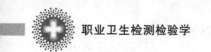

后，要注意对验证结果进行科学评价和总结，有助于提高实验室的测试水平。

（三）监督员的日常监督

质量监督员作为体系运行质量控制的第一道防线，其作用是非常重要的。质量监督员工作在检测第一现场，掌握检测质量的最新动态，了解技术操作环节中的难点，及时发现过程控制中的问题并予以纠正，对连续的检测活动实施有效的质量监督，以确保检测活动规范有效地进行，避免出现不应有的偏差和失误，从而保证检测结果的质量。监督员是实验室的业务骨干，具有丰富的实践经验，其监督对象和监督范围为实验室全体人员和从接样到出具检测报告的全过程，监督活动必须到位，才能取得预期结果。

（四）不确定度评定

不确定度是对测量结果可能误差的量度，对检测结果进行不确定度的评定是检测实验室的重要内容，是对检测数据比较科学的完善表达。应当建立不确定度评定的工作机制，确定不确定度评定相关人员，建立新方法、新技术的不确定度评定制度，既是向客户负责，也是自我保护的一项措施。

（五）客户满意度调查

随着"以人为本"管理理念的日渐深入，检测实验室越来越认识到进行客户满意度调查的重要性，通过客户满意度调查可以建立和预测客户未来的需求，帮助实验室实现持续改进。开展客户意见调查的形式有：面谈、电话访问、发放客户满意度调查表等。质量管理部门就客户意见进行归类、分析，给予答复，并将结果通过信函或其他方式反馈给每一个提出意见的客户，并了解客户对处理结果的满意程度，促进检验检测工作的改进。

（六）记录的管理和控制

记录是质量体系运行和完善的依据，也是检测工作可追溯的依据。由于各类记录较多、较繁，因此记录管理也是每一个实验室管理的重点和难点，原始记录必须具备统一性、完整性、准确性、规范性、真实性、及时性等质量特性。常见的问题是：记录的数据不全，没有把原始数据全部记录下来，失去了检测的原始性；记录表达不准确，如有效数字位数不统一等；常常遗忘必须记录的信息；书写不规范，字迹不清晰工整。因此，加强技术人员业务培训，提高专业素质，使其熟悉本岗位应做的记录格式及内容，养成工作中及时记录的良好习惯。

（七）实验室的内务管理

作为检测实验室，其检测活动经常使用和消耗大量的化学药品和化学试剂，产生一定量的废气、废液、废渣和动物尸体等，甚至是有毒气体及有毒废液，污染环境，并对分析人员产生一定的伤害。所以从人身健康和环保要求，加强实验室的内务管理是必不可少的。目前，国内外流行将日本的"5S"管理理念融入到内务管理当中，即"整理、整顿、清扫、清洁、清心"。培养检验人员遵守实验室管理制度，养成良好的实验习惯。对全面提高实验室管理水平，提升客户的信心，确保产品或服务的质量，为实验室营造一个规范、安全、优雅的工作气氛。

（八）审核

内部审核是整个质量工作中最重要的一项工作。内部审核的目的是使质量体系满足标准的要求，是实现自我改进、自我提高的一种机制，必须重视内审发现的问题，在查找存在问题的同肘，找出各科室质量管理方面的先进经验，起到了相互借鉴、相互促进、共同进步的目的。

（九）管理评审

管理评审是全面评价质量管理体系运行的适宜性、充分性和有效性，确保质量方针、总体目标的实现。管理评审是高层次更加全面地对实验室进行检查，其收集的信息、材料更加全面。通过管理评审，确保质量管理体系规范有序运行，进一步改善服务质量，促进持续改进，提高客户满意程度。实验室的日常管理除以上工作外还有很多内容，如供应商的评价，供应品的管理，环境条件的控制，样品的处置，检测标准的现行有效，抽样的控制，开展新项目的评审，标准物质的管理等等。总而言之，在日常的管理工作中要有很强的质量意识，要做到善于发现问题，解决问题，举一反三，就能够使质量体系不断持续改进。

（周海林　王致　刘移民）

第一节 我国职业病防治体系的历史、现状及发展

我国最早的与劳动者健康安全相关的法规可追溯到 1922 年 5 月 1 日在广州召开的第一次劳动大会上提出的《劳动法大纲》，其要求工厂合理规定工时、工资及劳动保护等。新中国成立以后，我国的职业病防治立法工作得到重视，取得进展。职业病防治方面的劳动、卫生和安全生产监管等部门以及相关岗位的专家、学者和工作人员都为职业病防治走上法制化轨道做出不懈努力。纵观我国职业病防治法律体系的发展历程，大致可以分以下几个阶段。

（一）初创时期（1949—1966 年）

20 世纪 50—70 年代，属于"工业卫生与职业病学"阶段，本阶段主要是照搬苏联的模式和做法，以学术讨论和积累经验为主。1949 年 9 月 29 日，中国人民政治协商会议第一届全体会议选举了中央人民政府委员会，宣告了中华人民共和国的成立，并且通过了起临时宪法作用的《中国人民政治协商会议共同纲领》，纲领规定"试行工矿检查制度，以改进工矿的安全和卫生设备"，由劳动部进行监督检查、综合管理。1949 年 11 月 2 日，中华人民共和国劳动部成立，劳动部下设劳动保护司，负责全国的劳动保护工作。1950 年，《工厂卫生暂行条例草案（试行）》规定"工作是散放有害健康的蒸汽、气体和灰尘之机器，应经常检查和修理，以保持密闭状态"。1951 年，《中华人民共和国劳动保险条例》颁布。1956 年先后颁布《工业企业设计暂行卫生标准》（1962 年修订）和《工厂安全卫生规程》《关于防止厂矿企业中矽尘危害的决定》《矿山防止矽尘危害技术措施暂行办法》《职业中毒与职业病报告试行办法》。1957 年，《职业病范围和职业病患者处理办法的规定》将 14 种病因明确、危害较大的职业性疾患列为法定职业病。1963 年，由中华人民共和国卫生部主编、国家计划委员会批准颁布了《工业企业设计卫生标准》（GBJ）1—62（附表规定了 92 项车间空气中有害物质 MAC 值，其中包括"气体及蒸气"MAC 60 项，"粉尘及其他气溶胶"32 项），成为我国第一部有关劳动卫生的国家标准。同年，我国研制了第一个职业病诊断标准：《矽肺、石棉肺的 X 线

诊断》。1963 年 9 月 18 日，出台《国营企业职工个人防护用品发放标准》。1965 年，研制了铅中毒、汞中毒、苯中毒、急性一氧化碳中毒和有机磷农药中毒的诊断和治疗方法。我国职业病防治法律体系在初创时期的特点为：规范用人单位职业病防治行为的规定多以政策和标准为主；职业病防治的有关规定具备相当高的社会需求和专业水平。初创时期的规定对新中国在矽肺等尘肺病和铅、苯、汞等职业中毒的防治以及防暑降温等工作起到了巨大的作用。

（二）坚守时期（1966—1980 年）

20 世纪 60 年代，国家经济发展受到影响，职业病防治的法制化进程也受阻；但职业病防治工作并未停滞，广大职业病防治工作者、研究人员仍坚守岗位，围绕修订矽肺诊断标准、毒物动力学、潜水作业和噪声危害等方面开展防控和研究工作。本时期也可称为"劳动卫生与职业病学"阶段，由于工业卫生难以解释农业生产过程中接触职业有害因素引起的病伤，因而改工业卫生为劳动卫生。1967 年，研制了《磷化氢急性中毒和溴甲烷中毒诊断治疗草案》。坚守时期一项重要工作是制定有害物质的卫生标准。1973 年，在国家卫生部领导下，完成了对国标建（GBJ）1—62 的修订工作，于 1979 年修订颁布了《工业企业设计卫生标准（TJ36—79）》。1974 年，对铅中毒、汞中毒、苯中毒和有机磷农药中毒的诊断和治疗方法进行了修订，并颁布了苯的氨基、硝基化合物中毒和慢性三硝基苯中毒的诊断标准及处理原则。我国职业病防治法律体系在坚守时期的特点为：职业病防治法律法规的立法工作几近停滞；职业病防治现场控制和科研工作的开展仍在继续，为日后职业病防治立法工作的恢复奠定了基础。

（三）发展时期（1980—2002 年）

本时期可称为"职业卫生与职业病学"阶段，随着工业现代化的加速和自然科学的发展，为了囊括所有因职业活动引起的伤害，改劳动卫生为职业卫生。1983 年，《职业中毒与职业病报告试行办法》修订为《职业病报告办法》。1984 年，《关于加强防尘防毒工作的决定》要求"对那些工艺落后、尘毒危害严重、经济效益低，在近期又无力进行技术改造的企业，应当下决心关、停、并、转"，进一步强调了生产性建设项目"三同时"的规定，并对企业事业单位治理尘毒危害问题，以及关于加强防尘防毒的监督检查和领导等问题，都做了明确规定。鉴于全国乡镇企业职业卫生的严峻形势，1987 年 7 月 9 日颁布了《乡镇企业劳动卫生管理办法》。同年 11 月 5 日，颁布修订的《职业病范围和职业病患者处理办法的规定》，规范了职业病的管理，法定职业病名单扩大到 9 大类 99 种。1987 年 12 月 3 日，颁布实施《尘肺病防治条例》。1989 年 10 月 24 日，颁布施行《放射性同位素与射线装置放射防护条例》。1992 年 4 月 3 日，中华人民共和国主席令第五十八号公布《妇女权益保障法》，自 1992 年 10 月 1 日起施行。1993 年 1 月 26 日，国家卫生部、劳动部、人事部、全国总工会、全国妇联发布实施《女职工保健工作规定》。80—90 年代，全国（华南、华东、西南等）的职业病防治工作的有力开展助推了地方性规定的出台；河南、湖南、广东、黑龙江、贵州、吉林、四川、辽宁、海南、江西等省相继颁布了职业病防治管理规定，如广东 1997 年 7 月 7 日颁布实施《广东省劳动防护用品管理办法》，1998 年 9 月 18 日广东省第九届人民代表大会常务委员会第五次会议通过了《广东省工伤保险条例》。我国职业病防治法律体系在发展时期的特点为：相关规定和标准在前期卓越工作的基础上不断得到修订，领域不断拓展，立法层级不断提高；地方政府在职业病防治中的相关责任不断得到体现，并有力地推动《职业病防治法》的制定。

（四）加强时期（2002 年至今）

经过十余年的调查研究，《职业病防治法》经 2001 年 10 月 27 日第九届全国人大常委会第 24 次会议通过，终于在 2002 年 5 月 1 日起实施。同年 4 月 30 日，国务院第 57 次常务会议通过《使用有毒物品作业场所劳动保护条例》，自 2002 年 5 月 12 日起施行。2002 年 4 月 18 日，国家卫生部与劳动保障部下发《关于印发〈职业病目录〉的通知》，法定职业病扩大到 10 大类 115 种。《职业病防治法》颁布实施后的 10 年间，设计申报、建设项目职业卫生审核、急性职业病危害事故处理、职业健康监护和职业病诊断鉴定等方面 17 个相关配套规定实施，修订职业卫生标准 660 多项。2011 年修订的《职业病防治法》规定职业病的预防、治疗和保障的工作分别主要由安全生产监督管理部门、卫生部门以及劳动和人力资源社会保障部门负责。2012 年以后，国家卫生部门修订了《职业病诊断与鉴定管理办法》，安全生产监督管理部门制定颁布了《工作场所职业卫生监督管理规定》《职业病危害项目申报办法》《用人单位职业健康监护监督管理办法》《职业卫生技术服务机构监督管理暂行办法》和《建设项目职业卫生"三同时"监督管理暂行办法》。2013 年，《职业病目录》修订为《职业病分类和目录》，法定职业病扩大到 10 大类 132 种。2015 年，修订了《职业病危害因素分类目录》，职业病危害因素的种类扩大到 6 大类 459 种。2016 年，修订了《职业性急性丙烯晴中毒的诊断》《职业性急性 1，2 – 二氯乙烷中毒的诊断》等诊断标准。同年 7 月 2 日，中华人民共和国第十二届全国人民代表大会常务委员会第二十一次会议通过修改《职业病防治法》决议，自 2016 年 9 月 1 日起施行。2017 年，安全生产监督管理总局废止了《用人单位职业病危害防治八条规定》，修订了《建设项目职业病防护设施"三同时"监督管理办法》。我国职业病防治法律体系在加强时期的特点为：职业病防治法律体系框架基本形式；职业病防治监管职责不断调整，依据"管安全生产必须管职业卫生"相关文件精神，职业病防治法制化进程进入职业安全卫生管理一体化的阶段，逐步尝试将安全生产与职业卫生实行一体化监管。

如上所述，我国的职业病防治法律体系框架已确立，是包含多种法律形式和法律层次的综合性系统；即以宪法为纲领，以《职业病防治法》为主题，以相关法规、规章和标准为辅助，与其他各部门法密切相关。职业病防治法律体系大致可分为以下 4 个层次：宪法、职业卫生相关法律、职业卫生相关法规与规章、职业卫生相关标准。

第二节　职业卫生相关法律目录

（1）《中华人民共和国职业病防治法》中华人民共和国主席令第四十八号公布，2016 年 7 月 2 日修正。

（2）《中华人民共和国安全生产法》中华人民共和国主席令第十三号公布，2014 年 8 月 31 日修正。

（3）《中华人民共和国劳动法》中华人民共和国主席令第二十八号公布，2009 年 8 月 27 日修正。

（4）《中华人民共和国劳动合同法》中华人民共和国主席令第七十三号公布，2012 年 12 月 28 日修正，2013 - 7 - 1 起施行。

（5）《中华人民共和国环境保护法》中华人民共和国主席令第九号公布，2014 年 4 月 24 日修正，2015 - 1 - 1 起施行。

（6）《中华人民共和国大气污染防治法》中华人民共和国主席令第三十一号公布，2015 年 8 月 29 日修正，2016 - 1 - 1 起施行。

第三节　职业卫生相关法规与规章

一、法规（表 10 - 1）

表 10 - 1　职业卫生相关法规

序号	法规颁布来源	标准名称	发布部门	发布时间	实施时间
1	国务院令第 352 号	使用有毒物品作业场所劳动保护条例	国务院	2002 - 05 - 12	2002 - 05 - 12
2	国务院令第 105 号	中华人民共和国尘肺病防治条例	国务院	1987 - 12 - 03	1987 - 12 - 03
3	国务院令第 376 号	突发公共卫生事件应急条例	国务院	2003 - 05 - 09	2003 - 05 - 09
4	广州市人民政府令第 118 号	广州市职业卫生监督管理规定	广州市人民政府	2015 - 02 - 27	2015 - 05 - 01
5	国务院令第 586 号	工伤保险条例	国务院	2010 - 12 - 08	2011 - 01 - 01
6	国务院令第 619 号	女职工劳动保护特别规定	国务院	2012 - 04 - 28	2012 - 04 - 28

二、规章（表10 -2）

表10 -2 职业卫生相关规章

序号	规章颁布来源	标准名称	发布部门	发布时间	实施时间
1	国家安全生产监督管理总局令第90号	建设项目职业卫生"三同时"监督管理办法	国家安全生产监督管理总局	2017 - 03 - 09	2017 - 05 - 01
2	国家安全生产监督管理总局令第47号	工作场所职业卫生监督管理规定	国家安全生产监督管理总局	2012 - 04 - 27	2012 - 06 - 01
3	国家安全生产监督管理总局令第48号	职业病危害项目申报办法	国家安全生产监督管理总局	2012 - 04 - 27	2012 - 06 - 01
4	国家安全生产监督管理总局令第49号	用人单位职业健康监护监督管理办法	国家安全生产监督管理总局	2012 - 04 - 27	2012 - 06 - 01
5	国家安全生产监督管理总局令第50号	职业卫生技术服务机构监督管理暂行办法	国家安全生产监督管理总局	2012 - 04 - 27	2012 - 06 - 01
6	国家卫生和计划生育委员会令第5号	职业健康检查管理办法	国家卫生和计划生育委员会	2015 - 03 - 26	2015 - 05 - 01
7	粤安监职卫〔2012〕28号	关于规范建设项目职业卫生"三同时"审批事项的通知	广东省安全生产监督管理局	2012 - 11 - 09	2012 - 11 - 09
8	国家安全监管总局令第80号	工贸企业有限空间作业安全管理与监督暂行规定	国家安全生产监督管理总局	2015 - 05 - 29	2015 - 05 - 29
9	国家安全生产监督管理总局令第53号	危险化学品登记管理办法	国家安全生产监督管理总局	2012 - 07 - 01	2012 - 08 - 01
10	卫法监发〔1999〕620号	工业企业职工听力保护规范	卫生部	1999 - 12 - 24	1999 - 12 - 24
11	安监总安健〔2012〕89号	防暑降温措施管理办法	国家安全生产监督管理总局、卫生部、人力资源和社会保障部、中华全国总工会四部门	2012 - 06 - 29	2012 - 06 - 29

续表 10 - 2

序号	规章颁布来源	标准名称	发布部门	发布时间	实施时间
12	安监总安健〔2012〕73 号	建设项目职业病危害风险分类管理目录（2012 版）	国家安全生产监督管理总局	2012 - 05 - 31	2012 - 05 - 31
13	总监总厅安健〔2013〕171 号	职业卫生档案管理规范	国家安全生产监督管理总局	2013 - 12 - 31	2013 - 12 - 31
14	总监总厅安健〔2014〕111 号	用人单位职业病危害告知与警示标识管理规范	国家安全生产监督管理总局	2014 - 11 - 13	2014 - 11 - 13
15	卫法监法〔2003〕142 号	高毒物品目录	卫生部	2003 - 06 - 10	2003 - 06 - 10
16	国卫疾控发〔2013〕48 号	职业病分类和目录	国家卫生和计划生育委员会、人力资源社会保障部、安全监管总局、全国总工会四部门	2013 - 12 - 23	2013 - 12 - 23
17	安监总厅安健〔2015〕16 号	用人单位职业病危害因素定期检测管理规范	国家安全生产监督管理总局	2015 - 02 - 28	2015 - 02 - 28
18	国卫疾控发〔2015〕92 号	职业病危害因素分类目录	国家卫生和计划生育委员会、人力资源和社会保障部、安全监管总局、全国总工会四部门	2015 - 11 - 17	2015 - 11 - 17
19	安监总厅安健〔2015〕39 号	职业卫生技术服务机构工作规范	国家安全生产监督管理总局	2014 - 04 - 14	2014 - 04 - 14
20	安监总厅安健〔2016〕9 号	职业卫生技术服务机构检测工作规范	国家安全生产监督管理总局	2014 - 04 - 14	2014 - 04 - 14
21	安监总厅安健〔2015〕124 号	用人单位劳动防护用品管理规范	国家安全生产监督管理总局	2015 - 12 - 29	2015 - 12 - 29
22	安监总厅安健〔2015〕121 号	国家安全监管总局办公厅关于加强用人单位职业卫生培训工作的通知	国家安全生产监督管理总局	2015 - 12 - 21	2015 - 12 - 21
23	卫生部令第 91 号	职业病诊断与鉴定管理办法	卫生部	2013 - 02 - 19	2013 - 04 - 10

续表 10 - 2

序号	规章颁布来源	标准名称	发布部门	发布时间	实施时间
24	安监总厅安健〔2015〕93 号	职业卫生技术服务机构实验室布局与管理规范	国家安全生产监督管理总局	2015 - 09 - 14	2015 - 09 - 14
25	安监总厅安健〔2015〕93 号	职业卫生技术服务档案管理规范	国家安全生产监督管理总局	2015 - 09 - 14	2015 - 09 - 14
26	卫生部令第20 号	国家职业卫生标准管理办法	卫生部	2002 - 05 - 01	2002 - 05 - 01

第四节　职业卫生相关标准

一、职业卫生通用标准（表 10 - 3）

表 10 - 3　职业卫生通用标准

序号	标准号	标准名称	发布部门	发布时间	实施时间
1	GB/T 218—2009	职业病诊断标准编写指南（代替 GB/T 16854.1—1997）	卫生部	2009 - 03 - 16	2009 - 11 - 01
2	GB/T 16180—2014	职工工伤与职业病致残程度鉴定	人力资源和社会保障部	2014 - 09 - 03	2015 - 01 - 01
3	GB/T 16854.1—1997	职业病诊断标准的起草与表述规则第 1 部分：职业病诊断标准编写的基本规定	卫生部	1997 - 06 - 16	1998 - 01 - 01
4	GBZ 1—2010	工业企业设计卫生标准（GBZ 1—2010 代替 GBZ 1—2002）	卫生部	2010 - 01 - 22	2010 - 08 - 01
5	GBZ 158—2003	工作场所职业病危害警示标识	卫生部	2003 - 06 - 03	2003 - 12 - 01
6	GBZ 2.1—2007	工作场所有害因素职业接触限值　第 1 部分：化学有害因素	卫生部	2007 - 04 - 12	2007 - 11 - 01

续表 10 - 3

序号	标准号	标准名称	发布部门	发布时间	实施时间
7	GBZ 2.2—2007	工作场所有害因素职业接触限值 第 2 部分：物理因素	卫生部	2007 - 04 - 12	2007 - 11 - 01
8	GBZ 230—2010	职业性接触毒物危害程度分级	卫生部	2010 - 04 - 12	2010 - 11 - 01
9	GBZ/T 157—2009	职业病诊断名词术语（代替 GBZ/T 157—2002）	卫生部	2009 - 03 - 16	2009 - 11 - 01
10	GBZ/T 173—2006	职业卫生生物监测质量保证规范	卫生部	2006 - 03 - 13	2006 - 10 - 01
11	GBZ/T 189.10—2007	工作场所物理因素测量第 10 部分：体力劳动强度分级	卫生部	2007 - 04 - 12	2007 - 11 - 01
12	GBZ/T 189.1—2007	工作场所物理因素测量 第 1 部分：超高频辐射	卫生部	2007 - 04 - 12	2007 - 11 - 01
13	GBZ/T 189.2—2007	工业场所物理因素测量 第 2 部分：高频电磁场	卫生部	2007 - 04 - 12	2007 - 11 - 01
14	GBZ/T 189.3—2007	工作场所物理因素测量 第 3 部分：工频电场	卫生部	2007 - 04 - 12	2007 - 11 - 01
15	GBZ/T 189.4—2007	工作场所物理因素测量 第 4 部分：激光辐射	卫生部	2007 - 04 - 12	2007 - 11 - 01
16	GBZ/T 189.5—2007	工作场所物理因素测量 第 5 部分：微波辐射	卫生部	2007 - 04 - 12	2007 - 11 - 01
17	GBZ/T 189.8—2007	工作场所物理因素测量 第 8 部分：噪声	卫生部	2007 - 04 - 12	2007 - 11 - 01
18	GBZ/T 189.9—2007	工作场所物理因素测量 第 9 部分：手传振动	卫生部	2007 - 04 - 12	2007 - 11 - 01
19	GBZ/T 192.1—2007	工作场所空气中粉尘测定 第 1 部分：总粉尘浓度	卫生部	2007 - 06 - 18	2007 - 12 - 30
20	GBZ/T 192.2—2007	工作场所空气中粉尘测定 第 2 部分：呼吸性粉尘浓度	卫生部	2007 - 06 - 18	2007 - 12 - 30
21	GBZ/T 192.3—2007	工作场所空气中粉尘测定 第 3 部分：粉尘分散度	卫生部	2007 - 06 - 18	2007 - 12 - 30

续表 10 - 3

序号	标准号	标准名称	发布部门	发布时间	实施时间
22	GBZ/T 192.4—2007	工作场所空气中粉尘测定 第4部分：游离二氧化硅含量	卫生部	2007 - 06 - 18	2007 - 12 - 30
23	GBZ/T 192.5—2007	工作场所空气中粉尘测定 第5部分：石棉纤维浓度	卫生部	2007 - 06 - 18	2007 - 12 - 30
24	GBZ/T 193—2007	石棉作业职业卫生管理规范	卫生部	2007 - 08 - 13	2008 - 02 - 01
25	GBZ/T 194—2007	工作场所防止职业中毒卫生工程防护措施规范	卫生部	2007 - 08 - 13	2008 - 02 - 01
26	GBZ/T 195—2007	有机溶剂作业场所个人职业病防护用品使用规范	卫生部	2007 - 08 - 13	2008 - 02 - 01
27	GBZ/T 198—2007	使用人造矿物纤维绝热棉职业病危害防护规程	卫生部	2007 - 08 - 13	2008 - 02 - 01
28	GBZ/T 199—2007	服装干洗业职业卫生管理规范	卫生部	2007 - 08 - 13	2008 - 02 - 01
29	GBZ/T 200.3—2014	辐射防护用参考人 第3部分：主要生理学参数	卫生部	2014 - 10 - 13	2015 - 03 - 01
30	GBZ/T 200.5—2014	辐射防护用参考人 第5部分：人体的元素组成和主要组织器官的元素含量	卫生部	2014 - 10 - 13	2015 - 03 - 01
31	GBZ/T 203—2007	高毒物品作业岗位职业病危害告知规范	卫生部	2007 - 09 - 25	2008 - 03 - 01
32	GBZ/T 204—2007	高毒物品作业岗位职业病危害信息指南	卫生部	2007 - 09 - 25	2008 - 03 - 01
33	GBZ/T 205—2007	密闭空间作业职业危害防护规范	卫生部	2007 - 09 - 25	2008 - 03 - 01
34	GBZ/T 206—2007	密闭空间直读式仪器气体检测规范	卫生部	2007 - 09 - 25	2008 - 03 - 01
35	GBZ/T 224—2010	职业卫生名词术语	卫生部	2010 - 01 - 22	2010 - 08 - 01
36	GBZ/T 225—2010	用人单位职业病防治指南	卫生部	2010 - 01 - 22	2010 - 08 - 01
37	GBZ/T 229.1—2010	工作场所职业病危害作业分级第1部分：生产性粉尘	卫生部	2010 - 03 - 10	2010 - 10 - 01

续表 10 – 3

序号	标准号	标准名称	发布部门	发布时间	实施时间
38	GBZ/T 229.2—2010	工作场所职业病危害作业分级 第 2 部分：化学物	卫生部	2010 – 04 – 12	2010 – 11 – 01
39	GBZ/T 229.3—2010	工作场所职业病危害作业分级 第 3 部分高温	卫生部	2010 – 03 – 10	2010 – 10 – 01
40	GBZ/T 229.3—2010	工业场所职业病危害作业分级 第 3 部分：高温	卫生部	2010 – 03 – 10	2010 – 10 – 01
41	GBZ/T 229.4—2012	工作场所职业病危害作业分级第 4 部分：噪声	卫生部	2012 – 06 – 05	2012 – 12 – 01
42	GBZ/T 240.10—2011	化学品毒理学评价程序和实验方法第 10 部分：体外哺乳动物细胞基因突变试验	卫生部	2011 – 08 – 19	2012 – 03 – 01
43	GBZ/T 240.11—2011	化学品毒理学评价程序和试验方法 第 11 部分：体内哺乳动物骨髓嗜多染红细胞微核试验	卫生部	2011 – 08 – 19	2012 – 03 – 01
44	GBZ/T 240.12—2011	化学品毒理学评价程序和实验方法第 12 部分：体内哺乳动物骨髓细胞染色体畸变试验	卫生部	2011 – 08 – 19	2012 – 03 – 01
45	GBZ/T 240.13—2011	化学品毒理学评价程序和试验方法 第 13 部分：哺乳动物精原细胞／初级精母细胞染色体畸变试验	卫生部	2011 – 08 – 19	2012 – 03 – 01
46	GBZ/T 240.14—2011	化学品毒理学评价程序和实验方法第 14 部分：啮齿类动物显性致死试验	卫生部	2011 – 08 – 19	2012 – 03 – 01
47	GBZ/T 240.15—2011	化学品毒理学评价程序和试验方法 第 15 部分：亚急性经口毒性试验	卫生部	2011 – 08 – 19	2012 – 03 – 01
48	GBZ/T 240.16—2011	化学品毒理学评价程序和试验方法 第 16 部分：亚急性经皮毒性试验	卫生部	2011 – 08 – 19	2012 – 03 – 01

续表 10 - 3

序号	标准号	标准名称	发布部门	发布时间	实施时间
49	GBZ/T 240.17—2011	化学品毒理学评价程序和试验方法 第 17 部分：亚急性吸入毒性试验	卫生部	2011 - 08 - 19	2012 - 03 - 01
50	GBZ/T 240.18—2011	化学品毒理学评价程序和实验方法第 18 部分：亚慢性经口毒性试验	卫生部	2011 - 08 - 19	2012 - 03 - 01
51	GBZ/T 240.19—2011	化学品毒理学评价程序和实验方法第 19 部分：亚慢性经皮毒性试验	卫生部	2011 - 08 - 19	2012 - 03 - 01
52	GBZ/T 240.20—2011	化学品毒理学评价程序和实验方法第 20 部分：亚慢性吸入毒性试验	卫生部	2011 - 08 - 19	2012 - 03 - 01
53	GBZ/T 240.21—2011	化学品毒理学评价程序和实验方法第 21 部分：致畸试验	卫生部	2011 - 08 - 19	2012 - 03 - 01
54	GBZ/T 240.22—2011	化学品毒理学评价程序和试验方法 第 22 部分：两代繁殖毒性试验	卫生部	2011 - 08 - 19	2012 - 03 - 01
55	GBZ/T 240.23—2011	化学品毒理学评价程序和实验方法第 23 部分：迟发性神经毒性试验	卫生部	2011 - 08 - 19	2012 - 03 - 01
56	GBZ/T 240.24—2011	化学品毒理学评价程序和实验方法第 24 部分：慢性经口毒性试验	卫生部	2011 - 08 - 19	2012 - 03 - 01
57	GBZ/T 240.25—2011	化学品毒理学评价程序和实验方法第 25 部分：慢性经皮毒性试验	卫生部	2011 - 08 - 19	2012 - 03 - 01
58	GBZ/T 240.26—2011	化学品毒理学评价程序和实验方法第 26 部分：慢性吸入毒性试验	卫生部	2011 - 08 - 19	2012 - 03 - 01
59	GBZ/T 240.27—2011	化学品毒理学评价程序和实验方法第 27 部分：致癌试验	卫生部	2011 - 08 - 19	2012 - 03 - 01

续表 10 – 3

序号	标准号	标准名称	发布部门	发布时间	实施时间
60	GBZ/T 240.28—2011	化学品毒理学评价程序和实验方法第 28 部分：慢性毒性致癌性联合试验	卫生部	2011 – 08 – 19	2012 – 03 – 01
61	GBZ/T 240.29—2011	化学品毒理学评价程序和实验方法第 29 部分：毒物代谢动力学试验	卫生部	2011 – 08 – 19	2012 – 03 – 01
62	GBZ/T 240.3—2011	化学品毒理学评价程序和实验方法第 3 部分：急性经皮毒性试验	卫生部	2011 – 08 – 19	2012 – 03 – 01
63	GBZ/T 240.4—2011	化学品毒理学评价程序和实验方法第 4 部分：急性吸入毒性试验	卫生部	2011 – 08 – 19	2012 – 03 – 01
64	GBZ/T 240.5—2011	化学品毒理学评价程序和实验方法第 5 部分：急性眼刺激性腐蚀性试验	卫生部	2011 – 08 – 19	2012 – 03 – 01
65	GBZ/T 240.6—2011	化学品毒理学评价程序和实验方法第 6 部分：急性皮肤刺激性腐蚀性试验	卫生部	2011 – 08 – 19	2012 – 03 – 01
66	GBZ/T 240.7—2011	化学品毒理学评价程序和实验方法第 7 部分：皮肤致敏试验	卫生部	2011 – 08 – 19	2012 – 03 – 01
67	GBZ/T 240.8—2011	化学品毒理学评价程序和试验方法 第 8 部分：鼠伤寒沙门氏菌回复突变试验	卫生部	2011 – 08 – 19	2012 – 03 – 01
68	GBZ/T 240.9—2011	化学品毒理学评价程序和实验方法第 9 部分：体外哺乳动物细胞染色体畸变试验	卫生部	2011 – 08 – 19	2012 – 03 – 01
69	GBZ/T 251—2014	汽车铸造作业职业危害预防控制指南	卫生部	2014 – 06 – 20	2014 – 12 – 15
70	GBZ/T 253—2014	造纸业职业病危害预防控制指南	卫生部	2014 – 10 – 13	2015 – 03 – 01

续表 10 - 3

序号	标准号	标准名称	发布部门	发布时间	实施时间
71	GBZ/T 255—2014	核和辐射事故伤员分类方法和标识	卫生部	2014 - 10 - 13	2015 - 03 - 01
72	GBZ/T 256—2014	非铀矿山开采中氡的放射防护要求	卫生部	2014 - 10 - 13	2015 - 03 - 01
73	GBZ/T 257—2014	移动式电子加速器术中放射治疗的放射防护要求	卫生部	2014 - 10 - 13	2015 - 03 - 01
74	GBZ/T 259—2014	硫化氢职业危害防护导则	卫生部	2014 - 10 - 13	2015 - 03 - 01
75	GBZ/T 260—2014	职业禁忌证界定导则	卫生部	2014 - 10 - 13	2015 - 03 - 01
76	GBZ/T 262—2014	核和辐射突发事件心理救助导则	卫生部	2014 - 10 - 13	2015 - 03 - 01
77	GBZ/T 285—2016	珠宝玉石加工行业职业病危害预防控制指南	国家卫生和计划生育委员会	2016 - 11 - 29	2017 - 05 - 01
78	GBZ/T 286—2016	血中1，2 - 二氯乙烷的气相色谱—质谱测定方法	国家卫生和计划生育委员会	2016 - 11 - 29	2017 - 05 - 01
79	GBZ/T 189.2—2007	工作场所物理因素测量 第2部分：高频电磁场	卫生部	2007 - 04 - 12	2007 - 11 - 01
80	GBZ/T 189.6—2007	工作场所物理因素测量 第6部分：紫外辐射	卫生部	2007 - 04 - 12	2007 - 11 - 01
81	GBZ/T 189.7—2007	工作场所物理因素测量 第7部分：高温	卫生部	2007 - 04 - 12	2007 - 11 - 01
82	GBZ/T 210.1—2008	职业卫生标准制定指南 第1部分：工作场所化学物质职业接触限值	卫生部	2008 - 07 - 08	2008 - 12 - 30
83	GBZ/T 210.2—2008	职业卫生标准制定指南 第2部分：工作场所粉尘职业接触限值	卫生部	2008 - 07 - 08	2008 - 12 - 30
84	GBZ/T 210.3—2008	职业卫生标准制定指南 第3部分：工作场所物理因素职业接触限值	卫生部	2008 - 07 - 08	2008 - 12 - 30

续表 10 - 3

序号	标准号	标准名称	发布部门	发布时间	实施时间
85	GBZ/T 210.3—2008	工作场所物理因素职业接触限值：第3部分	卫生部	2008 - 07 - 08	2008 - 12 - 30
86	GBZ/T 210.4—2008	职业卫生标准制定指南 第4部分：工作场所空气中化学物质测定方法	卫生部	2008 - 07 - 08	2008 - 12 - 30
87	GBZ/T 210.4—2008	工作场所空气中化学物质测定方法：第4部分：工作场所空气中化学物质的测定方法	卫生部	2008 - 07 - 08	2008 - 12 - 30
88	GBZ/T 210.5—2008	职业卫生标准制定指南 第5部分：生物材料中化学物质测定方法	卫生部	2008 - 07 - 08	2008 - 12 - 30
89	GBZ/T 210.5—2008	生物材料中化学物质测定方法：第5部分：生物材料中化学物质的测定方法	卫生部	2008 - 07 - 08	2008 - 12 - 30
90	GBZ/T 211—2008	建筑行业职业病危害预防控制规范	卫生部	2008 - 11 - 20	2009 - 05 - 15
91	GBZ/T 212—2008	纺织印染业职业病危害预防控制指南	卫生部	2008 - 11 - 20	2009 - 05 - 15
92	GBZ/T 213—2008	血源性病原体职业接触防护导则	卫生部	2009 - 03 - 02	2009 - 09 - 01
93	GBZ/T 220.2—2009	建设项目职业病危害放射防护评价规范 第2部分：放射治疗装置	卫生部	2009 - 10 - 26	2010 - 02 - 01
94	GBZ/T 222—2009	密闭空间直读式气体检测仪选用指南	卫生部	2009 - 11 - 18	2010 - 06 - 01
95	GBZ/T 223—2009	工作场所有毒气体检测报警装置设置规范	卫生部	2009 - 11 - 18	2010 - 06 - 01
96	GBZ/T 231—2010	黑色金属冶炼及压延加工业职业卫生防护技术规范	卫生部	2010 - 04 - 12	2010 - 11 - 01
97	GBZ/T 240.2—2011	化学品毒理学评价程序和实验方法第2部分：急性经口毒性试验	卫生部	2011 - 08 - 19	2012 - 03 - 01

续表 10-3

序号	标准号	标准名称	发布部门	发布时间	实施时间
98	GBZ/T 284—2016	正己烷职业危害防护导则	国家卫生和计划生育委员会	2016-11-29	2017-05-01
99	GBZ 188—2014	职业健康监护技术规范	卫生部	2014-05-14	2014-10-01
100	GBZ 221—2009	消防员职业健康标准	卫生部	2009-10-26	2010-04-15
101	GBZT 189.11—2007	工作场所物理因素测量 第11部分：体力劳动时的心率	卫生部	2007-04-12	2007-11-01
102	GBZT 201.3—2014	放射治疗机房的辐射屏蔽规范 第3部分：γ射线源放射治疗机房	卫生部	2014-10-13	2015-03-01
103	GBZT 252—2014	中小箱包加工企业职业危害预防控制指南	卫生部	2014-10-13	2015-03-01
104	WS/T 264—2006	职业接触五氯酚的生物限值	卫生部	2007-01-04	2007-07-01
105	WS/T 265—2006	职业接触汞的生物限值	卫生部	2007-01-04	2007-07-01
106	WS/T 266—2006	职业接触可熔性铬盐的生物限值	卫生部	2007-01-04	2007-07-01
107	WS/T 267—2006	职业接触酚的生物限值	卫生部	2007-01-04	2007-07-01
108	WS/T 110—1999	职业接触甲苯的生物限值	卫生部	1999-01-21	1999-07-01
109	WS/T 111—1999	职业接触三氯乙烯的生物限值	卫生部	1999-01-21	1999-07-01
110	WS/T 112—1999	职业接触铅及其化合物的生物限值	卫生部	1999-01-21	1999-07-01
111	WS/T 113—1999	职业接触镉及其化合物的生物限值	卫生部	1999-01-21	1999-07-01
112	WS/T 114—1999	职业接触一氧化碳的生物限值	卫生部	1999-01-21	1999-07-01
113	WS/T 115—1999	职业接触有机磷酸酯类农药的生物限值	卫生部	1999-01-21	1999-07-01
114	WS/T 239—2004	职业接触二硫化碳的生物限值	卫生部	2004-04-07	2004-10-01

续表 10 - 3

序号	标准号	标准名称	发布部门	发布时间	实施时间
115	WS/T 240—2004	职业接触氟及其无机化合物的生物限值	卫生部	2004 - 04 - 07	2004 - 10 - 01
116	WS/T 241—2004	职业接触苯乙烯的生物限值	卫生部	2004 - 04 - 07	2004 - 10 - 01
117	WS/T 242—2004	职业接触三硝基甲苯的生物限值	卫生部	2004 - 04 - 07	2004 - 10 - 01
118	WS/T 243—2004	职业接触正己烷的生物限值	卫生部	2004 - 04 - 07	2004 - 10 - 01

二、职业卫生检测标准（表 10 - 4）

表 10 - 4　职业卫生检测标准

序号	标准号	标准名	发布部门	发布时间	实施时间
1	GBZ 2.1—2007	工作场所有害因素职业接触限值　第1部分：化学有害因素	卫生部	2007 - 04 - 12	2007 - 11 - 01
2	GBZ 2.2—2007	工作场所有害因素职业接触限值　第2部分：物理因素	卫生部	2007 - 04 - 12	2007 - 11 - 01
3	GBZ/T 160.10—2004	工作场所空气有毒物质测定　铅及其化合物	卫生部	2004 - 05 - 21	2004 - 12 - 01
4	GBZ/T 160.11—2004	工作场所空气有毒物质测定　锂及其化合物	卫生部	2004 - 05 - 21	2004 - 12 - 01
5	GBZ/T 160.1—2004	工作场所空气有毒物质测定　锑及其化合物	卫生部	2004 - 05 - 21	2004 - 12 - 01
6	GBZ/T 160.12—2004	工作场所空气有毒物质测定　镁及其化合物	卫生部	2004 - 05 - 21	2004 - 12 - 01
7	GBZ/T 160.13—2004	工作场所空气有毒物质测定　锰及其化合物	卫生部	2004 - 05 - 21	2004 - 12 - 01
8	GBZ/T 160.14—2004	工作场所空气有毒物质测定　汞及其化合物	卫生部	2004 - 05 - 21	2004 - 12 - 01
9	GBZ/T 160.15—2004	工作场所空气有毒物质测定　钼及其化合物	卫生部	2004 - 05 - 21	2004 - 12 - 01

续表 10 - 4

序号	标准号	标准名	发布部门	发布时间	实施时间
10	GBZ/T 160. 16—2004	工作场所空气有毒物质测定 镍及其化合物	卫生部	2004 - 05 - 21	2004 - 12 - 01
11	GBZ/T 160. 17—2004	工作场所空气有毒物质测定 钾及其化合物	卫生部	2004 - 05 - 21	2004 - 12 - 01
12	GBZ/T 160. 18—2004	工作场所空气有毒物质测定 钠及其化合物	卫生部	2004 - 05 - 21	2004 - 12 - 01
13	GBZ/T 160. 19—2004	工作场所空气有毒物质测定 锶及其化合物	卫生部	2004 - 05 - 21	2004 - 12 - 01
14	GBZ/T 160. 20—2004	工作场所空气有毒物质测定 钽及其化合物	卫生部	2004 - 05 - 21	2004 - 12 - 01
15	GBZ/T 160. 21—2004	工作场所空气有毒物质测定 铊及其化合物	卫生部	2004 - 05 - 21	2004 - 12 - 01
16	GBZ/T 160. 22—2004	工作场所空气有毒物质测定 锡及其化合物	卫生部	2004 - 05 - 21	2004 - 12 - 01
17	GBZ/T 160. 23—2004	工作场所空气有毒物质测定 钨及其化合物	卫生部	2004 - 05 - 21	2004 - 12 - 01
18	GBZ/T 160. 24—2004	工作场所空气有毒物质测定 钒及其化合物	卫生部	2004 - 05 - 21	2004 - 12 - 01
19	GBZ/T 160. 25—2004	工作场所空气有毒物质测定 锌及其化合物	卫生部	2004 - 05 - 21	2004 - 12 - 01
20	GBZ/T 160. 26—2004	工作场所空气有毒物质测定 锆及其化合物	卫生部	2004 - 05 - 21	2004 - 12 - 01
21	GBZ/T 160. 27—2004	工作场所空气有毒物质测定 硼及其化合物	卫生部	2004 - 05 - 21	2004 - 12 - 01
22	GBZ/T 160. 28—2004	工作场所空气有毒物质测定 无机含碳化合物	卫生部	2004 - 05 - 21	2004 - 12 - 01
23	GBZ/T 160. 29—2004	工作场所空气有毒物质测定 无机含氮化合物	卫生部	2004 - 05 - 21	2004 - 12 - 01
24	GBZ/T 160. 30—2004	工作场所空气有毒物质测定 无机含磷化合物	卫生部	2004 - 05 - 21	2004 - 12 - 01
25	GBZ/T 160. 31—2004	工作场所空气有毒物质测定 砷及其化合物	卫生部	2004 - 05 - 21	2004 - 12 - 01

续表 10 - 4

序号	标准号	标准名	发布部门	发布时间	实施时间
26	GBZ/T 160.3—2004	工作场所空气有毒物质测定　铍及其化合物	卫生部	2004 - 05 - 21	2004 - 12 - 01
27	GBZ/T 160.32—2004	工作场所空气有毒物质测定　氧化物	卫生部	2004 - 05 - 21	2004 - 12 - 01
28	GBZ/T 160.33—2004	工作场所空气有毒物质测定　硫化物	卫生部	2004 - 05 - 21	2004 - 12 - 01
29	GBZ/T 160.34—2004	工作场所空气有毒物质测定　硒及其化合物	卫生部	2004 - 05 - 21	2004 - 12 - 01
30	GBZ/T 160.35—2004	工作场所空气有毒物质测定　碲及其化合物	卫生部	2004 - 05 - 21	2004 - 12 - 01
31	GBZ/T 160.36—2004	工作场所空气有毒物质测定　氟化物	卫生部	2004 - 05 - 21	2004 - 12 - 01
32	GBZ/T 160.37—2004	工作场所空气有毒物质测定　氯化物	卫生部	2004 - 05 - 21	2004 - 12 - 01
33	GBZ/T 160.38—2007	工作场所空气有毒物质测定　烷烃类化合物	卫生部	2007 - 06 - 13	2007 - 11 - 30
34	GBZ/T 160.39—2007	工作场所空气有毒物质测定　烯烃类化合物	卫生部	2007 - 06 - 13	2007 - 11 - 30
35	GBZ/T 160.40—2004	工作场所空气有毒物质测定　混合烃类化合物	卫生部	2004 - 05 - 21	2004 - 12 - 01
36	GBZ/T 160.41—2004	工作场所空气有毒物质测定　脂环烃类化合物	卫生部	2004 - 05 - 21	2004 - 12 - 01
37	GBZ/T 160.4—2004	工作场所空气有毒物质测定　铋及其化合物	卫生部	2004 - 05 - 21	2004 - 12 - 01
38	GBZ/T 160.42—2007	工作场所空气有毒物质测定　芳香烃类化合物	卫生部	2007 - 06 - 13	2007 - 11 - 30
39	GBZ/T 160.43—2004	工作场所空气有毒物质测定　多苯类化合物	卫生部	2004 - 05 - 21	2004 - 12 - 01
40	GBZ/T 160.44—2004	工作场所空气有毒物质测定　多环芳香烃类化合物	卫生部	2004 - 05 - 21	2004 - 12 - 01
41	GBZ/T 160.45—2007	工作场所空气有毒物质测定　卤代烷烃类化合物	卫生部	2007 - 06 - 13	2007 - 11 - 30

续表 10 - 4

序号	标准号	标准名	发布部门	发布时间	实施时间
42	GBZ/T 160.46—2004	工作场所空气有毒物质测定 卤代不饱和烃类化合物	卫生部	2004 - 05 - 21	2004 - 12 - 01
43	GBZ/T 160.47—2004	工作场所空气有毒物质测定 卤代芳香烃类化合物	卫生部	2004 - 05 - 21	2004 - 12 - 01
44	GBZ/T 160.49—2004	工作场所空气有毒物质测定 硫醇类化合物	卫生部	2004 - 05 - 21	2004 - 12 - 01
45	GBZ/T 160.50—2004	工作场所空气有毒物质测定 烷氧基乙醇类化合物	卫生部	2004 - 05 - 21	2004 - 12 - 01
46	GBZ/T 160.51—2007	工作场所空气有毒物质测定 酚类化合物	卫生部	2007 - 06 - 13	2007 - 11 - 30
47	GBZ/T 160.5—2004	工作场所空气有毒物质测定 镉及其化合物	卫生部	2004 - 05 - 21	2004 - 12 - 01
48	GBZ/T 160.52—2007	工作场所空气有毒物质测定 脂肪族醚类化合物	卫生部	2007 - 06 - 13	2007 - 11 - 30
49	GBZ/T 160.53—2004	工作场所空气有毒物质测定 苯基醚类化合物	卫生部	2004 - 05 - 21	2004 - 12 - 01
50	GBZ/T 160.54—2007	工作场所空气有毒物质测定 脂肪族醛类化合物	卫生部	2007 - 06 - 13	2007 - 11 - 30
51	GBZ/T 160.55—2007	工作场所空气有毒物质测定 脂肪族酮类化合物	卫生部	2007 - 06 - 13	2007 - 11 - 30
52	GBZ/T 160.56—2004	工作场所空气有毒物质测定 脂环酮和芳香族酮类化合物	卫生部	2004 - 05 - 21	2004 - 12 - 01
53	GBZ/T 160.57—2004	工作场所空气有毒物质测定 醌类化合物	卫生部	2004 - 05 - 21	2004 - 12 - 01
54	GBZ/T 160.58—2004	工作场所空气有毒物质测定 环氧化合物	卫生部	2004 - 05 - 21	2004 - 12 - 01
55	GBZ/T 160.59—2004	工作场所空气有毒物质测定 羧酸类化合物	卫生部	2004 - 05 - 21	2004 - 12 - 01
56	GBZ/T 160.60—2004	工作场所空气有毒物质测定 酸酐类化合物	卫生部	2004 - 05 - 21	2004 - 12 - 01
57	GBZ/T 160.61—2004	工作场所空气有毒物质测定 酰基卤类化合物	卫生部	2004 - 05 - 21	2004 - 12 - 01

续表 10 - 4

序号	标准号	标准名	发布部门	发布时间	实施时间
58	GBZ/T 160.6—2004	工作场所空气有毒物质测定 钙及其化合物	卫生部	2004 - 05 - 21	2004 - 12 - 01
59	GBZ/T 160.62—2004	工作场所空气有毒物质测定 酰胺类化合物	卫生部	2004 - 05 - 21	2004 - 12 - 01
60	GBZ/T 160.63—2007	工作场所空气有毒物质测定 饱和脂肪族酯类化合物	卫生部	2007 - 06 - 13	2007 - 11 - 30
61	GBZ/T 160.64—2004	工作场所空气有毒物质测定 不饱和脂肪族酯类化合物	卫生部	2004 - 05 - 21	2004 - 12 - 01
62	GBZ/T 160.66—2004	工作场所空气有毒物质测定 芳香族酯类化合物	卫生部	2004 - 05 - 21	2004 - 12 - 01
63	GBZ/T 160.67—2004	工作场所空气有毒物质测定 异氰酸酯类化合物	卫生部	2004 - 05 - 21	2004 - 12 - 01
64	GBZ/T 160.68—2007	工作场所空气有毒物质测定 腈类化合物	卫生部	2007 - 06 - 13	2007 - 11 - 30
65	GBZ/T 160.69—2004	工作场所空气有毒物质测定 脂肪族胺类化合物	卫生部	2004 - 05 - 21	2004 - 12 - 01
66	GBZ/T 160.70—2004	工作场所空气有毒物质测定 醇胺类化合物	卫生部	2004 - 05 - 21	2004 - 12 - 01
67	GBZ/T 160.71—2004	工作场所空气有毒物质测定 肼类化合物	卫生部	2004 - 05 - 21	2004 - 12 - 01
68	GBZ/T 160.7—2004	工作场所空气有毒物质测定 铬及其化合物	卫生部	2004 - 05 - 21	2004 - 12 - 01
69	GBZ/T 160.72—2004	工作场所空气有毒物质测定 芳香族胺类化合物	卫生部	2004 - 05 - 21	2004 - 12 - 01
70	GBZ/T 160.73—2004	工作场所空气有毒物质测定 硝基烷烃类化合物	卫生部	2004 - 05 - 21	2004 - 12 - 01
71	GBZ/T 160.74—2004	工作场所空气有毒物质测定 芳香族硝基化合物	卫生部	2004 - 05 - 21	2004 - 12 - 01
72	GBZ/T 160.75—2004	工作场所空气有毒物质测定 杂环化合物	卫生部	2004 - 05 - 21	2004 - 12 - 01
73	GBZ/T 160.76—2004	工作场所空气有毒物质测定 有机磷农药	卫生部	2004 - 05 - 21	2004 - 12 - 01

续表 10 – 4

序号	标准号	标准名	发布部门	发布时间	实施时间
74	GBZ/T 160.77—2004	工作场所空气有毒物质测定　有机氯农药	卫生部	2004 – 05 – 21	2004 – 12 – 01
75	GBZ/T 160.78—2007	工作场所空气有毒物质测定　拟除虫菊酯类农药	卫生部	2007 – 06 – 13	2007 – 11 – 30
76	GBZ/T 160.79—2004	工作场所空气有毒物质测定　药物类化合物	卫生部	2004 – 05 – 21	2004 – 12 – 01
77	GBZ/T 160.80—2004	工作场所空气有毒物质测定　炸药类化合物	卫生部	2004 – 05 – 21	2004 – 12 – 01
78	GBZ/T 160.81—2004	工作场所空气有毒物质测定　生物类化合物	卫生部	2004 – 05 – 21	2004 – 12 – 01
79	GBZ/T 160.8—2004	工作场所空气有毒物质测定　钴及其化合物	卫生部	2004 – 05 – 21	2004 – 12 – 01
80	GBZ/T 160.9—2004	工作场所空气有毒物质测定　铜及其化合物	卫生部	2004 – 05 – 21	2004 – 12 – 01
81	GBZ/T 189.1—2007	工作场所物理因素测量 第1部分：超高频辐射	卫生部	2007 – 04 – 12	2007 – 11 – 01
82	GBZ/T 189.2—2007	工业场所物理因素测量第2部分：高频电磁场	卫生部	2007 – 04 – 12	2007 – 11 – 01
83	GBZ/T 189.3—2007	工作场所物理因素测量 第3部分：工频电场	卫生部	2007 – 04 – 12	2007 – 11 – 01
84	GBZ/T 189.4—2007	工作场所物理因素测量 第4部分：激光辐射	卫生部	2007 – 04 – 12	2007 – 11 – 01
85	GBZ/T 189.5—2007	工作场所物理因素测量 第5部分：微波辐射	卫生部	2007 – 04 – 12	2007 – 11 – 01
86	GBZ/T 192.1—2007	工作场所空气中粉尘测定　第1部分：总粉尘浓度	卫生部	2007 – 06 – 18	2007 – 12 – 30
87	GBZ/T 192.2—2007	工作场所空气中粉尘测定　第2部分：呼吸性粉尘浓度	卫生部	2007 – 06 – 18	2007 – 12 – 30
88	GBZ/T 192.3—2007	工作场所空气中粉尘测定　第3部分：粉尘分散度	卫生部	2007 – 06 – 18	2007 – 12 – 30

续表 10－4

序号	标准号	标准名	发布部门	发布时间	实施时间
89	GBZ/T 192.4—2007	工作场所空气中粉尘测定 第4部分：游离二氧化硅含量	卫生部	2007－06－18	2007－12－30
90	GBZ/T 192.5—2007	工作场所空气中粉尘测定 第5部分：石棉纤维浓度	卫生部	2007－06－18	2007－12－30
91	GBZ/T 206—2007	密闭空间直读式仪器气体检测规范	卫生部	2007－09－25	2008－03－01
92	GBZ/T 160.2—2004	工作场所空气有毒物质测定　钡及其化合物	卫生部	2004－05－21	2004－12－01
93	GBZ/T 160.48—2007	工作场所空气有毒物质测定醇类化合物	卫生部	2008－06－13	2008－11－30
94	GBZ/T 160.82—2007	工作场所空气有毒物质测定醇醚类化合物	卫生部	2007－06－13	2007－11－30
95	GBZ/T 160.83—2007	工作场所空气有毒物质测定　铟及其化合物	卫生部	2007－06－13	2007－11－30
96	GBZ/T 160.84—2007	工作场所空气有毒物质测定　钇及其化合物	卫生部	2007－06－13	2007－11－30
97	GBZ/T 160.85—2007	工作场所空气有毒物质测定　碘及其化合物	卫生部	2007－06－13	2007－11－30
98	GBZ/T 210.3—2008	职业卫生标准制定指南 第3部分：工作场所物理因素职业接触限值	卫生部	2008－07－08	2008－12－30
99	GBZ/T 210.4—2008	职业卫生标准制定指南 第4部分：工作场所空气中化学物质测定方法	卫生部	2008－07－08	2008－12－30
100	GBZ/T 210.5—2008	职业卫生标准制定指南 第5部分：生物材料中化学物质的测定方法	卫生部	2008－07－08	2008－12－30
101	GBZT160.65—2004	工作场所空气有毒物质测定卤代脂肪族酯类化合物	卫生部	2004－05－21	2004－12－01
102	WS/T 17—1996	尿中铅的双硫腙分光光度测定方法	卫生部	1996－10－14	1997－05－01

续表 10 − 4

序号	标准号	标准名	发布部门	发布时间	实施时间
103	WS/T 18—1996	尿中铅的石墨炉原子吸收光谱测定方法	卫生部	1996 − 10 − 14	1997 − 05 − 01
104	WS/T 20—1996	血中铅的石墨炉原子吸收光谱测定方法	卫生部	1996 − 10 − 14	1997 − 05 − 01
105	WS/T 21—1996	血中铅的微分电位溶出测定方法	卫生部	1996 − 10 − 14	1997 − 05 − 01
106	WS/T 22—1996	血中游离原卟啉的荧光光度测定方法	卫生部	1996 − 10 − 14	1997 − 05 − 01
107	WS/T 23—1996	尿中 δ − 氨基乙酰丙酸的分光光度测定方法	卫生部	1996 − 10 − 14	1997 − 05 − 01
108	WS/T 24—1996	尿中汞的双硫腙萃取分光光度测定方法	卫生部	1996 − 10 − 14	1997 − 05 − 01
109	WS/T 25—1996	尿中汞的冷原子吸收光谱测定方法（一）碱性氯化亚锡还原法	卫生部	1996 − 10 − 14	1997 − 05 − 01
110	WS/T 26—1996	尿中汞的冷原子吸收光谱测定方法（二）酸性氯化亚锡还原法	卫生部	1996 − 10 − 14	1997 − 05 − 01
111	WS/T 27—1996	尿中有机（甲基）汞、无机汞和总汞的分别测定方法——选择性还原——冷原子吸收光谱法	卫生部	1996 − 10 − 14	1997 − 05 − 01
112	WS/T 28—1996	尿中砷的二乙基二硫代氨基甲酸银——三乙醇胺分光光度测定方法	卫生部	1996 − 10 − 14	1997 − 05 − 01
113	WS/T 29—1996	尿中砷的氢化物发生——火焰原子吸收光谱法	卫生部	1996 − 10 − 14	1997 − 05 − 01
114	WS/T 30—1996	尿中氟的离子选择电极测定方法	卫生部	1996 − 10 − 14	1997 − 05 − 01
115	WS/T 31—1996	尿中镉的火焰原子吸收光谱法	卫生部	1996 − 10 − 14	1997 − 05 − 01
116	WS/T 32—1996	尿中镉的石墨炉原子吸收光谱测定方法	卫生部	1996 − 10 − 14	1997 − 05 − 01

续表 10 - 4

序号	标准号	标准名	发布部门	发布时间	实施时间
117	WS/T 34—1996	血中镉的石墨炉原子吸收光谱测定方法	卫生部	1996 - 10 - 14	1997 - 05 - 01
118	WS/T 35—1996	尿中钒的催化极谱测定方法	卫生部	1996 - 10 - 14	1997 - 05 - 01
119	WS/T 36—1996	尿中铬的分光光度测定方法	卫生部	1996 - 10 - 14	1997 - 05 - 01
120	WS/T 37—1996	尿中铬的石墨炉原子吸收光谱测定方法	卫生部	1996 - 10 - 14	1997 - 05 - 01
121	WS/T 38—1996	血中铬的石墨炉原子吸收光谱测定方法	卫生部	1996 - 10 - 14	1997 - 05 - 01
123	WS/T 39—1996	尿中硫氰酸盐的吡啶——巴比妥酸分光光度测定方法	卫生部	1996 - 10 - 14	1997 - 05 - 01
124	WS/T 40—1996	尿中 2 - 硫代噻唑烷 - 4 - 羧酸的高效液相色谱测定方法	卫生部	1996 - 10 - 14	1997 - 05 - 01
125	WS/T 41—1996	呼出气中二硫化碳的气象色谱测定方法	卫生部	1996 - 10 - 14	1997 - 05 - 01
126	WS/T 42—1996	血中碳氧血红蛋白的分光光度测定方法	卫生部	1996 - 10 - 14	1997 - 05 - 01
127	WS/T 43—1996	尿中镍的分光光度测定方法	卫生部	1996 - 10 - 14	1997 - 05 - 01
128	WS/T 44—1996	尿中镍的石墨炉原子吸收光谱测定方法	卫生部	1996 - 10 - 14	1997 - 05 - 01
129	WS/T 45—1996	血中镍的石墨炉原子吸收光谱测定方法	卫生部	1996 - 10 - 14	1996 - 05 - 01
130	WS/T 46—1996	尿中铍的石墨炉原子吸收光谱测定方法	卫生部	1996 - 10 - 14	1997 - 05 - 01
131	WS/T 47—1996	尿中硒的氢化物发生 - 原子吸收光谱测定法	卫生部	1996 - 10 - 14	1997 - 05 - 01
132	WS/T 48—1996	尿中酚的分光光度测定法	卫生部	1996 - 10 - 14	1997 - 05 - 01
133	WS/T 49—1996	尿中酚的气相色谱测定法（一）液晶柱法	卫生部	1996 - 10 - 14	1997 - 05 - 01

续表 10 - 4

序号	标准号	标准名	发布部门	发布时间	实施时间
134	WS/T 50—1996	尿中酚的气象色谱测定方法（二）FFAP 柱法	卫生部	1996 - 10 - 14	1997 - 05 - 01
135	WS/T 109—1999	血清中硒的氢化物发生 - 原子吸收光谱测定方法	卫生部	1999 - 01 - 21	1999 - 07 - 01
136	WS/T 175—1999	呼出气中丙酮的气相色谱测定方法	卫生部	1999 - 12 - 29	2000 - 05 - 01
137	WS/T 53—1996	尿中马尿酸、甲基马尿酸的高效液相色谱测定方法	卫生部	1996 - 10 - 14	1997 - 05 - 01
138	WS/T 54—1996	尿中苯乙醛酸和苯乙醇酸的高效液相色谱测定方法	卫生部	1996 - 10 - 14	1997 - 05 - 01
139	WS/T 55—1996	尿中对氨基酚的分光光度测定方法	卫生部	1996 - 10 - 14	1997 - 05 - 01
140	WS/T 56—1996	尿中对氨基酚的高效液相色谱测定方法	卫生部	1996 - 10 - 14	1997 - 05 - 01
141	WS/T 58—1996	尿中对硝基酚的高效液相色谱测定方法	卫生部	19961014	19970501
145	WS/T 59—1996	尿中 4 - 氨基 - 2,6 - 二硝基甲苯的气相色谱测定方法	卫生部	1996 - 10 - 14	1997 - 05 - 01
146	WS/T 61—1996	尿中五氯酚的高效液相色谱测定方法	卫生部	1996 - 10 - 14	1997 - 05 - 01
147	WS/T 62—1996	尿中甲醇的顶空气相色谱测定方法	卫生部	1996 - 10 - 14	1997 - 05 - 01
148	WS/T 63—1996	尿中亚硫基二乙酸的气相色谱测定方法	卫生部	1996 - 10 - 14	1997 - 05 - 01
149	WS/T 66—1996	全血胆碱酯酶活性的分光光度测定方法 羟胺三氯化铁法	卫生部	1996 - 10 - 14	1997 - 05 - 01
150	WS/T 67—1996	全血胆碱酯酶活性的分光光度测定方法 硫代乙酰胆碱 - 联硫代双硝基苯甲酸法	卫生部	1996 - 10 - 14	1997 - 05 - 01
151	WS/T 92—1996	血中锌原卟啉的血液荧光计测定方法	卫生部	1997 - 01 - 11	1997 - 09 - 01

续表 10 - 4

序号	标准号	标准名	发布部门	发布时间	实施时间
152	WS/T 93—1996	血清中铜的火焰原子吸收光谱测定方法	卫生部	1997 - 01 - 11	1997 - 09 - 01
153	WS/T 94—1996	尿中铜的石墨炉原子吸收光谱测定方法	卫生部	1997 - 01 - 11	1997 - 09 - 01
154	WS/T 95—1996	尿中锌的火焰原子吸收光谱测定方法	卫生部	1997 - 01 - 11	1997 - 09 - 01
155	WS/T 96—1996	尿中三氯乙酸顶空气相色谱测定方法	卫生部	1997 - 01 - 11	1997 - 09 - 01
156	WS/T 97—1996	尿中肌酐分光光度测定方法	卫生部	1997 - 01 - 11	1997 - 09 - 01
157	WS/T 98—1996	尿中肌酐的反相高效液相色谱测定方法	卫生部	1997 - 01 - 11	1997 - 09 - 01

三、职业病诊断标准（表 10 - 5）

表 10 - 5　职业病诊断标准

序号	标准号	标准名	发布部门	发布时间	实施时间
1	GBZ 11—2014	职业性急性磷化氢终中毒的诊断（代替 GBZ 11—2002）	国家卫生和计划生育委员会	2014 - 10 - 13	2015 - 03 - 01
2	GBZ 12—2014	职业性铬鼻病的诊断（代替 GBZ 12—2002）	国家卫生和计划生育委员会	2014 - 10 - 13	2015 - 03 - 01
3	GBZ 14—2015	职业性急性氨中毒的诊断	国家卫生和计划生育委员会	2015 - 04 - 21	2015 - 11 - 01
4	GBZ 16—2014	职业性急性甲苯中毒的诊断（代替 GBZ 16—2002）	国家卫生和计划生育委员会	2014 - 10 - 13	2015 - 03 - 01
5	GBZ 18—2013	职业性皮肤病的诊断 总则	卫生部	2013 - 02 - 07	2013 - 08 - 01
6	GBZ 185—2006	职业性三氯乙烯药疹样皮炎诊断标准	卫生部	2007 - 01 - 04	2007 - 07 - 01
7	GBZ 209—2008	职业性急性氰化物中毒诊断标准	卫生部	2008 - 06 - 06	2008 - 12 - 01
8	GBZ 245—2013	职业性急性环氧乙烷中毒的诊断	卫生部	2013 - 02 - 07	2013 - 08 - 01

续表 10 - 5

序号	标准号	标准名	发布部门	发布时间	实施时间
9	GBZ 246—2013	职业性急性百草枯中毒的诊断	卫生部	2013 - 02 - 07	2013 - 08 - 01
10	GBZ 25—2014	职业性尘肺病的病理诊断	国家卫生和计划生育委员会	2014 - 10 - 13	2015 - 03 - 01
11	GBZ 258—2014	职业性急性碘甲烷中毒的诊断	国家卫生和计划生育委员会	2014 - 10 - 13	2015 - 03 - 01
12	GBZ 26—2007	职业性急性三烷基锡 中毒诊断标准	卫生部	2007 - 06 - 13	2007 - 11 - 30
13	GBZ 278—2016	职业性冻伤的诊断	国家卫生和计划生育委员会	2016 - 08 - 23	2017 - 02 - 01
14	GBZ 30—2015	职业性急性苯的氨基、硝基化合物中毒的诊断	国家卫生和计划生育委员会	2015 - 09 - 09	2016 - 03 - 01
15	GBZ 32—2015	职业性氯丁二烯中毒的诊断	国家卫生和计划生育委员会	2015 - 04 - 21	2015 - 11 - 01
16	GBZ 36—2015	职业性急性四乙基铅中毒的诊断	国家卫生和计划生育委员会	2015 - 09 - 09	2016 - 03 - 01
17	GBZ 38—2006	职业性三氯乙烯中毒诊断标准	卫生部	2007 - 01 - 04	2007 - 07 - 01
18	GBZ 39—2016	职业性急性1，2 - 二氯乙烷中毒的诊断（代替 GBZ 39—2002）	国家卫生和计划生育委员会	2016 - 08 - 23	2017 - 02 - 01
19	GBZ 44—2016	职业性急性砷化氢中毒的诊断（代替 GBZ 44—2002）	国家卫生和计划生育委员会	2016 - 08 - 23	2017 - 02 - 01
20	GBZ 47—2016	职业性急性钒中毒的诊断（代替 GBZ 47—2002）	国家卫生和计划生育委员会	2016 - 08 - 23	2017 - 02 - 01
21	GBZ 49—2014	职业性噪声聋的诊断（代替 GBZ 49—2007）	国家卫生和计划生育委员会	2014 - 10 - 13	2015 - 03 - 01
22	GBZ 50—2015	职业性丙烯酰胺中毒的诊断	国家卫生和计划生育委员会	2015 - 04 - 21	2015 - 11 - 01
23	GBZ 56—2016	职业性棉尘病的诊断（代替 GBZ 56—2002）	国家卫生和计划生育委员会	2016 - 08 - 23	2017 - 02 - 01

续表 10 - 5

序号	标准号	标准名	发布部门	发布时间	实施时间
24	GBZ 57—2008	职业性哮喘诊断标准	卫生部	2008 - 06 - 06	2008 - 12 - 01
25	GBZ 58—2014	职业性急性二氧化硫中毒的诊断（代替 GBZ 58—2002）	国家卫生和计划生育委员会	2014 - 10 - 13	2015 - 03 - 01
26	GBZ 60—2014	职业性过敏性肺炎的诊断（代替 GBZ 60—2002）	国家卫生和计划生育委员会	2014 - 10 - 13	2015 - 03 - 01
27	GBZ 61—2015	职业性牙酸蚀病的诊断	国家卫生和计划生育委员会	2015 - 09 - 09	2016 - 03 - 01
28	GBZ63—2017	职业性急性钡及其化合物中毒的诊断	国家卫生和计划生育委员会	2017 - 05 - 18	2017 - 11 - 01
29	GBZ 67—2015	职业性铍病的诊断	国家卫生和计划生育委员会	2015 - 09 - 09	2015 - 03 - 01
30	GBZ 68—2013	职业性苯中毒的诊断	卫生部	2013 - 02 - 07	2013 - 08 - 01
31	GBZ 70—2015	职业性尘肺病的诊断	国家卫生和计划生育委员会	2015 - 12 - 15	2016 - 05 - 01
32	GBZ 71—2013	职业性急性化学物中毒的诊断 总则	卫生部	2013 - 02 - 07	2013 - 08 - 01
33	GBZ 7—2014	GBZ 7—2014 职业性手臂振动病的诊断（代替 GBZ 7—2002）	国家卫生和计划生育委员会	2014 - 10 - 13	2015 - 03 - 01
34	GBZ 73—2009	职业性急性化学物中毒性呼吸系统疾病诊断标准	卫生部	2009 - 03 - 16	2009 - 11 - 01
35	GBZ 74—2009	职业性急性化学物中毒性心脏病诊断标准	卫生部	2009 - 03 - 16	2009 - 11 - 01
36	GBZ 75—2010	职业性急性化学物中毒性血液系统疾病诊断标准	卫生部	2010 - 03 - 10	2010 - 10 - 01
37	GBZ 78—2010	职业性化学源性猝死诊断标准	卫生部	2010 - 03 - 10	2010 - 10 - 01
38	GBZ 79—2013	职业性急性中毒性肾病的诊断	卫生部	2013 - 02 - 07	2013 - 08 - 01

续表 10 - 5

序号	标准号	标准名	发布部门	发布时间	实施时间
39	GBZ 83—2013	职业性砷中毒的诊断	卫生部	2013 - 02 - 07	2013 - 08 - 01
40	GBZ 85—2014	职业性急性二甲基甲酰胺中毒的诊断（代替 GBZ 85—2002）	国家卫生和计划生育委员会	2014 - 10 - 13	2015 - 03 - 01
41	GBZ 89—2007	职业性汞中毒诊断标准	卫生部	2007 - 06 - 13	2007 - 11 - 30
42	GBZ 91—2008	职业性急性酚中毒诊断标准	卫生部	2008 - 06 - 06	2008 - 12 - 01
43	GBZ 92—2008	职业性高原病诊断标准	卫生部	2008 - 06 - 06	2008 - 12 - 01
44	GBZ 93—2010	职业性航空病诊断标准	卫生部	2010 - 03 - 10	2010 - 10 - 01
45	GBZ 94—2014	职业性肿瘤的诊断（代替 GBZ 94—2002）	国家卫生和计划生育委员会	2014 - 10 - 13	2015 - 03 - 01
46	GBZ/T 228—2010	职业性急性化学物中毒后遗症诊断标准	卫生部	2010 - 03 - 10	2010 - 10 - 01
47	GBZ/T 237—2011	职业性刺激性化学物致慢性阻塞性肺疾病的诊断	卫生部	2011 - 04 - 13	2011 - 10 - 01
48	GBZ/T 247—2013	职业性慢性化学物中毒性周围神经病的诊断	卫生部	2013 - 02 - 07	2013 - 08 - 01
49	GBZ/T 238—2011	职业性爆震聋的诊断	卫生部	2011 - 04 - 21	2011 - 11 - 01
50	GBZ/T 265—2014	职业病诊断通则	国家卫生和计划生育委员会	2014 - 10 - 31	2014 - 10 - 31
51	GBZ10—2002	职业性急性溴甲烷中毒诊断标准	卫生部	2002 - 04 - 08	2002 - 06 - 01
52	GBZ11—2002	职业性急性磷化氢中毒诊断标准	卫生部	2002 - 04 - 08	2002 - 06 - 01
53	GBZ12—2002	职业性铬鼻病诊断标准	卫生部	2002 - 04 - 08	2002 - 06 - 01
54	GBZ13—2002	职业性急性丙烯腈中毒诊断标准（代替 GBZ 13—2002）	国家卫生和计划生育委员会	2016 - 08 - 23	2017 - 02 - 01

续表 10 - 5

序号	标准号	标准名	发布部门	发布时间	实施时间
55	GBZ15—2002	职业性急性氮氧化物中毒诊断标准	卫生部	2002 - 04 - 08	2002 - 06 - 01
56	GBZ16—2002	职业性急性甲苯中毒诊断标准	卫生部	2002 - 04 - 08	2002 - 06 - 01
57	GBZ17—2002	职业性镉中毒诊断标准	卫生部	2002 - 04 - 08	2002 - 06 - 01
58	GBZ19—2002	职业性电光性皮炎诊断标准	卫生部	2002 - 04 - 08	2002 - 06 - 01
59	GBZ20—2002	职业性接触性皮炎诊断标准	卫生部	2002 - 04 - 08	2002 - 06 - 01
60	GBZ21—2006	职业性光接触性皮炎诊断标准	卫生部	2006 - 03 - 13	2006 - 10 - 01
61	GBZ22—2002	职业性黑变病诊断标准	卫生部	2002 - 04 - 08	2002 - 06 - 01
62	GBZ226—2010	职业性铊中毒诊断标准	卫生部	2010 - 03 - 10	2010 - 10 - 01
63	GBZ227—2017	职业性传染病的诊断	国家卫生和计划生育委员会	2017 - 05 - 18	2017 - 11 - 01
64	GBZ23—2002	职业性急性一氧化碳中毒诊断标准	卫生部	2002 - 04 - 08	2002 - 06 - 01
65	GBZ236—2011	职业性白斑的诊断	卫生部	2011 - 04 - 13	2011 - 10 - 01
66	GBZ239—2011	职业性急性氯乙酸中毒的诊断	卫生部	2011 - 04 - 21	2011 - 11 - 01
67	GBZ24—2006	职业性减压病诊断标准	卫生部	2006 - 03 - 13	2006 - 10 - 01
68	GBZ25—2002	尘肺病理诊断标准	卫生部	2002 - 04 - 08	2002 - 06 - 01
69	GBZ27—2002	职业性溶剂汽油中毒诊断标准	卫生部	2002 - 04 - 08	2002 - 06 - 01
70	GBZ28—2010	职业性急性羰基镍中毒诊断标准	卫生部	2010 - 03 - 10	2010 - 10 - 01

续表 10－5

序号	标准号	标准名	发布部门	发布时间	实施时间
71	GBZ29—2011	急性光气中毒诊断（代替 GBZ29—2002）	卫生部	2011－04－21	2011－11－01
72	GBZ30—2002	职业性急性苯的氨基、硝基化合物中毒诊断标准	卫生部	2002－04－08	2002－06－01
73	GBZ31—2002	职业性急性硫化氢中毒诊断标准	卫生部	2002－04－08	2002－06－01
74	GBZ3—2006	职业性慢性锰中毒诊断标准	卫生部	2006－03－13	2006－10－01
75	GBZ33—2002	职业性急性甲醛中毒诊断标准	卫生部	2002－04－08	2002－06－01
76	GBZ34—2002	职业性急性五氯酚中毒诊断标准	卫生部	2002－04－08	2002－06－01
77	GBZ35—2010	职业性白内障诊断标准	卫生部	2010－03－10	2010－10－01
78	GBZ36—2002	职业性急性四乙基铅中毒诊断标准	卫生部	2002－04－08	2002－06－01
79	GBZ37—2002	职业性慢性铅中毒诊断标准	卫生部	2002－04－08	2002－06－01
80	GBZ40—2002	职业性急性硫酸二甲酯中毒诊断标准	卫生部	2002－04－08	2002－06－01
81	GBZ41—2002	职业性中暑诊断标准	卫生部	2002－04－08	2002－06－01
82	GBZ4—2002	职业性慢性二硫化碳中毒诊断标准	卫生部	2002－04－08	2002－06－01
83	GBZ42—2002	职业性急性四氯化碳中毒诊断标准	卫生部	2002－04－08	2002－06－01
84	GBZ43—2002	职业性急性拟除虫菊酯中毒诊断标准	卫生部	2002－04－08	2002－06－01
85	GBZ45—2010	职业性三硝基甲苯白内障诊断标准（代替 GBZ45—2002）	卫生部	2010－03－10	2010－10－01
86	GBZ46—2002	职业性急性杀虫脒中毒诊断标准	卫生部	2002－04－08	2002－06－01

续表 10 - 5

序号	标准号	标准名	发布部门	发布时间	实施时间
87	GBZ48—2002	金属烟热诊断标准	卫生部	2002 - 04 - 08	2002 - 06 - 01
88	GBZ5—2016	职业性氟及其无机化合物中毒的诊断	国家卫生和计划生育委员会	2016 - 01 - 18	2016 - 07 - 01
89	GBZ52—2002	职业性急性氨基甲酸酯杀虫剂中毒诊断标准	卫生部	2002 - 04 - 08	2002 - 06 - 01
90	GBZ53—2017	职业性急性甲醇中毒的诊断	国家卫生和计划生育委员会	2017 - 05 - 18	2017 - 11 - 01
91	GBZ54—2002	职业性化学性眼灼诊断标准	卫生部	2002 - 04 - 08	2002 - 06 - 01
92	GBZ55—2002	职业性痤疮诊断标准	卫生部	2002 - 04 - 08	2002 - 06 - 01
93	GBZ58—2002	职业性急性二氧化硫中毒诊断标准	卫生部	2002 - 04 - 08	2002 - 06 - 01
94	GBZ59—2010	职业性中毒性肝病诊断标准	卫生部	2010 - 03 - 10	2010 - 10 - 01
95	GBZ60—2002	职业性急性变应性肺泡炎诊断标准	卫生部	2002 - 04 - 08	2002 - 06 - 01
96	GBZ61—2002	职业性牙酸蚀病诊断标准	卫生部	2002 - 04 - 08	2002 - 06 - 01
97	GBZ6—2002	职业性慢性氯丙烯中毒诊断标准	卫生部	2002 - 04 - 08	2002 - 06 - 01
98	GBZ62—2002	职业性皮肤溃疡诊断标准	卫生部	2002 - 04 - 08	2002 - 06 - 01
99	GBZ65—2002	职业性急性氯气中毒诊断标准	卫生部	2002 - 04 - 08	2002 - 06 - 01
100	GBZ66—2002	职业性急性有机氟中毒诊断标准	卫生部	2002 - 04 - 08	2002 - 06 - 01
101	GBZ67—2002	职业性铍病诊断标准	卫生部	2002 - 04 - 08	2002 - 06 - 01
102	GBZ72—2002	职业性急性隐匿式化学物中毒的诊断规则	卫生部	2002 - 04 - 08	2002 - 06 - 01

续表 10 - 5

序号	标准号	标准名	发布部门	发布时间	实施时间
103	GBZ76—2002	职业性急性化学物中毒性神经系统疾病诊断标准	卫生部	2002 - 04 - 08	2002 - 06 - 01
104	GBZ77—2002	职业性急性化学物中毒性多器官功能障碍综合征诊断标准	卫生部	2002 - 04 - 08	2002 - 06 - 01
105	GBZ78—2010	职业性急性化学源性猝死诊断（代替 GBZ78—2002）	卫生部	2010 - 03 - 10	2010 - 10 - 01
106	GBZ80—2002	职业性急性一甲胺中毒诊断标准	卫生部	2002 - 04 - 08	2002 - 06 - 01
107	GBZ81—2002	职业性磷中毒诊断标准	卫生部	2002 - 04 - 08	2002 - 06 - 01
108	GBZ8—2002	职业性急性有机磷杀虫剂中毒诊断标准	卫生部	2002 - 04 - 08	2002 - 06 - 01
109	GBZ82—2002	煤矿井下工人滑囊炎诊断标准	卫生部	2002 - 04 - 08	2002 - 06 - 01
110	GBZ84—2017	职业性慢性正己烷中毒的诊断	国家卫生和计划生育委员会	2017 - 05 - 18	2017 - 11 - 01
111	GBZ85—2002	职业性急性二甲基甲酰中毒诊断标准	卫生部	2002 - 04 - 08	2002 - 06 - 01
112	GBZ86—2002	职业性急性偏二甲基肼中毒诊断标准	卫生部	2002 - 04 - 08	2002 - 06 - 01
113	GBZ88—2002	职业性森林脑炎诊断标准	卫生部	2002 - 04 - 08	2002 - 06 - 01
114	GBZ90—2017	职业性氯乙烯中毒的诊断	国家卫生和计划生育委员会	2017 - 05 - 18	2017 - 11 - 01
115	GBZ9—2002	职业性急性电光性眼炎（紫外线角膜结膜炎）诊断标准	卫生部	2002 - 04 - 08	2002 - 06 - 01
116	GBZ94—2017	职业性肿瘤的诊断	国家卫生和计划生育委员会	2017 - 05 - 18	2017 - 11 - 01
117	GBZ288—2017	职业性激光所致眼（角膜、晶状体、视网膜）损伤的诊断	国家卫生和计划生育委员会	2017 - 05 - 18	2017 - 11 - 01

续表 10 - 5

序号	标准号	标准名	发布部门	发布时间	实施时间
118	GBZ289—2017	职业性溴丙烷中毒的诊断	国家卫生和计划生育委员会	2017 - 05 - 18	2017 - 11 - 01
119	GBZ290—2017	职业性硬金属肺病的诊断	国家卫生和计划生育委员会	2017 - 05 - 18	2017 - 11 - 01
120	GBZ291—2017	职业性股静脉血栓综合征、股动脉闭塞症或淋巴管闭塞症的诊断	国家卫生和计划生育委员会	2017 - 05 - 18	2017 - 11 - 01
121	GBZ292—2017	职业性金属及其化合物粉尘（锡、铁、锑、钡及其化合物等）肺沉着病的诊断	国家卫生和计划生育委员会	2017 - 05 - 18	2017 - 11 - 01

（曾文锋　李旭东　刘移民）

参 考 文 献 ⫸

［1］殳家豪，杭世平．建国四十年劳动卫生监测的进展［J］．中华劳动卫生职业病杂志，1989，5：278 - 281.

［2］徐伯洪，闫慧芳．工作场所有害物质监测方法［M］．北京：中国人民公安大学出版社，2003.

［3］刘移民．职业病防治理论与实践［M］．北京：化学工业出版社，2010.

［4］杜欢永．职业卫生评价与检测——职业病危害因素检测［M］．北京：煤炭工业出版社，2013.

［5］武汉大学．分析化学（上册）［M］．5 版．北京：高等教育出版社.

［6］郭爱民，杜晓燕．卫生化学［M］．7 版．北京：人民卫生出版社，2012.

［7］孙贵范．卫生化学［M］．7 版．北京：人民卫生出版社，2012.

［8］中华人民共和国卫生部．GBZ 159—2004　工作场所空气中有害物质监测的采样规范［S］．北京：人民卫生出版社，2004.

［9］中华人民共和国卫生部．GBZ/T 192.1—2007　工作场所空气中粉尘测定　第 1 部分：总粉尘浓度［S］．北京：人民卫生出版社，2007.

［10］中华人民共和国卫生部．GBZ/T 192.2—2007　工作场所空气中粉尘测定　第 2 部分：呼吸性粉尘浓度［S］．北京：人民卫生出版社，2007.

［11］中华人民共和国卫生部．GBZ/T 192.3—2007　工作场所空气中粉尘测定　第 3 部分：粉尘分散度［S］．北京：人民卫生出版社，2007.

［12］中华人民共和国卫生部．GBZ/T 192.4—2007　工作场所空气中粉尘测定　第 4 部分：游离二氧化硅含量［S］．北京：人民卫生出版社，2007.

［13］中华人民共和国卫生部．GBZ/T 192.5—2007　工作场所空气中粉尘测定　第 5 部分：石棉纤维浓度［S］．北京：人民卫生出版社，2007.

［14］孟紫强．环境毒理学［M］．北京：中国环境科学出版社，2000.

［15］中华人民共和国卫生部．GBZ/T 160.10—2004　工作场所空气中铅及其化合物的测定方法［S］．北京：人民卫生出版社，2004.

［16］中华人民共和国卫生部．GBZ/T 160.13—2004　工作场所空气中锰及其化合物的测定方法［S］．北京：人民卫生出版社，2004.

［17］中华人民共和国卫生部．GBZ/T 160.14—2004　工作场所空气中汞及其化合物的测定方法［S］．北京：人民卫生出版社，2004.

[18] 中华人民共和国卫生部 . GBZ/T 160. 5—2004 工作场所空气中镉及其化合物的测定方法 ［S］. 北京：人民卫生出版社，2004.

[19] 中华人民共和国卫生部 . GBZ/T 160. 7—2004 工作场所空气中铬及其化合物的测定方法 ［S］. 北京：人民卫生出版社，2004.

[20] 中华人民共和国卫生部 . GBZ/T 160. 31—2004 工作场所空气中砷及其化合物的测定方法 ［S］. 北京：人民卫生出版社，2004.

[21] 中华人民共和国卫生部 . GBZ/T 160. 37—2004 工作场所空气有毒物质测定氯化物 ［S］. 北京：人民卫生出版社，2004.

[22] 中华人民共和国卫生部 . GBZ/T 160. 29—2004 工作场所空气有毒物质测定无机含氮化合物 ［S］. 北京：人民卫生出版社，2004.

[23] 中华人民共和国卫生部 . GBZ/T 160. 33—2004 工作场所空气有毒物质测定硫化物 ［S］. 北京：人民卫生出版社，2004.

[24] 中华人民共和国卫生部 . GBZ/T 160. 28—2004 工作场所空气有毒物质测定无机含碳化合物 ［S］. 北京：人民卫生出版社，2004.

[25] 中华人民共和国卫生部 . GBZ/T 2. 1—2007 工作场所有害因素职业接触限值 第1部分：化学有害因素 ［S］. 北京：人民卫生出版社，2007.

[26] 中华人民共和国卫生部 . GBZ/T 160. 42—2007 工作场所空气有毒物质测定 芳香烃类化合物 ［S］. 北京：人民卫生出版社，2007.

[27] 中华人民共和国卫生部 . GBZ/T 160. 38—2007 工作场所空气有毒物质测定 烷烃类化合物 ［S］. 北京：人民卫生出版社，2007.

[28] 中华人民共和国卫生部 . GBZ/T 160. 46—2004 工作场所空气中卤代不饱和烃类化合物的测定方法 ［S］. 北京：人民卫生出版社，2007.

[29] 中华人民共和国卫生部 . GBZ/T 160. 45—2007 工作场所空气有毒物质测定 卤代烷烃类化合物 ［S］. 北京：人民卫生出版社，2007.

[30] 中华人民共和国卫生部 . GBZ/T 160. 40—2004 工作场所空气中混合烃类化合物的测定方法 ［S］. 北京：人民卫生出版社，2004.

[31] 中华人民共和国卫生部 . GBZ/T 160. 48—2007 工作场所空气有毒物质测定 醇类化合物 ［S］. 北京：人民卫生出版社，2007.

[32] 中华人民共和国卫生部 . GBZ/T 2. 1—2007 工作场所有害因素职业接触限值 第1部分：化学有害因素 ［S］. 北京：人民卫生出版社，2007.

[33] 孙贵范 . 职业卫生与职业医学 ［M］.7 版. 北京：人民卫生出版社，2013.

[34] 陈青松 . 工作场所噪声的检测与评价 ［M］. 广州：中山大学出版社，2015.

[35] 陈青松，李涛 . 低频电磁场与职业健康 ［M］. 广州：中山大学出版社，2015.

[36] 职业病危害因素分类目录 . 中华人民共和国卫生部发布 卫法监发〔2002〕63 号.

[37] 中华人民共和国卫生部 . GBZ/T 189. 1—2007 工作场所物理因素测量 第 1 部分：超高频辐射 ［S］. 北京：人民卫生出版社，2007.

[38] 中华人民共和国卫生部 . GBZ/T 189. 2—2007 工作场所物理因素测量 第 2 部分：高频电磁场 ［S］. 北京：人民卫生出版社，2007.

[39] 中华人民共和国卫生部．GBZ/T 189.3—2007　工作场所物理因素测量 第3部分：工频电场［S］．北京：人民卫生出版社，2007．

[40] 中华人民共和国卫生部．GBZ/T 189.5—2007　工作场所物理因素测量 第5部分：微波辐射［S］．北京：人民卫生出版社，2007．

[41] 中华人民共和国卫生部．GBZ/T 189.7—2007　工作场所物理因素测量 第7部分：高温［S］．北京：人民卫生出版社，2007．

[42] 中华人民共和国卫生部．GBZ/T 189.8—2007　工作场所物理因素测量 第8部分：噪声［S］．北京：人民卫生出版社，2007．

[43] 中华人民共和国卫生部．GBZ/T 189.9—2007　工作场所物理因素测量 第9部分：手传振动［S］．北京：人民卫生出版社，2007．

[44] 中华人民共和国国家卫生和计划生育委员会．GBZ49—2014　职业性噪声聋的诊断［S］．北京：中国标准出版社，2015．

[45] 中华人民共和国国家卫生和计划生育委员会．GBZ7—2014　职业性手臂振动病的诊断［S］．北京：中国标准出版社，2015．

[46] 中华人民共和国卫生部．GBZ41—2002　职业性中暑诊断标准［S］．北京：法律出版社，2002．

[47] 中华人民共和国卫生部．GBZ 2.2—2007　工作场所有害因素职业接触限值 第2部分：物理因素［S］．北京：人民卫生出版社，2007．

[48] 中华人民共和国国家质量监督检验检疫总局．GB/T 18883—2002　室内空气质量标准［S］．北京：中国标准出版社，2003．

[49] 中华人民共和国国家质量监督检验检疫总局．GB/T 934—2008　高温作业环境气象条件测定方法［S］．北京：中国标准出版社，2009．

[50] 庄俊华，黄宪章，翟培军．医学实验室质量体系文件编写指南［M］．北京：人民卫生出版社，2006．

[51] 罗建波，陈文胜．理化实验室质量管理工作指南［M］．北京：中国质检出版社，2015．

[52] 王利新，魏军．医学实验室质量管理体系的构建及意义［J］．中华检验医学杂志，2015，95（12）：881－884．

[53] 和群芳．浅析实验室质量管理体系建设［J］．商品与质量，2016（13）：16

[54] 王学琴，于光祥，陆凯南．疾控中心实验室质量管理探讨［J］．中国卫生质量管理，2009，16（1）：77－78．

[55] 康玉．如何做好实验室质量体系的持续改进［J］．中医药临床杂志，2010，22（7）：643－644．

[56] 董静，孙军，朱莉萍，等．商品检测实验室质量管理体系的建立运行及持续改进［J］．中国卫生检验杂志，2008，18（3）：529－531．

[57] 王学琴，于光祥，陆凯南．实验室国家认可后质量体系持续有效运行的探讨［J］．医学动物防制，2006，22（7）：543－545．

[58] 国家安全生产监督管理总局．工作场所职业卫生监督管理规定：总局令第47号．

2012 – 04 – 27.

［59］国家安全生产监督管理总局．职业病危害项目申报办法：总局令第 48 号．2012 – 04 – 27.

［60］国家安全生产监督管理总局．用人单位职业健康监护监督管理办法：总局令第 49 号．2012 – 04 – 27.

［61］国家安全生产监督管理总局．职业卫生技术服务机构监督管理暂行办法：总局令第 50 号．2012 – 04 – 27.

［62］国家安全生产监督管理总局．建设项目职业卫生"三同时"监督管理暂行办法：总局第 51 号．2012 – 04 – 27.

［63］中华人民共和国国家卫生和计划生育委员会．关于印发《职业病分类和目录》的通知：国卫疾控发〔2013〕48 号．2013 – 12 – 23.

［64］中华人民共和国国家卫生和计划生育委员会．关于印发《职业病危害因素分类目录》的通知：国卫疾控发〔2015〕92 号．2015 – 11 – 17.

［65］国家安全生产监督管理总局．国家安全监管总局关于修改和废止部分规章及规范性文件的决定：总局令第 89 号．2017 – 03 – 06.

［66］国家安全生产监督管理总局．建设项目职业病防护设施"三同时"监督管理办法：总局令第 90 号．2017 – 03 – 09.

［67］郑玉新，梁友信．我国职业卫生与职业医学研究的回顾与展望［J］．中华预防医学杂志，2008，42（s1）：42 – 45.

后 记 ⫼

在本书编写过程中，广州市职业病防治院黄颖烽院长、李季副院长及胡志兵副院长对整个编写工作给予了大力的支持和关怀，广东省职业病防治院的瞿鸿鹰院长及办公室李旭东主任也给予了大量的帮助，广州市职业病防治院职业卫生评价检测中心的张维森主任、杜伟佳和张海宏等也给予了编写人员大力的支持和鼓励。除了主要编写人员外，还有一批年轻的技术骨干在编写过程中参与了大量的文字编写和编排工作，在此一并感谢大家的厚爱和积极参与！

本书各章节参与编写的人员分别为：第一章：梁嘉斌、刘移民；第二章：李勇勤、曾文锋、刘移民；第三章：周丽屏、吴诗华、刘移民；第四章：苏艺伟、王建宇、杜伟佳；第五章：陈纠、郭晓婧、周丽屏；第六章：陈纠、郭嘉明、周丽屏；第七章：吴邦华、肖勇梅；第八章：陈青松、肖勇梅；第九章：周海林、王致、刘移民；第十章：曾文锋、李旭东、刘移民。

编 者

2017 年 9 月